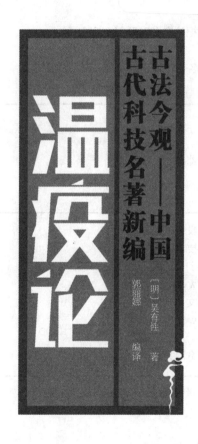

古法今观——中国古代科技名著新编

温疫论

〔明〕吴有性 著

郭丽娜 编译

江苏凤凰科学技术出版社

图书在版编目（CIP）数据

温疫论 ／（明）吴有性著 ；郭丽娜编译 . －－ 南京 ：
江苏凤凰科学技术出版社，2017.2
（古法今观 ／ 魏文彪主编 . 中国古代科技名著新编
）
ISBN 978-7-5537-7815-0

Ⅰ．①温… Ⅱ．①吴… ②郭… Ⅲ．①瘟疫论－中国
－明代 Ⅳ．① R254.3

中国版本图书馆 CIP 数据核字 (2017) 第 007571 号

古法今观——中国古代科技名著新编
温疫论

著　　　者	〔明〕吴有性
编　　　译	郭丽娜
项 目 策 划	凤凰空间／翟永梅
责 任 编 辑	刘屹立
特 约 编 辑	翟永梅
出 版 发 行	凤凰出版传媒股份有限公司
	江苏凤凰科学技术出版社
出版社地址	南京市湖南路 1 号 A 楼，邮编：210009
出版社网址	http://www.pspress.cn
总 经 销	天津凤凰空间文化传媒有限公司
总经销网址	http://www.ifengspace.cn
经　　　销	全国新华书店
印　　　刷	北京永诚印刷有限公司
开　　　本	710 mm×1 000 mm　　1/16
印　　　张	17
字　　　数	305 千字
版　　　次	2017 年 2 月第 1 版
印　　　次	2023 年 3 月第 2 次印刷
标 准 书 号	ISBN 978-7-5537-7815-0
定　　　价	65.00 元

图书如有印装质量问题，可随时向销售部调换（电话：022—87893668）。

中国古代医学文化是中国传统文化中的一块瑰宝，是中国现代医学的源头，是中华民族在数千年与疾病进行斗争过程中积累形成的宝贵财富。它完整的理论体系、丰富的临床经验、独特的医疗技术，至今散发着无限的魅力，为今天医疗卫生事业的发展提供着丰富的营养。

《温疫论》为明代著名瘟病学家吴有性（字又可）所著，是我国医学发展史上的第一部瘟病学专著，对中医瘟病派的形成、发展影响深远。

《温疫论》集合了历代名医疫病防治的思想精华，系统地论述了瘟病产生的原因、治疗方法，并有针对性地提出了一套适合中国人体质特征的治疗方案。此书中记载的治疗方法在数百年的瘟病治疗中被广泛应用，成效显著，是真正历经实践检验的治疗之道。直至今天，我国仍在应用其中瘟病学说的理、法、方、药治疗某些传染病，如流行性乙型

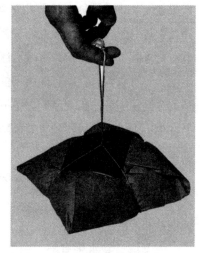

中药包

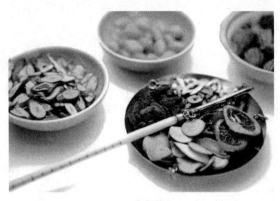

中草药

脑炎、流行性感冒、麻疹、猩红热、痢疾等，均取得了很好的疗效。

中华医学对中华民族的繁衍、全人类的健康，功不可没。《温疫论》是中华医学宝库中最耀眼的明珠之一。从古至今，它都在人类预防和治疗流行性疾病方面发挥着巨大的作用。

2015 年，中国科学家屠呦呦因发现青蒿素，为人类抗疟作出巨大贡献而荣获诺贝尔生理学或医学奖。从一定程度上讲，这也是世界医学对中医的肯定，对《温疫论》的肯定，因为早在这本古籍中，就有将青蒿（茵陈）作为有效治疗瘟疫的一种草药的记载，而青蒿里就含有青蒿素。我们有理由相信，《温疫论》一书中还蕴藏着诸多的医学秘密等待研究者们去挖掘。对普通读者而言，仔细研读本书，也一定能够从中找到有效预防和治疗传染疾病的办法，从而达到强身健体的目的。

今天，我们将这部著作编译成通俗易懂的白话文并加以注释，进一步拉近了古代医学文化与现代人的距离，让不懂医学的你也能读懂这部传世经典。

由于编译者水平有限，书中难免会有不足和欠妥之处，还望广大读者批评指正。

编译者
2017 年 1 月

目 录

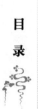

上 卷
原 病

原典

病疫之由①，昔以为非其时有其气②，春应温而反大寒③，夏应热而反大凉，秋应凉而反大热，冬应寒而反大温，得非时之气④，长幼之病相似以为疫⑤。余论则不然。夫寒热温凉，乃四时之常，因风雨阴晴，稍为损益⑥。假令秋热必多晴⑦，春寒因多雨，较之⑧，亦天地之常事，未必多疫也⑨。伤寒中暑⑩，感天地之常气⑪。疫者感天地之疠气⑫，在岁有多寡⑬；在方隅有厚薄⑭；在四时有盛衰⑮。此气之来，无论老少强弱，触之者即病⑯。

注释

①病疫之由：疫，流行性疾病，古人有时也称之为天行、时行、疠气、疫疠。由，缘由，病因。

②昔以为非其时有其气：昔，过去，以往。时，四时，季节。非其时，不是那个季节。气，此处指气候，气象。非其时有其气，不是那个季节却有了那个季节的气候。

③春应温而反大寒：古人认为春天的气候，应当以温暖适宜万物萌生为主。反，反而，相反。大寒，天气非常寒冷。

④得非时之气：受到不正常气候的侵袭。得，得到，此处为被动，意为受到。

⑤长幼之病相似以为疫：老少同时得一样的病证就称为疫病。吴又可与昔人不同，此处的引用不是借其中的理论阐述自己的观点，而是将其作为批驳对象的传统论点。

⑥稍为损益：损，减少。益，增加。此处指由于多风密雨，或持久阴天、酷暑久旱，而影响了春温夏热、秋凉冬寒的自然气候。

⑦假令秋热必多晴：假若秋天的气候过于闷热，一定是久旱天晴造成的。假令，假如，如果。

⑧较之：与正常的气候相比较。较，比较，对比。之，此处代指四季正常的气候。

⑨未必多疫也：不一定会使疫病有更多的流行机会。

译文

患疫病的原因，过去认为是由于四季天气的变化过于激烈，超出了那个季节应当有的变化范围造成的，比如春天的气候应当温暖，却反而很寒冷；夏天的气候应当暑热，却反而很凉爽；秋天的气候应当寒凉，却反而非常热；冬天的气候应当寒冷，却反而很温暖。人们受到反常气候的影响，不论老少患病的表现都相似，就把这种病叫作疫病。我的观点却不是这样，气候的寒热温凉，是四季的正常现象，由于刮风下雨、阴天日晒，稍微影响气候的变化。假如秋天的气候偏热，必定是由于晴天过多；春天的气候过于寒冷，其原因即是多雨。比较起来，也是自然界常有的事情，不一定会造成疫病的流行。伤寒和中暑的病证，是感受寒邪和被暑热所伤，都是被自然界的正常气候伤害，而患疫病却是被自然界特殊的"疬气"伤害的结果。疫病在一年之中，发病情况有多有少；在四方的病情，有轻有重；在四季的分布，患病率有的多有的少。这一类疫病流行的时候，不管男女老少、体质的强弱，只要接触了这种疫气，就会发病。

⑩伤寒中暑：伤寒，《素问》指伤于寒，如今"夫热病者，皆伤寒之类也""人之伤于寒也，则为病热""冬伤于寒，春必瘟病"等，都是伤于寒而产生瘟热病。《难经·五十八难》"伤寒有五"的学说提出之后，伤寒才作为病名固定下来。中暑，即中于暑，指夏季感受暑热之气而发病。

⑪感天地之常气：伤寒与中暑，都是感受了自然界平常就有的寒凉、暑热之气而发的病。

⑫疫者感天地之疬气：疫，古文作役，如甲骨文中有"疫"记载十余处，认为传染病就像服徭役一样，人人有份，故称其为役（疫）病。疬，同厉、迅急、猛烈，古有厉风、厉鬼之称。疬气，指有强烈传染性的邪气，不同于自然界的寒凉与暑热。

⑬在岁有多寡：岁，年，每年。多寡，次数有多有少。

⑭厚薄：指病情轻重。

⑮盛衰：指病情的严重程度有轻重的区别。

⑯触之者即病：触之，接触疫气。即病，就发病。

现代瘟疫说

现在，对瘟疫有了不同的看法。瘟疫，亦称大流行病，是指大型的、具有传染力的、流行性的，且在广大区域或全球多处范围内传染人或其他物种的疾病。但引发大流行的疾病不一定会导致很多人死亡，如癌症至今无可救治，也会造成世界许多人口死亡，但它却不属于大流行病，只因癌症不具有传染性。因此根据世界卫生组织规定，大流行病的出现应符合下列条件：一种新病原在人群中出现；病原因感染人而引起严重病况；病原易传染，特别是在人与人之间传染。

原典

邪自口鼻而入，则其所客^①，内不在脏腑，外不在经络^②，舍于伏脊之内^③，去表不远，附近于胃，乃表里之分界，是为半表半里^④，即《针经》所谓横连膜原是也^⑤。胃为十二经之海，十二经皆都会于胃^⑥，故胃气能敷布^⑦于十二经中，而荣养百骸^⑧、毫发之间^⑨，靡所不贯^⑩。

译文

疫气之邪从口腔和鼻息进入人体，它所停留的地方，不在内部的五脏六腑，也不在体表的经络之中，而是停留在脊梁骨附近，离开体表不远，接近于胃的部位，这里是肌体表层与内脏的分界线，也就是一半在表一半在里的地方。这个地方就是《针经》所说的"膜原"，也就是横向连接着膈肌与肠系膜的地方。胃受纳水谷，是十二经脉气血的总来源，所以叫十二经之海。人体的十二条正经，都依赖于胃气的充养，所以说胃气能够输送到十二经脉之中，由此营养四肢的各个关节，即使是最末端的毫毛汗孔，也没有不受胃气滋养的。

注释

① 所客：指疫气停留的地方。客，客居。

② 经络：人体的经脉。经络内联脏腑，外络肢节，是人体气血运行的道路，此处泛指体表。

③ 舍于伏脊之内：舍，停留的地方。伏，隐藏。脊，脊柱。

④ 半表半里："半表半里"是人们研究张仲景《伤寒论》时得出的一种概念，有时指少阳病，或称小柴胡汤证。因为太阳属表，阳明属里，少阳介于它们之间，所以叫半表半里。

⑤ 横连膜原是也：横连，横向连接。膜原，人体部位，其部位似在膈肌与肠系膜附近。膜，即幕，指膈肌像天幕之形，又似薄膜。原，即本原，根本。

⑥ 十二经皆都会于胃：指十二经的气血全在胃部会合。都，共，全会，会聚会于胃。

⑦ 敷布：敷，铺开。布，分布，散播。

⑧ 荣养百骸：荣养，营养，滋润。百骸，泛指全身的骨关节。

⑨ 毫发之间：泛指全身最细微的皮肤孔窍末端组织。毫发，长而细的毛发。

⑩ 靡所不贯：没有不贯穿的地方。靡，遍布、充满。贯，穿通，连接。

后世医家眼中的膜原

后世医家对"膜原"这一特殊部位也很重视，对其研究较多，论述也多有发挥，并提出各具特色的观点。主要有以下三点：

（1）横膈之膜与其空隙之处皆为膜原

清代医家何秀山认为膜原既包括横膈之膜，又包括膜中之空隙。他把"膜"与"原"分别加以诠释，膜为横膈之膜，原为肌腠与胃腑之间的空隙之处，处于半表半里、内外交界之地，与三焦气机的运行输布密切相关。膜原既是外邪侵入人体内的必由途径，又是体内邪气排出体外的必经通路。

（2）人体内夹缝之处的间隙为膜原

清代医家周学海在《黄帝内经》有关"膜原"的论述基础上，汇通了一些西医学思想，对"膜原"的概念有所拓展，把它定义为人体内的夹缝之处的间隙，膜原范围极广，包括皮与肌肉之间隙、腹膜与腹壁的间隙、肠壁与胃壁的中空夹层、脏腑的系膜与系膜之间的夹层、心包膜与横膈之间的夹层，这些地方都是邪气易于结聚潜伏的部位，而且由于腔隙相通，邪气浸淫的范围容易扩大，从而使病情加重。

（3）膜原为阳明之半表半里

清代医家薛生白根据湿热阻遏膜原的病理特征，提出"膜原为阳明之半表半里"之说。他认为湿热伏于膜原证，既非阳明里证，又与伤寒之邪传里化热而在足少阳之半表半里证有所区别，根据湿遏热伏的病理特征和湿热秽浊之邪阻遏膜原的症状表现，多近于中焦阳明部位；而从寒热如疟的症状与伤寒少阳证之寒热往来症状相似，但不似疟之寒热发有定期，故薛氏认为"膜原为阳明之半表半里"更为贴切。

原典

凡邪在经为表[①]，在胃为里。今邪在膜原者，正当经胃交关之所[②]，故为半表半里。其热淫[③]之气，浮越[④]于某经，即能显某经之证[⑤]。如浮越于太阳，则有头项痛、腰痛如折；如浮越于阳明，则有目痛、眉棱骨痛、鼻干；如浮越于少阳，则有胁痛、耳聋、寒热、呕而口苦。大概观之[⑥]，邪越太阳居多，阳明次之，少阳又其次也。邪之所着[⑦]，有天受[⑧]，有传染[⑨]，所感虽殊[⑩]，其病则一。

注释

① 凡邪在经为表：邪，此指疫气。经，经脉、经络。

② 经胃交关之所：经胃交关，即表里之间。所，地方。

③ 淫：过盛、太过。

④ 浮越：向外奔涌、充斥弥漫。

⑤ 某经之证：五脏六腑各有经络与外界连通，经络所过部位的病痛，或内在脏腑的病理表现，都可以叫某经之证。

⑥ 大概观之：总体来看。

⑦ 邪之所着：疫邪附着侵害的地方。

⑧ 天受：借助自然界的空气传来，类似空气传播。

⑨ 有传染：有的属于接触传染。

⑩ 所感虽殊：感受邪气的途径虽然不同。所感，所字结构，指代感受的途径。

译文

凡是邪气在十二经脉就叫在表，邪气在胃腑就叫在里。现在疫邪伏于膜原，正是十二经脉与胃交接的地方，所以叫半表半里。疫邪属于热气过剩的邪气，它充斥弥漫在哪一条经脉，就会表现出那一条经脉的证候。比如疫邪充斥于太阳经，就会出现头部、颈项部位的疼痛不适，腰痛得如同折断一样；如果疫邪充斥在阳明经，就会出现眼睛痛，眉棱骨处的疼痛，并且鼻子干燥；如果疫邪充斥在少阳经，就会出现两肋下疼痛，听力下降或耳聋，寒热往来，呕吐和口苦。总体来看，疫邪充斥在太阳经的最多，侵犯阳明经的少一些，侵犯少阳经的更少见。疫邪侵入人体，有空气传播，有密切接触传染，他们感受邪气的方式虽然不同，发为疫病却是一样。

原典

凡人口鼻之气，通乎①天气，本气充满，邪不易入；本气适逢亏欠②，呼吸之间③，外邪因而乘之④。昔有三人，冒雾早行，空腹者死，饮酒者病⑤，饱食者不病，疫邪所着，又何异耶？

若其年气来盛厉⑥，不论强弱，正气稍衰者，触之即病，则又不拘于此矣。其感之深者⑦，中而即发；感之浅者，

注释

① 乎：同于。古人认为，六淫之气可从鼻子吸入，而食物五味，属于地气，从口而入。

② 本气适逢亏欠：此句说明患者本来体质尚可，恰巧偶有不慎，一时体虚也会发病。适，切合，相合。逢，遇到。亏欠，不足。

③ 呼吸之间：含义有二，其一是感受途径，邪气可以从呼吸侵入；其二是说在很短的时间内，犹言转眼之间。

④ 乘之：乘虚、趁机而入。

⑤ 饮酒者病：古人认为，酒为水谷之悍气，过饮则助湿生热。

⑥ 盛厉：盛，深厚，规模大。厉，猛烈。

邪不胜正，未能顿⑧发，或遇饥饱劳碌，忧思气怒，正气被伤，邪气始得张溢⑨，营卫运行之机⑩，乃为之阻，一身之阳气，因而屈曲⑪，故为病热。

其始也，格阳于内，不及于表⑫，故先凛凛恶寒⑬，甚则四肢厥逆⑭。阳气渐积，郁极而通，则厥回⑮而中外皆热，至是但热而不恶寒者，因其阳气之通也。此际应有汗，或反无汗者，存乎邪结之轻重也，即便有汗，乃肌表之汗，若外感在经之邪，一汗而解。今邪在半表半里，表虽有汗，徒损真气，邪气深伏，何能得解⑯？

⑦感之深者：感受邪气厚重、浓密。既云"邪伏膜原"，则不应再有部位深浅之分，故此处的感邪深浅，实指邪气的浓厚、重浊与浅淡、轻薄之分。

⑧顿：忽然，立刻。

⑨张溢：即涨溢，指邪气迅速充溢全身，而不是逐渐传变。

⑩营卫运行之机：行于脉中的营气和行于脉外的卫气，它们运行的机能。

⑪因而屈曲：因病邪而淤滞，不能畅行。

⑫不及于表：人体阳气不能达到体表。

⑬凛凛恶寒：严重怕冷，而且这种感觉加厚衣被也不能消失。

⑭四肢厥逆：手冷过肘，足冷过膝。

⑮厥回：四肢逆冷消失。

⑯何能得解：哪能一经发汗就痊愈呢？

译文

人体口鼻的气体，与天空的大气相通。人体抗病的正气充足而没有虚损，外来的邪气就不容易侵入体内，而人体正气恰巧不足的时候，呼吸之间的瞬间，外来的邪气就能乘虚而入，侵犯人体。过去有三个人，顶着雾气及早赶路，其中没有吃东西空着肚子的人就死了，此前饮酒的人发了病，而吃饱肚子胃气充足的人就没有得病。疫气侵入人体，与此又有什么不同呢？

假如当年疫气来得很猛烈，不管原来的体质如何，只要接触了这种疫气就会发病，这不能用胃气强弱来区别是否发病。其中受邪气侵害严重的，即刻就会发病；受邪气侵害较轻的，邪气斗不过人体的正气，不能立刻发病。或许到了人体因为饥饱过度、劳累、忧愁、愤怒的时候，抗病的正气受到伤害，邪气有了可乘之机，迅速蔓延，人体营气与卫气运行的机能，因此受到阻碍，我们身体的阳气，也因此而不能伸展敷布，所以就产生以发热为主证的热病。

热病的开始，阳气与邪气在体内格斗，不能到达体表，所以疾病的初期恶寒很严重，甚至会出现手冷过肘，足冷过膝。阳热之气在体内逐渐蓄积，蓄积到很高的程度，阳气就会通达到肌体的体表，手脚逆冷的现象消失，体内体表都充满了阳热之气，至此只发热而不恶寒，这是由于阳热之气可以通达于内外的结果。这时应当见到出汗，如果反而无汗，是由于邪气郁结太重。此时即使有汗，也是肌表的汗出。假如邪气仅在肌表，就会随着汗出而病愈。现在邪气在半表半里的部位，肌表虽有汗出，邪气也不能外解，只是白白损伤正气，邪气深陷在体内，怎能得到解除？

疫气产生的主要原因

一是气候原因。气候反常变化，如酷暑、久旱、水涝、湿雾、瘴气等，皆有利于疫气的滋生和传播，导致疫病流行。

二是环境和饮食卫生。环境污染是疫气形成的重要原因，如水源、空气的污染均有利于疫气的滋生和传播。同样，食物的污染、饮食的不洁也能引起疫病的流行。

三是预防隔离不力。疫气具有强烈的传染性，预防隔离不及时，往往可使疫病流行。因此，及早预防、及时隔离疫病患者是防止疫病发生和流行的重要环节。

四是社会因素。社会因素对疫病的发生与疫病流行的影响，主要与社会的经济、文化状况，社会安定与否有关系。一般而言，经济、文化较落后的国家和地区，若战乱不停，社会动荡不安，则百姓生活环境恶劣，极易导致疫病流行。

原典

必俟其伏邪渐退，表气潜行于内，乃作大战，精气自内由膜中以达表[①]，振战止而复热[②]，此时表里相通，故大汗淋漓，衣被湿透，邪从汗解，此名战汗[③]。当即脉静身凉[④]，神清气爽[⑤]，划然而愈[⑥]。然有自汗[⑦]而解者，但出表为顺，即不药亦自愈也。伏邪未退，所有之汗，止得卫气渐通，热亦暂减，逾时复热[⑧]。午后潮热者[⑨]，至是郁甚，阳气与时消息也[⑩]；自后加热而不恶寒，阳气之积也。其恶寒或微或甚，因其人之阳气盛衰也；其发热或久或不久，或昼夜纯热[⑪]，或黎明稍减，因其感邪之轻重也。

注释

① 精气自内由膜中以达表：人体的正气与水谷精微物质，从体内的膜原部位向外输送于体表。

② 振战止而复热：寒战停止之后又发热。振战，寒战，因恶寒而颤抖。

③ 此名战汗：这个病理过程叫战汗。

④ 当即脉静身凉：随着出现脉搏由躁数转为和缓，身体由烘热转为温和。静，安静、平静，此处与其前的躁数相比而言，不是真正的"安静"不动。凉与静的含义一样，

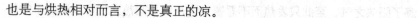

也是与烘热相对而言，不是真正的凉。

⑤神清气爽：此与其前的神昏烦躁相对而言，自觉病痛如失。

⑥划然而愈：划，分开。划然，同截然、豁然。此处形容疾病痊愈的速度极快。

⑦自汗：疾病的过程中自然汗出，邪气随汗外解。此与平常所说的无邪自汗、盗汗意义不同。

⑧逾时复热：过一段时间就会再次发热。如果邪气不在肌表，汗出只能使被郁滞的营卫气机暂时疏通，邪气未去，所以会再次发热。

⑨午后潮热者：按照中医脏腑与一天十二时的配对关系，午后的申酉之时属于阳明胃腑，每到此时发热或者热势增高，往往意味着邪气结于阳明。

⑩阳气与时消息也：人体的阳气与自然界的四时阳气，及一天之中的阴阳变化周期一起增长消退。消，消退。息，繁殖。

⑪或昼夜纯热：有的病人黑夜白天只发热，不恶寒，也不寒热往来。像现在所说的稽留热，多在病情严重时出现。

译文

一定要等到半表半里的邪气已经瓦解，在表的正气也向体内集结，人体的正气与外来的邪气大战一场。人体精微物质组成的正气，从膜原的深处向外到达体表，身体寒战停止之后，表现为发热而不恶寒，表里之气在这时也达到畅通，所以大汗淋漓，衣服被子也会因汗出而湿透，邪气随从汗出而解散，这就叫战汗。当时脉搏由躁数变为和缓，身体由烘热变成凉爽，精神由昏糊变为清爽，疾病一下子就消失了。当然，也有自己汗出而痊愈的，体内的邪气向体表解散，是一种好转的顺证，这种情况下即使不用药物治疗，疾病也可以自愈。如果深伏在膜原的邪气，没有因为汗出而溃散，仍然盘踞于内，汗出仅使得卫气暂时得以畅通，热势虽然暂时下降，但过不了多久还会再热起来。每天下午发热，或者下午热势加重，这是由于阳明经多血多气，每到下午与邪气斗争比较激烈，人体气血的盛衰与天地阴阳消长的变化一致。自从战汉之后，热势逐渐加重而不再恶寒，这是阳气积聚隆盛的表现。疫病过程中，恶寒有的重有的轻，其原因就在于人体的阳气是强盛还是虚弱。疫病的发热时间，有短有长，有的病人黑夜白天都发热，有的则在清晨热势有所降低，这是因为感受的邪气有轻有重。

原典

疫邪与疟仿佛①。但疟不传胃，惟疫乃传胃。始则皆先凛凛恶寒，既而发热，又非若伤寒发热而兼恶寒也②。至于伏邪动作③，方有变证④，其变或从外解，或从内陷⑤。从外解者顺，从内陷者逆。更有表里先后不同：有先表而后里者，有先里而后表者，有但表而不里者，有但里而不表者，有表里偏胜者，有表里分传者，有表而再表者⑥，有里而再里者，有表里分传而又分传者。

从外解者⑦，或发斑、或战汗、狂汗、或自汗、盗汗⑧；从内陷者⑨，胸膈痞闷⑩，心下⑪胀满，或腹中痛，或燥结便秘，或热结旁流⑫，或协热下利⑬，或呕吐、恶心、谵语⑭、舌黑、苔刺等证。因证而知变，因变而知治。

此言其大略，详见脉证治法诸条。

注释

① 疫邪与疟仿佛：疫气致病的特点，与疟疾相似。

② 又非若伤寒发热而兼恶寒也：疫邪和疟邪致病，都是先恶寒，然后只发热不恶寒，不像伤寒病发热恶寒同时存在。

③ 动作：指疫邪从所藏的膜原，向里或向外传变。

④ 方有变证：才产生了不同于邪伏膜原时的证候。

⑤ 或从内陷：有的病邪从膜原入里，逐渐深重。

⑥ 有表而再表者：有的病人表证消失之后，又出现了比较轻的表证，这种现象就叫"表而再表"。

⑦ 从外解者：邪气从内向外退却，病情有外解之机。

⑧ 此句：或发斑，有的表现为肌肤片状的斑。中医认为，疹小如栗，触之碍手，斑为片状，隐伏于肌肤之内，无碍手的感觉。华佗认为斑出是胃热过盛。狂汗，病人先有烦躁不安，其人如狂，而后有汗出，似热邪深入，心神被扰。自汗、盗汗，疫病过程中，不经发汗，而有汗出为自汗；寐而汗出为盗汗。

⑨ 从内陷者：疫邪从膜原向内深入，称为里证。

⑩ 胸膈痞闷：由于胸及上腹部的气机被疫邪阻滞，而出现懑满滞塞的感觉。

⑪ 心下：心窝部，也就是剑突下。

⑫ 或热结旁流：肠中有热邪与宿食残渣形成的结块，不能便出，却有稀的粪便排出，这种情况叫热结旁流。

⑬ 或协热下利：热邪影响肠道的分泌作用，造成腹泻叫协热下利。胃肠型感冒与此相似，既有表证，又有腹泻。

⑭ 谵语：热病过程中出现的神昏妄语。伤寒学家认为此是热邪深入营血所致。

译文

疫邪与疟邪相似，都可以内伏膜原，但是疟邪不传到胃腑，只有疫邪经常传到胃腑。疫病和疟病的开始，都会出现很重的恶寒，紧接着就发热，不像伤寒那样发热与恶寒同时存在。等到深伏于膜原的邪气进攻人体之后，才会有相应的证候变化。膜原疫邪的变化，总括起来，有的向外解散，有的向内深陷。向外解散的属于顺证，向内深陷的属于逆证。还有疫邪先后向表、向里发展变化的复杂情况：有的病人先前表现为表证，然后又表现为里证；也有的病人先表现为里证，然后才表现为表证。有的病人始终只有表证，而没有出现里证；也有的病人始终只有里证，而没有表证。有的病人表现得既有表证，也有里证，但常以里证或以表证为主。有的病人邪气从膜原分两路传变，分别传向体表和体内更深的部位。有的病人表证消失之后，不久又出现了较轻的表证；也有的病人里证消失之后，不久又出现了更为深重的里证。

疫邪从体表解散时，可以出现片状的发斑，有的则出现先寒战而后大汗出的"战汗"，也有的见到神情烦躁不安汗出的"狂汗"，有的见到不经发汗而自然汗出的"自汗"，也有的见到入寐之后汗出醒后而止的"盗汗"。疫邪向内深陷时，可以出现胸膈膈塞；或者上腹胀满；有的腹部疼痛；有的热邪与肠中的宿食糟粕形成硬结；也有的既有肠中结粪，又有泻下稀粪便，叫作"热结旁流"；也有的热邪逼迫肠道，形成腹泻；有的热邪使气机上逆，出现呕吐、恶心；热邪壅盛，还会出现神志不清、胡言乱语。舌苔发黄、发黑，或者舌苔干燥突起形状如有芒刺在舌等症状。临床上因为症状的不断变化，就可以知道它属于什么证；根据变化之后的症状，再决定相应的治疗方法，也就是辨证施治。

以上谈的，只是疫病的大概情况，详细的脉证和治疗方法，可以参见脉证治法等条目的论述。

温疫初起

原典

温疫初起，先憎寒而后发热，日后但热而无憎寒[①]也。初得之二三日，其脉不浮不沉而数，昼夜发热，日晡[②]益甚，头疼身痛。其时邪在伏脊之前，肠胃之后。虽有头疼身痛，此邪热浮越于经[③]，不可认为伤寒表证，辄用麻黄、桂枝之类强发其汗[④]。此邪不在经，汗之徒伤表气，热亦不减。又不可下，此邪不在里，下之徒伤胃气，其渴愈甚⑤。宜达原饮。

达原饮

槟榔二钱⑥、厚朴⑦一钱、草果⑧仁五分、知母一钱、芍药一钱、黄芩一钱、甘草五分。

右用水二盅⑨，煎八分，午后温服。

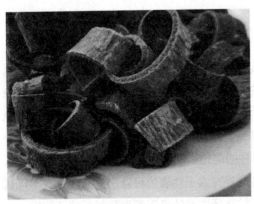

厚 朴

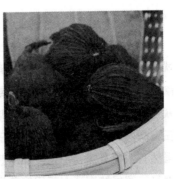

草果仁

注释

①憎寒：憎，厌恶，憎寒就是恶寒。中医认为，患者憎恶什么，体内往往就有什么；喜欢什么，体内就缺少什么。

②晡：申时，黄昏。古人以十二地支记录一天中的时间，申时相当于下午三至五点。申时与阳明经相对应，这时的气血最旺，热势也最高。

③经：此处代指肌表。

④辄：总是，每至此。麻黄、桂枝：此指麻黄汤、桂枝汤，是张仲景《伤寒论》治疗表证的代表方剂，药性偏于辛温。

⑤此邪不在里，下之徒伤胃气，其渴愈甚：泻下法是治疗胃肠邪热积滞的常用方法。而汗法、下法都必须借助于体内的津液，汗下伤耗人体的津液，所以口渴加重。

⑥钱：古时的计量单位，古时的称是16两制的，而"两"以下仍是十进位。一直到1979年，国家对中药计量单位进行了改革，将原来的斤、两、钱等改为国际通用的米制单位。

⑦厚朴：植物学范围内别名紫朴、紫油朴、温朴等，为木兰科、木兰属植物。中药材中专指该植物的干燥干皮、根皮及枝皮。对食积气滞、腹胀便秘、湿阻

中焦等疾病有治疗作用，还能加入癌症药物中。

⑧草果：姜科豆蔻属植物，茎丛生，高可达3米，全株有辛香气，地下部分略似生姜。是药食两用中药材大宗品种之一，食用量大于药用量。草果具有燥湿健脾，除痰截疟的功能。主治脘腹胀满，反胃呕吐，食积疟疾等症。

⑨盏：本义指没有把的小杯子。此处为量词，一盏约为150毫升。

译文

瘟疫病发病的初期，首先出现身体怕冷，而后出现发热的症状，改天，也就是日后只表现为发热而不再有怕冷的症状，刚得疫病的第二三天，病人的脉象不出现浮象、沉象，而是以数为主，全天都发热，但是到了下午的晡时，也就是申时（下午3~5点钟），热势会有所加重，同时伴有头痛和身体的疼痛。在得病两三天的时候，疫邪正在脊柱的前边、胃肠的后边，也就是膜原的部位。虽然有头疼身痛，那是疫邪从膜原向外充溢于体表的经脉形成的现象，不可认为是伤寒病的表证，而用麻黄汤、桂枝汤之类的辛温解表药强行发汗治疗。这时的疫邪不在体表的经脉之中，发汗只是白白地损伤在表的正气，热势也不会减低。也不可用下法，因为这时疫邪也不在体内的肠胃，使用下法只会白伤胃气，由于误下伤了人体的阴液，病者的口渴就会更重。应当使用达原饮治疗。

"达原饮"的方剂组成

槟榔二钱（6克）、厚朴一钱（3克）、草果仁五分（1.5克）、知母一钱（3克）、芍药一钱（3克）、黄芩一钱（3克）、甘草五分（1.5克）。

上面的药物用水二盏（300毫升），煎取八分（100毫升），午后趁温热服下。

原典

按：槟榔能消能磨①，除伏邪②，为疏利之药，又除岭南瘴气；厚朴破戾气③所结；草果辛烈气雄④，除伏邪盘踞⑤；三味协力，直达其巢穴，使邪气溃败，速离膜原，是以为达原也。热伤津液，加知母以滋阴；热伤营气，加白芍⑥以和血；

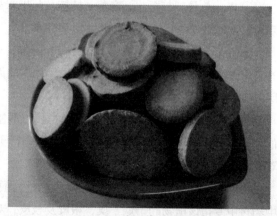

白芍

古法今观——中国古代科技名著新编

黄芩清燥热之余；甘草为和中之用[7]。以后四味，不过调和之剂，如渴与饮，非拔病之药也。凡疫邪游溢诸经[8]，当随经引用，以助升泄。如胁痛、耳聋、寒热、呕而口苦，此邪热溢于少阳经也，本方加柴胡[9]一钱；如腰背项痛，此邪热溢于太阳经也，本方加羌活[10]一钱；如目痛、眉棱骨痛、眼眶痛、鼻干不眠，此邪热溢于阳明经也，本方加干葛[11]一钱。

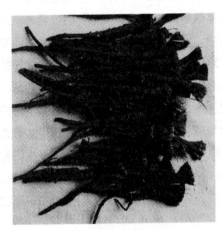

柴　胡

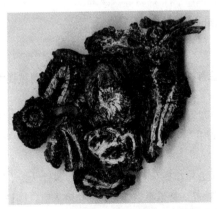

羌　活

注释

①磨：磨坚硬的东西。

②伏邪：深藏在体内的邪气。

③戾气：凶残、乖张的邪气，此指疫气。

④气雄：药气力强。

⑤盘踞：牢固占领。

⑥白芍：也称白花芍药，是毛茛科芍药属植物。性凉，味苦酸，微寒，具有补血柔肝、平肝止痛、敛阴收汗等功效，适用于阴虚发热、月经不调、胸腹肋骨疼痛、四肢挛急、泻痢腹痛、自汗盗汗、崩漏、带下等症。

⑦甘草为和中之用：甘草由于能补虚解毒，被称为"和中之国老"。

⑧诸经：全身经脉。

⑨柴胡：清虚热中药，用于感冒发热、寒热往来、疟疾、肝郁气滞、胸肋胀痛、脱肛、子宫脱落、月经不调等症。

⑩羌活：中药名称，主治外感风寒、头痛无汗、风水浮肿、疮疡肿毒。

⑪葛：豆科多年生草本植物，其根可提制淀粉，又供药用。干葛根入药有解肌退热、透疹、生津止渴、升阳止泻之功。常用于表证发热，项背强痛，麻疹不透，热病口渴，阴虚消渴，热泻热痢，脾虚泄泻。

译文

吴又可按：槟榔能够消食磨积，驱除伏在体内的疫邪，又能疏散和有利于气机的运行，驱除岭南的山岚瘴气；厚朴能够破解戾气的结聚；草果的辛味浓烈，药气力大，能去

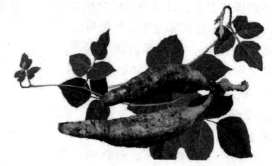

葛

除伏邪在膜原的结聚。三种药物协同作用，直接到达疫邪聚集的巢穴膜原，使邪气溃散，迅速离开膜原，所以这个方剂叫"达原饮"。由于热邪伤津耗液，所以加知母滋养阴液；疫热之邪伤耗人体的营血，所以加白芍养阴液营血；黄芩可以清解燥热的余邪；甘草有补虚和中、调和诸药的作用。因为后边的四味药物只是调整、和中的药味，就像渴了给他水喝，不是拔除病根、祛除病邪的药物。所有的瘟疫之邪，充斥于各个经脉的时候，应当根据邪气所在的经脉，选用相应的药物，用来帮助升散、疏泄邪气。比如两胁疼痛、耳朵听力下降或耳聋、寒热往来、呕吐口苦，这些症状是疫邪充斥于少阳经的表现，用达原饮加柴胡一钱（3克）；如果有腰痛、背痛、项后疼痛，这是疫邪充斥于太阳经的表现，应当用达原饮加羌活一钱（3克）；如果出现眼痛、眼眶痛、鼻子干燥、不能入眠，这是疫邪充斥于阳明经的表现，应当在达原饮的基础上，加干葛根一钱（3克）。

槟榔在东莞的特殊意义

槟榔除了可以作中药外，在不同地方还有不同的作用。如在东莞，槟榔则被视为婚礼上的必备之物。

聘礼：以染红的槟榔若干，以乳金写上双喜、百子千孙、百年好合、五世其昌等吉祥话，同茶食之类一齐送至女家，名曰"过礼"（即纳聘）。女家接受后，除回礼外，最少须取出一套吉祥语给男家。

结婚时：凡宾客到，无论长幼，新妇必须立奉槟榔（干槟榔剪成片）。又命大姈（即随新妇的仆人）捧槟榔一盘，往接亲戚及伴娘等。新娘奉槟榔时，如见老人家，则说："食了槟榔日老日福，福子荫孙。"见了青年男子，则说："食了槟榔勤书执笔，步步高升。"见了女子，则说："食了槟榔聪明伶俐，绣花绣朵。"见了小孩则说："食了槟榔长命百岁。"谒祖时，新妇陪拜后，必跪奉槟榔。

翌晨，新妇盛水及槟榔各一盘，备手巾每人一条，递给亲戚，名曰"捧水"。

担槟榔：婚后数日，女方亲戚家，每家须备槟榔一担给男家及他的亲戚，名曰"担槟榔"。

酬槟榔：待新妇满月后，第一次归家时，男家备槟榔一担送女方亲戚家酬谢，名曰"酬槟榔"。

原典

证有迟速轻重不等，药有多寡缓急之分，务在临时斟酌，所定分两，大略而已，不可执滞①。间有感之轻者，舌上白苔亦薄，热亦不甚，而无数脉，其不传里者，一二剂自解；稍重者，必从汗解。如不能汗，乃邪气盘踞于膜原，内外隔绝，表气不能通于内，里气不能达于外，不可强汗②。病家见加发散之药，便欲求汗，误用衣被壅遏③，或将汤熨蒸，甚非法也④。然表里隔绝，此时无游溢之邪在经，三阳加法不必用，宜照本方可也。

感之重者，舌上苔如积粉，满布无隙，服汤后不从汗解，而从内陷者，舌根先黄，渐至中央，邪渐入胃，此三消⑤饮证。

注释

① 不可执滞：不能呆板、拘泥。

② 不可强汗：发汗不解的病人，是因为邪气内结的部位仍以膜原为主，不能反复强行发汗，徒伤表气而不能散邪。

③ 壅遏：阻塞、阻止之意。

④ 甚非法也：严重地违背治疗的法则。

⑤ 三消：指消内、消外、消不内不外也。内指里证，外指表证，不内不外指膜原。此与消渴病的三消不同。

译文

疫证的病情变化，有的快，有的慢；有的病情轻，有的病情重。使用药物有的多，有的少；有的急，有的缓。一定要在临证的时候仔细考虑，现在书写的用量，只是方剂大概的参考值，不能拘泥于此。其中有的病人感受的疫邪比较轻浅，舌上的白苔也比较薄，热势也不重，脉搏也不数，如果病邪不向里传变，一般一两剂药就能解除。病情稍重的患者，一定要通过汗出才能痊愈。如果不能汗出，这是疫邪结聚在膜原，使人体表里互相隔绝，在表的正气不能向内输送，在里的正气也不能向外传达，这时不能强行发汗。病人及其家人见到方剂中加用了发散邪气的药物，就想着使病人汗出，错误地用衣服被子将病人捂起来，或者用热汤熏蒸病人，实在是错误的做法。但是，邪气在半表半里的膜原，人体的内外气机被阻隔而互不相通，这时没有浮越的邪气充斥在体表的

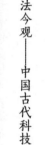

经脉，前边提到的邪在太阳、少阳、阳明经的加用药物的方法，此时不必使用，按照达原饮的基本方剂使用就可以了。

感受疫邪深重的病人，舌的舌苔很厚，就像堆积的面粉一样，而且布满整个舌面，没有空隙，服汤药之后其邪不能通过汗出而解散，却向体内深陷入里，舌头根部的舌苔先发黄，逐渐黄到中间的地方，这是疫邪逐渐进入胃腑的现象，也就是消内、消外、消不内不外的三消饮的证候。

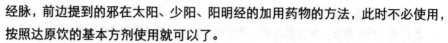

可以自己调养的异常舌象

（1）舌苔厚、有口气。一个人如果常年舌苔很厚，而且有口气，一般说明胃有问题。如果目前没有其他不舒服的感觉，可先从饮食起居调养入手。保持生活规律，情志舒畅愉快，吃容易消化的食物，多吃蔬菜、水果，少吃肥腻、油炸食物，最好不喝酒、不吸烟。经过一段时间的调养，异常舌苔和口气有望自愈。

（2）舌苔发黑、黏腻。如果仅见这种异常舌苔而且舌边尖呈正常的淡红色，且无其他明显不适，有时属于染色现象。患者可能食用了某些着色食物，或服用了某些药物。比如服丽珠得乐，即可出现黑苔，而且大便亦发黑；服用抗生素，有时亦可出现黑苔。以上情况不属病态，不必紧张。但平时胃病较重的患者观察到黑苔就要警惕，如果舌边尖呈深红色，甚至发青发紫，说明病情加重，应及时到医院就诊。

（3）舌苔花剥。舌面上出现不规则的色块叫舌苔，有的地方有薄苔，有的地方光滑无苔，这叫"地图舌"。此类舌苔者如无任何不适感觉，多属生理性改变，不需治疗。若长期有胃病或其他慢性病，以前从未见这样的舌象，出现"地图舌"则多属阴虚表现，在治疗原发病的同时，可喝西洋参茶（每天9克，沸水冲泡，频饮）促进自愈。

（4）舌头有裂纹。还有的人舌面上出现许多裂纹，多数无舌苔，称"裂纹舌"，如无不适感，亦属生理性的，不需治疗；如在重病后出现裂纹舌，舌红无苔，且有不适感，亦属阴虚，需配合药物治疗。

（5）舌边有齿印。有的人身躯肥大，舌体也胖大，舌边有齿印，舌苔薄白，如无明显不适，则属太胖的缘故。中医理论认为"胖人多痰湿"，胖人的脾胃运化功能相对不足，食物的消化吸收易出现障碍。这些人要少吃油腻不易消化的食物，多吃蔬菜、水果和清淡食物，适当运动。如果舌苔白厚腻，舌边有齿印，不欲饮食，腹胀满，便溏薄，则属痰湿过盛，在进清淡易消化食物的同时应配合药物治疗。

（6）舌红、苔厚、便秘。有的人几天不解大便，口臭、舌苔厚、舌边尖红、尿黄，此属胃火盛。胃中火热内盛，浊气上逆、熏蒸口舌，故出现口臭、舌苔发黄、热伤津液、肠道失润，故出现大便干结。此时可服用大黄、黄连、黄芩、山栀之类中药清热泻火，在饮食上需忌酒、忌食辛辣热性食物，如辣椒、羊肉等，多吃蔬菜、水果和清淡食物，多喝水。

古法今观——中国古代科技名著新编

原典

若脉长洪而数，大汗多渴，此邪气适离膜原者，欲表未表，此白虎汤证①。如舌上纯黄色，兼之里证，为邪已入胃，此又承气汤证也②。有两三日即溃而离膜原者，有半月十数日不传者，有初得之四五日，淹淹摄摄，五六日后陡然势张者③。

凡元气胜者毒易传化，元气薄者邪不易化，即不易传④。设遇他病久亏，适又微疫能感不能化，安望其传⑤？不传则邪不去，邪不去则病不瘳，延缠日久，愈沉愈伏，多致不起⑥。时师误认怯证⑦，日进参芪，愈壅愈固，不死不休也⑬。

译文

假如病人的脉搏如洪水那样来得很盛，脉动的部位长而且跳得快，大汗淋漓，口渴多饮，这是邪气刚刚离开膜原，向体表浮越又没有完全到达体表的现象，这就是清泻热邪的白虎汤的症状。如果病人的舌苔是纯黄色的，并且兼有只热不寒的里证，是疫邪进入胃腑的象征，这就是承气汤的证候。有的病人得病两三天，就表现出疫邪从膜原溃散的现象；有的病人得病半月或者十几天，却不传变，邪气仍然在膜原；有的病人得病四五日，缠缠绵绵不轻不重，五六日之后突然热势上涨。

凡是病人元气强盛的，疫毒就容

注释

①此白虎汤证：白虎汤由石膏、知母、甘草、粳米组成，是《伤寒论》治疗阳明病的常用方剂，白虎汤证属于里热亢盛，故有"脉长洪而数，大汗多渴"的见证。

②为邪已入胃，此又承气汤证也：邪热结聚于胃肠，这就是大小承气汤和调胃承气汤的证候，需要用三承气汤进行治疗。

③淹淹摄摄，五六日后陡然势张者：淹淹摄摄，病情缠缠绵绵。陡然势张，突然之间病情急剧加重。

④元气薄者邪不易化，即不易传：元气强壮的人，逼邪外出速离膜原；而元气弱者，抗邪不力，与病邪呈胶着状态，证候不容易发生变化。

⑤安望其传：怎能希望它自行传变，疾病自愈呢？

⑥愈沉愈伏，多致不起：邪气在膜原久伏不解，多数是正气不支，无力抗邪，病情深重的表现。

⑦时师误认怯证：社会上的一般医生，不了解这种病情，错误地认为这是内伤虚损的怯证。

⑧日进参芪，愈壅愈固，不死不休也：每一天都服用人参、黄芪一类的补益药，而不驱除邪气，只能是越用补药，气机愈加滞塞，已经快死亡时，仍然不停止进补。

易传出膜原，发生变化；病人元气衰弱的，疫毒就在膜原不容易传出，不容易发生传变。假如正赶上患有其他的疾病，或者久病体虚，恰巧碰上的疫邪也不重，仅仅引起他发病而不能向外转化，怎么能见到病情的传变呢？不传变疫邪就不会离开，疫邪不离开膜原疾病就不会痊愈。病情迁延多日，越向里发展疫邪隐伏得越深，往往造成不良后果。当时的医生误认为病人是虚证，每天都给病人服用人参、黄芪一类的补益药，而不驱除邪气，只能是越补气机越滞塞；以致病人因为用补益之药，已经接近死亡了，仍然不中断进补。

传变不常

原典

疫邪为病，有从战汗而解者；有从自汗、盗汗、狂汗而解者；有无汗而传入胃者[1]；有自汗淋漓热渴反甚，终得战汗方解者[2]；有胃气壅郁，必因下乃得战汗而解者[3]；有表经汗解，里有余邪，不因他故，越三五日前证复发者[4]；有发黄因下而愈者[5]；有发黄因下而斑出者[6]；有竟从发斑而愈者[7]；有里证急，虽有斑，非下不愈者[8]。此虽传变不常，亦疫之常变也[9]。

有局外之变者，男子适逢淫欲，或向来下元空虚，邪热乘虚陷于下焦，气道不施[10]，以致小便闭塞，少腹胀满，每至夜即发热，以导赤散、五苓、五皮之类，分毫不效，得大承气一服，小便如注[11]而愈者。或宿有他病，一隅之亏，邪乘宿昔所损而传者[12]，如失血崩带[13]，经水适来适断[14]，心痛疝气[15]，痰火喘急，凡此皆非常变[16]。大抵邪行如水，惟注者受之[17]，传变不常，皆因人而使。盖因疫而发旧病[18]，治法无论某经某病，但治其疫，而旧病自愈[19]。

注释

① 有无汗而传入胃者：有的病人不经过大汗、大渴的白虎汤证，而从膜原直接进入胃腑，出现日晡潮热、大便秘结、斑疹透露。

② 终得战汗方解者：由于大汗伤津，最后只得通过战汗，邪气才得以解散。

③ 有胃气壅郁，必因下乃得战汗而解者：有的病人疫邪与胃肠中的糟粕互结在一起，胃气被疫邪壅塞，必须通过泻下热结，胃气畅通之后，才能战汗驱邪外出，病解而愈。

④ 越三五日前证复发者：度过三五日之后，以前的病证又出现了。越，度过。

⑤ 有发黄因下而愈者：有的病人的黄疸，是由于湿热郁蒸肝胆，泻下胃热之后，肝胆

的气机得到舒展，黄疸也因此而痊愈。

⑥有发黄因下而斑出者：有的并发黄疸的患者，泻下之后体表出现了斑疹，这是血分的热邪从内出表的现象。

⑦有竟从发斑而愈者：有的病人，虽然出现了斑疹，疫病却从此痊愈了。这是邪有出路的顺证，一般应当斑出之后，脉静身凉，精神爽快。

⑧虽有斑，非下不愈者：有的病人，虽然有斑出，却不是脉静身凉，而是身热不减，或日晡潮热，便秘腑满，不泻下邪热互结的燥屎，就不能痊愈。

⑨此虽传变不常，亦疫之常变也：这些各式各样的传变，虽然不是基本表现，但也是疫病常可见到的变化。

⑩气道不施：气机运行的道路，不能正常发挥作用。中医认为膀胱储存尿液，经肾气的气化作用，尿液才能排出体外。

⑪注：灌，倾倒，此处形容排泄非常顺利。

⑫邪乘宿昔所损而传者：疫邪借着原先旧有的某处脏腑正气的虚损，传入这一脏腑。这就是中医所说的"虚处留邪"。

⑬失血崩带：失血，出血，一般指出血量比较大的病情。崩，指妇女子宫大量出血。带，指妇女带下过多，或者带下发黄，或血性白带。

⑭经水适来适断：正赶上妇女的月经来潮，或者月经刚刚停止。这正好为邪气进入人体的血分提供了可乘之机。

⑮心痛疝气：心痛，指心口部位的疼痛，也就是胃脘部位的疼痛。疝气，小肠进入阴囊，阴部坠胀的病证。

⑯凡此皆非常变：所有的这些情况，都是不平常的病变、不常有的情况。

⑰惟注者受之：只有接受了邪气的部位受到疫邪的侵害。注者，被注入了邪气的地方。此与"虚处留邪"意味相同。

⑱因疫而发旧病：因为疫邪的侵入，而引发了原先处于缓解期的旧病。

⑲但治其疫，而旧病自愈：只要单纯治疗他的疫病，这一诱因一驱除，旧病也将自行缓解。

译文

瘟疫邪气造成的病证，有的病人通过战汗，使病情获得痊愈；有的病人则通过自然汗出的"自汗"、或者里证下后而有汗出的"盗汗"、或者烦躁汗出的"狂汗"，使疾病获得痊愈；有的病人则因为没有汗出，疫邪深入传变到胃部；有的病人先出现大汗淋漓，口渴很甚而多饮，病热虽有所衰退，正气也受到很大的损伤，最后只有通过先寒战而后汗出的"战汗"，疫病才痊愈；有的病人邪热与糟粕互结在一起，胃气被壅塞，一定要通过泻下的方法，才能得到"战汗"而痊愈；有的病人的表证，经过出汗缓解，而同时还有里证，余邪还没有被完全清除，所以在没有其他病证出现的情况下，经过三到五天，此前消失的疫病病证重现；有的疫病发黄的病人，由于使用了泻下方法治疗，病证获得痊愈；也有的疫病发黄的病人，在应用了下法之后，肌体的表面出现了红斑；有的病人，竟然因为体表的斑出，邪气外散而获痊愈；有的疫病病人，里热证很重，虽然也见到发斑的情况，但是不用泻下的治疗方法就不能获得痊愈。以上这些转变的情况，虽然不是典型病情的表现，也是瘟疫病可以见到的病情变化。

还有不常见的病情变化，比如男子刚刚纵欲伤精，或者素来下焦虚损，疫热之邪借着他的虚损，乘机深入到下焦，气机运行的道路也因为邪气的阻滞而失去功能，因此使小便不通，脐下小腹胀满不适，一到夜间就发热，使用治疗心热移于小肠的导赤散、治疗气不化水的五苓散、治疗皮水的五皮饮等进行治疗，却没有任何效果，使用大承气汤治疗，一服药就能使小便非常通利，疫病因此而愈。有的疫病病人平素就有其他疾病，体内某处正气亏虚，疫邪就借着过去的虚损，传变入里，比如大出血，妇女月经过多，带下不止，月经刚来或月经刚断，胃脘心下部位的疼痛，阴囊下坠的疝气，痰热火气上逆的气喘呼吸困难，凡是瘟疫与这些旧病相合，都属于不常见的病情变化。总体说来，疫邪的传变，就像水的流动一样，只有低洼的虚损处接受邪气，病后的不寻常传变，都与病人的不同体质有关。大体上说由于瘟疫引发旧病发作的，治疗的方法就是不管出现什么经的病证，只要专心治疗他的瘟疫，原来的宿疾也会不治而自行痊愈。

急证急攻

原典

温疫发病一二日，舌上白苔如积粉，早服达原饮一剂，午前舌变黄色[1]，随现胸膈满痛[2]，大渴烦躁，此伏邪即溃，邪毒传胃也[3]。

注释

[1] 午前舌变黄色：早上服达原饮之后，湿浊化热，中午之前舌苔由白如积粉变成黄色舌苔。

[2] 胸膈满痛：胸部至膈，胀满疼痛。此为邪气阻遏，内有实邪所致。

上 卷

前方加大黄下之，烦渴少减，热去六七。午后复加烦躁发热，通舌变黑生刺，鼻如烟煤④，此邪毒最重，复瘀到胃，急投大承气汤⑤。傍晚大下，至夜半热退，次早鼻黑苔刺如失⑥。

此一日之间，而有三变，数日之法，一日行之，因其毒甚，传变亦速，用药不得不紧⑦。设此证不投药或投缓剂，羁迟二三日必死⑧。设不死，服药亦无及矣⑨。尝见温疫二三日即毙者，乃其类也。

③邪毒传胃也：这是疫毒之邪深传入胃造成的。

④通舌变黑生刺，鼻如烟煤：全舌变成黑色，而且满布舌苔如刺一样坚硬；鼻孔干燥，色黑如煤炭烟熏一般。通，普遍、全面，如通共、通盘。

⑤急投大承气汤：急忙使用大承气汤泻下热结。

⑥次早鼻黑苔刺如失：用了急下热结之后，第二天的早晨鼻黑苔刺就像完全消失一样退去了。

⑦用药不得不紧：用药不能不抓得很紧急，越早越好。

⑧羁迟二三日必死：拖延两三天，一定会因此而死亡。

⑨设不死，服药亦无及矣：即使不死，也会留下终身残疾，再用药也改变不了什么了。

译文

瘟疫得病之后的一二天，病人的舌苔发白像擦了一层厚粉一样，早晨服用达原饮一剂，中午之前舌苔就由白如积粉变成舌苔发黄，随之就出现胸部至上腹部的胀满憋闷，并伴有疼痛，口渴很重，烦躁不安，这是伏于膜原的邪气，向内溃散，疫毒之邪传入胃腑。可以应用达原饮加入大黄，泻下热结。病人烦躁口渴稍微减轻，热势减去十分之六七。午后病人又出现烦躁发热，满舌变黑，舌苔硬如刺一般，鼻子发黑像被煤炭熏过一样。这反映了疫邪的毒气最重，并且郁滞在胃部，应当立即使用大承气汤泻热逐邪。到了傍晚的时候，经过大量泻下，至半夜时分，热邪渐退，第二天的早晨鼻子黑和舌苔如刺的现象也消失了。

这样一日之间，疫病发生了三次大的病理变化，一般病情几天才用到的治疗方法，一天之中就都用过了，这是由于疫毒之气太重，传变速度过快，用药不能不抓紧。假如这种急证不用药，或者用药性和缓的药物，而不是急下热结，耽误两三天必定会死亡。即使不病死，也会留下残疾，用药也不会有什么作用了。曾经见到有的瘟疫患者，二三日就死去了，就是这一类情况。

辨证论治与对症治疗、辨病论治的关系

对症治疗中的"症"指症状和体征，即患者自身觉察到的各种异常感觉，或由医生所感知的某些体征。如头痛、咳嗽、发热、呕吐等。其以症状和体征为主要目标而采取针对性治疗措施。而辨证论治中的"证"是对机体疾病发展过程中某阶段或某类型病机的概括。由于它包括了病变的部位、原因、性质以及邪正关系，反映了疾病发展过程中某一阶段的病理变化，因而它能比症状更全面、更深刻、更准确地反映疾病的本质。

所谓辨病论治，就是注重于病，注重于病的发展演变规律。但这种方法针对患者个体差异性不够，而证的确定考虑到患者年龄、性别、体质强弱、饮食善恶、精神情志、天时气候、地域环境、新病宿疾、对治疗的反应等多种因素的影响，恰好弥补了辨病论治的不足。

总之，辨证论治、对症治疗、辨病论治三者既有严格区别，又有密切联系。临床诊疗过程中必须处理好三者关系，在分析症状的基础上认识疾病和辨证，治疗宜辨证论治与辨病论治相结合，对症治疗仅作为补充。这样既可把握疾病的发展规律，又可抓住由于个体差异等多种因素所导致的疾病过程中所表现的不同的证。

表里分传

原典

温疫舌上白苔者，邪在膜原也。舌根渐黄至中央，乃邪渐入胃。设有三阳现证，用达原饮三阳加法①。因有里证，复加大黄，名三消饮。三消者，消内消外消不内不外也②。此治疫之全剂，以毒邪表里分传，膜原尚有余结者宜之③。

三消饮

槟榔、草果、厚朴、白芍、甘草④、知母⑤、黄芩、大黄、葛根、羌活、柴胡、姜枣煎服。

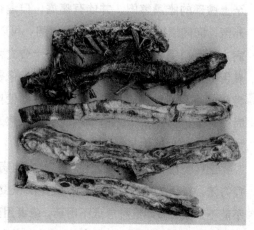

知　母

注释

①用达原饮三阳加法：即邪在少阳加柴胡、在太阳加羌活、在阳明加葛根。

②三消者，消内消外消不内不外也：此三消指表里之邪的同治之法，也就是同时消除在表、在里、在半表半里的弥漫邪气。此与内科病中的三消病不同，消渴病

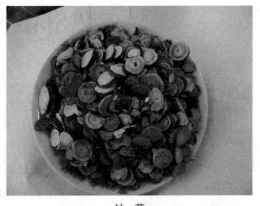

甘 草

因为病位有在上中下三焦的不同，而有上消、中消、下消的区别。

③膜原尚有余结者宜之：三消饮适用于邪气从膜原分传表里，而膜原的邪气也没有完全清解的病情。

④甘草：豆科，甘草属多年生草本，根与根状茎粗壮，是一种补益中草药。药用部位是根及根茎，药材性状根茎呈圆柱形，功能主治清热解毒、祛痰止咳、脘腹疼痛等。

⑤知母：多年生草本植物，根状茎，其干燥根状茎为著名中药，性苦寒，有滋阴降火、润燥滑肠、利大小便之效，属清热下火药。

译文

瘟疫病人舌面上有白色的舌苔，这是邪气在膜原的表现。如果病人的舌头根部转为黄色，并且逐渐扩张至舌头的中央部位，这是象征着邪气逐渐深入到胃部的变化。假如出现了太阳经、少阳经、阳明经的三阳经证候，就应当在用达原饮治疗时，相应地加上羌活、柴胡、葛根分别兼顾邪在三阳的病情。因为有阳明里证，邪热与糟粕相结，还应加上大黄同时治疗。达原饮再加上四味药之后，方剂的名字也变成了"三消饮"。三消饮的三消，就是同时消解体内、体外和半表半里的邪气，所以叫三消饮。三消饮是治疗疫气弥漫表里的"全剂"，因为疫毒之邪由膜原，分别向表向里传变，膜原也遗留着疫邪，结而未散，所以适合三消饮治疗。

三消饮的方剂组成

槟榔、草果、厚朴、白芍、甘草、知母、黄芩、大黄、葛根、羌活、柴胡、姜枣煎服。

热邪散漫

原典

温疫脉长洪而数[1]，大渴复大汗，通身发热，宜白虎汤。

白虎汤

石膏[2]一两、知母五钱、甘草五钱、炒粳米一撮[3]，加汤煎服。

按：白虎汤辛凉发散之剂，清肃肌表气分药也。盖毒邪已溃，中结渐开[4]，邪气分离膜原，尚未出表，然内外之气已通，故多汗、脉长洪而数。白虎辛凉解散，服之或战汗，或自汗而解。

若温疫初起，脉虽数未至洪大，其时邪踞于膜原，宜达原饮。误用白虎，既无破结之能，但求清热，是犹扬汤止沸也[5]。

若邪已入胃，非承气不愈，误用白虎，既无逐邪之能，徒以刚悍而伐胃气，反抑邪毒，致脉不行，因而细小。又认阳证得阴脉，妄言不治，医见脉微欲绝[6]，益不敢议下，日惟杂进寒凉，以为稳当，愈投愈危，至死无悔[7]。此当急投承气，缓缓下之，六脉自复[8]。

注释

①脉长洪而数：脉长与脉短相对而言，指寸关尺三部的脉搏长度超过本位，应指有余。洪脉形容脉搏洪大，如洪水一样来盛去衰。数脉指脉搏的频率快，一呼一吸之间，脉跳五次以上。

②石膏：性甘、辛，大寒。有清热泻火、除烦止渴的功效，主要用于外感热病、高热烦渴、肺热喘咳、胃火亢盛、头痛、牙痛等症。

③撮：量词，中国古代市制容量单位，一升的千分之一。

④盖毒邪已溃，中结渐开：大概是膜原的疫毒邪气溃决扩散，膜原中的郁结逐渐散开。溃，此指溃决，散开，不是溃败。中，此指膜原之中。

⑤是犹扬汤止沸也：这就好像在烧开的锅里，扬起滚烫的热水阻止沸腾一样，作用有限。汤，热水。

⑥医见脉微欲绝：医生见到病人的脉搏似有若无，按之欲断。微脉，指脉搏微软无力，或似有若无，一按即断。绝，指无脉搏跳动。

⑦愈投愈危，至死无悔：越用药，病情就越危重，直至死亡仍然不知道后悔。

⑧缓缓下之，六脉自复：虽然是"急投承气汤"，也应当慢慢地使病人泻下，这样病邪排除之后，两手的六部脉搏自然会恢复。

译文

瘟疫病的脉搏，脉位较长，上下超过本位，而且如洪水一样来盛去衰，一呼一吸之间超过五跳，是一种"长洪而数"的脉。口很渴，又有大汗淋漓，全身发热，应当使白虎汤治疗。

白虎汤的方剂组成

石膏一两（30克）、知母五钱（15克）、甘草五钱（15克）、炒粳米一撮（约20克），加汤煎服。

吴又可按：白虎汤属于性味辛凉的中药发散方剂，能够清解肃清肌肉体表的邪热，是作用于"气分"的方药。大约疫邪的毒气在膜原溃散开来，其中的郁结逐渐散开，邪气分别离开膜原，还没有散出体表，但是体内和体外的气机已经畅通，所以汗出很多，脉搏跳动在脉位上是一种超出本位的"长脉"，脉搏如洪水一样来盛去衰，至数在一呼一吸之间超过五次，总体上属于"长而洪数"的脉象。白虎汤味辛性凉，善于解散郁热，服用白虎汤之后，有的人先寒战而后汗出，表现为"战汗"；有的病人表现为不寒战而自然汗出，疫病也因此而愈。

假如瘟疫初得，脉搏虽然增快成"数脉"，还没有达到像来盛去衰的"洪大"脉象，这时仍属于邪气盘踞在膜原，应当使用达原饮。如果错误地使用白虎汤，其药性既没有破除膜原疫邪郁结的能力，却希望清除热邪，这就好像扬起锅中滚烫的开水，去制止沸腾一样无济于事。

假如疫邪已经进入到胃部，不用承气汤泻下热结，就不能治愈；此时错误地使用白虎汤，其中既无驱逐疫邪的性能，只是白白地以猛烈的药物克伐人体的胃气，其寒凉的药性反而能够阻碍疫毒邪气的消散，导致脉气不能畅行，脉搏的跳动也因此而表现为"细小"，也就是脉象上属于脉道细小如丝，脉位短小。又有人认为，瘟疫热病属于"阳证"，反而出现了细小的"阴脉"，就断言是不治之症。有的医生见到病人的脉象微弱无力，按之欲断，认为正气已虚，更加不敢谈论泻下的治疗方法了，只是每天杂乱地服一些寒凉药，认为这样做会稳妥一些，其实是越用药越危重，直到病人死亡也不知悔改。这个时候应当赶快使用承气汤，使病人慢慢地泻下，病人两手的六部脉也将会随着治疗而自己恢复。

承气汤的分类及比较

承气汤可分为大承气汤、小承气汤、调胃承气汤和复方大承气汤。

四个承气汤均用大黄以荡涤胃肠积热。大承气汤硝、黄并用，大黄后下，且加枳、朴，故攻下之力颇峻，为"峻下剂"，主治痞、满、燥、实四证俱全之阳明热结重证。

小承气汤不用芒硝，且三味同煎，枳、朴用量亦减，故攻下之力较轻，称为"轻下剂"，主治痞、满、实而燥不明显之阳明热结轻证。

调胃承气汤不用枳、朴，虽后纳芒硝，但大黄与甘草同煎，故泻下之力较前两方缓和，称为"缓下剂"，主治阳明燥热内结，有燥、实而无痞、满之证。

复方大承气汤由大承气汤加炒莱菔子、桃仁、赤芍而成，故行气导滞、活血祛瘀作用增强，适用于单纯性肠梗阻而气胀较重者，并可预防梗阻导致局部血瘀气滞引起的组织坏死。

内壅不汗

原典

邪发于半表半里，一定之法也①。至于传变，或出表，或入里，或表里分传。医见有表复有里，乃引经论，先解其表，乃攻其里，此大谬也②。尝见以大剂麻黄③连进，一毫无汗，转见烦躁者何耶？盖发汗之理，自内由中以达表。今里气结滞，阳气不能敷布于外，即四肢未免厥逆，又安能气液蒸蒸以达表④？譬如缚足之鸟，乃欲飞升，其可得乎？盖鸟之将飞，其身必伏，先足纵而后扬翅，方得升举，此与战汗之义同⑤。又如水注，闭其后窍⑥，则前窍不能捐滴⑦，与发汗之义同⑧。凡见表里分传之证，务宜承气先通其里，里气一通，不待发散，多有自能汗解。

注释

① 一定之法也：是不变的法则、规律。

② 此大谬也：伤寒病有表里证的时候，往往需要先解表后攻里。吴又可认为瘟疫病这样做是错误的，正确的做法是先通里，通里之后，即使不治表邪往往也可以表气自和。

③ 麻黄：为汉药或称中药中的发散风寒药，包括有三种麻黄属的植物，即草麻黄、木贼麻黄与中麻黄，采用部位为草质茎。有发汗散寒，宣肺平喘，利水消肿的功效。

④ 安能气液蒸蒸以达表：在里的邪气不驱除，气机被阻遏，怎么能够使阳气推动着阴液蒸腾于体表呢？

⑤ 此与战汗之义同：鸟欲飞而先伏的情况，与先寒战而后汗出的战汗的道理一样。

⑥ 闭其后窍：用水壶倒水的时候，如果壶盖的气孔（后窍）被闭塞，水就不容易从壶中倒出来。窍，窟窿、孔、洞。

⑦ 前窍不能捐滴：前边的出水口不能倒出点滴的水来。捐，舍弃、抛出。

⑧ 与发汗之义同：这种倒水的原理与发汗的原理是相同的。中医有"提壶揭盖法"的利尿方法，也就是单纯利尿效果不好时，加上宣肺的药物，往往有利于尿液的排出，或者有利于水肿的消除。

译文

疫邪从半表半里的膜原向外发散，是必定不变的规律。说到转变的情况，有的从膜原向肌体的外部传变，有的从膜原向内部传变，也有的从膜原同时分别向体表和肌体的深部传变。有的医生见到有表证，又有里证，就引用《伤寒论》的经言：先解散他的表邪，才能攻逐在里的热结。这是非常错误的。曾经见到有人用大剂量的麻黄汤，连续服用，一点汗出也没有，反而出现了烦躁不安的现象。这是什么原因呢？因为发汗的机理，是从体内向外，气机推动着阴液出于体表，才能有汗出。现在肌体内部的气机，由于疫邪的淤阻而凝滞，阳热之气不能向外输送到达肌体的表面，就会出现四肢发凉，甚至手足冷至肘膝，又怎能会有阳气推动阴液，源源不断的到达体表而汗出呢？比如用绳子捆住鸟的腿，它想着腾空而飞翔，能成功吗？因为鸟在将要飞起时，它的腿必须先屈曲，身体向下俯伏，再蹬展其足和扬起翅膀，才能腾空而起，这与先寒战后汗出的"战汗"的机理是一样的。又比如从壶里倒水，如果闭塞了壶盖上的气孔，也就是"后窍"堵塞，那么前边的壶嘴里就不能倒出一点水来，这也与发汗的道理一样。凡是见到疫邪从膜原同时向体表和内里转变的证候，一定要用承气汤，先清泻里热，里边的气机一通畅，不用发汗解表，大多都能自行汗出，疾病痊愈。

不同麻黄汤剂的比较

麻黄加术汤与麻黄杏仁薏苡甘草汤均由麻黄汤加减而成，都是治疗外感风寒夹湿的方剂。但前方证属素体多湿，又外感风寒，表寒及身疼较后方为重，故用麻、桂与白术相配，以发汗解表、散寒祛湿。然发汗祛湿又不宜过汗，方中麻黄得白术虽发汗而不致太过，白术得麻黄则能尽去表里之湿，相辅相制，深得配伍之妙。后方证不仅表寒及身疼比较轻，且下午申酉时分发热增剧，有化热之倾向，故而不用桂枝、白术，改用薏仁渗利清化。全方用量尤轻，亦为微汗之用。

大青龙汤系由麻黄汤重用麻黄，再加石膏、生姜、大枣组成。主治风寒表实重证而兼里有郁热者。方中倍用麻黄，故其发汗之力尤峻。其烦躁为郁热在里，故加石膏清热除烦。生姜合麻黄、桂圆则散风寒，以解表邪，大枣、甘草则益脾胃以滋肝源，使汗出表解，寒热烦躁并除。

三拗汤与华盖散皆为麻黄汤去桂枝，故功用重在宣散肺中风寒，主治风寒犯肺之咳喘证。但为宣肺解表的基础方，主治风寒袭肺的咳喘轻证；华盖散主治素体痰多而风寒袭肺证，故加苏子、陈皮、桑白皮、赤茯苓以降气祛痰，加强化痰止咳的作用。

下后脉浮

原典

里证下后，脉浮而微数，身微热，神思或不爽，此邪热浮于肌表，里无壅滞也，虽无汗，宜白虎汤，邪从汗解①。若大下后或数下后，脉空浮而数，按之豁然如无，宜白虎汤加人参，覆杯则汗解②。下后脉浮而数，原当汗解，迁延五六日脉证不改，仍不得汗者，以其人或自利经久，或素有他病先亏，或本病日久不痊，或反覆数下，以致周身血液枯涸，故不得汗，白虎辛凉除肌表散漫之热邪，加人参以助周身之血液③，于是经络润泽，元气鼓舞，腠理开发，故得汗解④。

注释

① 邪从汗解：下后疫邪浮越于肌表，应当有汗而热甚，此虽无汗，因脉浮而微数，仍然可以用白虎汤清热散邪，往往可以药后汗出而愈。

② 覆杯则汗解：用药后很快就会汗出而病愈。覆杯，扣过或者盖上药碗，形容时间很短。

③ 加人参以助周身之血液：《神农本草经》云："人参主补五脏，安精神，止惊悸，除邪气，明目，开心益智。"《别录》云人参"通血脉"。《珍珠囊》云人参"补血，养胃气，泻心火"。

④ 腠理开发，故得汗解：肌肉的纹理脉络畅通，所以才能汗出而愈。

译文

疫病的里证，经过泻下之后，脉搏轻按就能摸到，属于"浮脉"，而且跳动的次数也轻度加快，属于"微数"的脉象。病人的身体发热程度不高，精神昏沉而不清爽，这是疫热邪气浮越于体表的现象，体内已经没有疫邪的阻遏，虽然没有见到汗出，也应当使用白虎汤治疗，使邪气从汗而解散。假如泻下的程度很重，或者经过几次泻下，脉搏轻按有空虚的感觉，而且跳动次数增加，也就是"空浮而数"的脉象，用力一按病人的脉搏，指下有空荡无物的感觉，属于阴血不足，应当在白虎汤中加上人参一同使用，服药后很快就会汗出而愈。

泻下之后脉搏见到"浮而数"的脉象，原本应当汗出而愈，耽误五六日，病人的脉象和证候与原来一样，仍然没有汗出，其原因是病人自己泻下的时间已经很久，或者素有其他疾病先有虚损存在，或者疫病日久不能痊愈，或反复多次使用泻下方法，因此造成全身的血液阴液耗伤干枯，所以不能得到汗出，白虎汤性味辛凉，能够解除肌表弥漫的热邪，加上人参之后，可以有利于全身的血液的产生与运行，因此服用之后可以使经络滋润光泽，在元气的鼓舞推动下，肌体的腠理得到开发畅通，所以能够取得汗出而病除。

下法与不同治法的组合功效

下法与解表法配合使用的治法，称为解表攻里。具有解除表邪、泻下通便的作用，适用于外有表邪里有实积的证候，证见发热、恶寒、腹胀痛、大便秘结等，代表方剂如厚朴七物汤、防风通圣丸。

下法与和解少阳法配合使用的治法，称为和解攻里。具有和解少阳、泻热通便的作用，适用于少阳病兼里实热证，证见寒热往来，胸胁苦满，呕吐不止，郁郁微烦，心下痞满而硬，大便秘结或协热下利等，常用方剂如大柴胡汤。

下法与清法配合使用的治法，称为清热攻下。具有清热通便的作用，适用于上焦、中焦热邪炽盛之证，证见烦躁口渴，面赤唇焦，胸膈烦热，口舌生疮，或咽痛吐衄，便秘溲赤，舌边红，舌苔黄腻，脉数实而有力，常用方剂如凉膈散。

下法还常与祛痰、驱虫、活血等法配合使用，分别治疗癫狂、虫积、瘀血等病证。

下后脉复沉

原典

里证脉沉而数，下后脉浮者，当得汗解[①]。今不得汗，后二三日脉复沉者，膜原余邪复瘀到胃也，宜更下之[②]。更下后脉动再浮者，仍当汗解，宜白虎汤[③]。

注释

①下后脉浮者，当得汗解：疫病的里证，经过泻下治疗之后，出现了脉浮的现象，这是疫邪向体表溃散的表现，如果随之汗出，疫病就可以外散而愈。

②宜更下之：里证下后，过几天仍然有泻下的指征，就应当再用下法，甚至可以三下四下，这符合中医的辨证施治的精神。

③仍当汗解，宜白虎汤：第二次下后脉浮，是邪气浮越，有外解之机，可以白虎汤清热散邪，得汗而愈。

译文

疫病有里证，脉象表现为轻取摸不到脉搏，重按才能摸到的"沉脉"，并且脉跳得很快，属于"沉而数"的脉象，使用泻下的方法治疗，继而见到脉搏不沉而浮，这是疫邪向体表溃散的表现，如果随之汗出，疫病就可以外散而愈。现在的情况是，泻下之后没有汗出，经过两三天之后，脉搏由浮再转为沉，这是膜原的疫邪又一次郁结到胃部，仍然需要使用泻下的方法治疗。第二次泻下之后，脉搏再一次由沉转为浮象，是邪气浮越，有外解之机，可以用白虎汤清热散邪，得汗而愈。

邪气复聚

原典

里证下后，脉不浮，烦渴减，身热退，越四五日复发热者，此非关饮食劳复[①]，乃膜原尚有余邪隐匿，因而复发，此必然之理。不知者每每归咎于病人，误也。宜下之即愈，但当少与，慎勿过剂，以邪气微也[②]。

注释

① 此非关饮食劳复：这与饮食不当、过度劳累无关。

② 慎勿过剂，以邪气微也：应当小心使用泻下药，不要用得过分重，这是因为邪气已经衰微了，是残余的邪气。

译文

疫病的里证，经过泻下之后，脉搏不见浮象，心烦口渴的情况有所减轻，身体的热度也有所消退，可是经过四五天，又出现发热，这与饮食不当和过度劳累无关，这是因为膜原的邪气还有残留，隐匿潜藏之后，过后乘机又一次复发造成的，这是邪气在膜原匿藏的必然结果。不知道这个道理的人，往往将过错算在病人的身上，认为是饮食不当或者过劳引发，这是错误的观点。应当使用泻下的方法治疗，很快就会治愈，但是应当减少泻下药的用量，小心不要用过了量，这是因为疫邪已经衰微成了残余，过量就会伤人体的正气。

下后身反热

原典

应下之证，下后当脉静身凉，今反发热者，此内结开，正气通，郁阳暴伸也①。即如炉中伏火，拨开虽焰，不久自息。此与下后脉反数义同②。若温疫将发，原当日渐发热，胃本无邪，误用承气，更加发热，实非承气使然③，乃邪气方张，分内之热也。但嫌下早之误，徒伤胃气耳④。日后传胃再当下之。又有药烦者，与此悬绝⑤，详载本条。

注释

① 郁阳暴伸也：被疫邪郁遏的阳气突然向外爆发、伸展。暴，强大而突然来的、又急又猛的。

② 此与下后脉反数义同：这与泻下之后脉搏反而变得更快的意义相同。疫病一般下后，应当脉静身凉，表示邪气已退，疾病向愈。

③ 更加发热，实非承气使然：泻下之后，发热更甚，实在不是误用承气汤造成的。

④ 徒伤胃气耳：邪气在肌表，不在胃中，过早使泻下的方法，不仅不能驱除疫邪，反而会损伤胃气，破坏人体的抗病能力。

⑤ 又有药烦者，与此悬绝：另有一种频繁、混乱使泻下方法的情况，与这种情况绝对不同。药烦，又多又乱地用药。烦，又多又乱。悬绝，距离遥远。

译文

应当使用泻法的疫病里证，经过泻下之后，应该出现脉搏由躁数变为和缓的安静状态，身体也应当由发热变为凉爽，现在却出现了发热不减或者加重的情况，这是由于被疫邪郁阻的阳气得到解散，身体的正气得以通畅，郁遏的阳气突然爆发伸展于外形成发热。就好像炉膛中的郁火，摊开之后虽然暂时热势增加很高，时间不长就会自行熄灭。这种泻后反而发热的情况，与下后的脉搏反而加数的情况意义相同。假如瘟疫病将要发作的时候，本来应当一天一天地逐渐发热加重，胃中本来没有疫邪的存在，错误地使用承气汤泻下，此后热势更加增高，这实在不是误用承气汤的后果，而是疫邪正在高涨进展，本来就应当出现的发热加重。只是涉嫌使用泻下的方法过早，白白地损伤了病人的胃气。日后疫邪传到胃部，仍然可以使用泻下的方法。另有一种频繁、混乱使用泻下方法的情况，与这种情况绝对不同。详细情况，可参阅有关论述。

下后脉反数

原典

应下失下，口燥舌干而渴，身反热减，四肢时厥^①，欲得近火拥被，此阳气伏也^②。既下厥回，去炉减被，脉大而加数，舌上生津，不思水饮，此里邪去，郁阳暴伸也，宜柴胡清燥汤去花粉^③、知母，加葛根，随其性而升降之。此证类近白虎，但热渴既除，又非白虎所宜也^④。

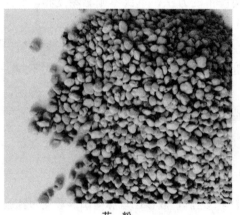

花 粉

注释

① 四肢时厥：四肢当时发凉，而且达到手凉过肘，足凉过膝的程度。《伤寒论》有"热甚厥深"的四逆散证，与此相似。

② 此阳气伏也：这是阳气深郁于内造成的。伏，隐藏。

③ 花粉：是种子植物花粉粒的总称。可以调节神经系统，促进睡眠，增强体质；改善肠胃功能，促进消化，增强食欲，防治习惯性便秘；保肝护肝，防治贫血、糖尿病、前列腺肥大、心脑血管疾病；调节内分泌，改善机体功能；治疗慢性支气管炎和黏膜症等。

④ 热渴既除，又非白虎所宜也：病人的大热大渴已经祛除，已经不是白虎汤的适应证了。白虎汤清泻里热最为常用，它的适应证号称四大症，即大热、大渴、大汗、脉洪大。

译文

应当使用泻下方法治疗的瘟疫病，却没有使用泻下的治疗方法，症状上可以见到口中干燥口渴，身体反而热势减退，四肢当时发凉，而且达到手凉过肘、足凉过膝的程度。病人想靠近炉火，或者加厚被子盖上，以减轻恶寒，这是由于阳气被疫邪阻遏，潜藏于体内形成的现象。此后得到泻下之后，就会四肢逆冷消失，转为温暖，离开火炉，撤去加上的被子，脉搏洪大，而且增加了跳动的次数，病人的舌面上也产生了津液，不想饮水，这是在里的邪气被驱除，郁遏的阳气突然得到伸展形成的。应当使用柴胡清燥汤去掉花粉、知母，再加上葛根进行治疗，随着病情的性质变化，进一步采取相应的措施，帮助病人气机的上升和下降。这一类的证候，与白虎汤相类似，但是病人的大热、大渴已经得到消除，所以不是白虎汤的适应证。

花粉的神奇功效

花粉具有调节神经系统、促进睡眠、增强体质、改善肠胃功能、促进消化、增强食欲、防治习惯性便秘、保肝护肝、防治贫血、糖尿病、前列腺肥大、心脑血管疾病、调节内分泌、改善机体功能、治疗慢性支气管炎和黏膜症等功效。尤其值得一提的是，它是既可口服又可外用的美容佳品。

常用的花粉有松花粉、油菜花粉、桂花粉、玫瑰花粉、菊花粉等。据现代科学分析证明，花粉不仅仅是植物的生命源泉，而且确实称得上是"微型营养宝库"。据测定，每百克花粉的蛋白质含量可高达 25 ~ 30 克，其中含有十几种氨基酸，并且呈游离状态，极易被人体吸收。这是其他任何天然食品所无法比拟的。花粉中还含有 40% 的糖和一定量的脂肪，以及丰富的 B 族维生素和维生素 A、维生素 D、维生素 E、维生素 K 等，其中维生素 E、维生素 K 都是被科学家证实的能延缓人体细胞衰老过程，有延年益寿作用的重要物质。花粉还含有铁、锌、钙、镁、钾等 10 多种无机盐和 30 多种微量元素及 18 种酶类，另外还含有核酸及某些延缓人体衰老的激素、生长素、抗生素等。因此说花粉是一种全能型营养食品。

因证数攻

原典

温疫下后，二三日或一二日，舌上复生苔刺，邪未尽也。再下之，苔刺虽未去，已无锋芒而软，然热渴未除，更下之，热渴减，苔刺脱。日后更复热，又生苔刺，更宜下之①。

余里，周因之者，患疫月余，苔刺凡三换，计服大黄三十两，始得热不复作，其余脉证方退也②。所以凡下不以数计，有是证则投是药，医家见理不透，经历未到，中道生疑，往往遇此证反致耽搁③。但其中有间日一下者，有应连下三四日者，有应连下二日间一日者，其中宽缓之间④，有应用柴胡清燥汤者，有应用犀角地黄汤者⑤。至投承气，某日应多与，某日应少与，其间不能得法，亦足以误事。此非可以言传，贵乎临时斟酌⑥。

注释

① 更宜下之：更应当使用泻下的方法。

② 其余脉证方退也：其他的除身热之外的脉象证候，才逐渐消退。

③ 遇此证反致耽搁：遇到这种需要反复泻下的病证，因为不敢多次使泻下的方法，反而容易延误病情。

④ 其中宽缓之间：两次泻下的间隔较长的时候。

⑤ 犀角地黄汤：主要是由犀牛角、生地黄、芍药、牡丹皮制成的汤剂，味苦。具有清热解毒、凉血开窍的功效，适用于重症肝炎、肝昏迷、尿毒症、过敏性紫癜、急性白血病、败血症等症。地黄，玄参科地黄属多年生草本植物，因其地下块根为黄白色而得名地黄，其根部为传统中药之一，最早出典于《神农本草经》。依照炮制方法在药材上分为鲜地黄、干地黄与熟地黄，其药性和功效也有较大的差异。

⑥ 贵乎临时斟酌：可贵的是临证的时候，知道如何应用。

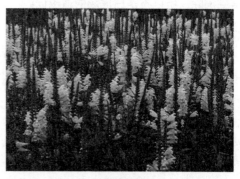

地黄的植株

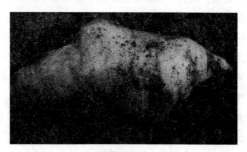

地黄的根块

译文

瘟疫病经过泻下之后，两三天或者一两天之后，舌面上又产生了状如硬刺的舌苔，这是邪气还没有驱除干净造成的。再次泻下，舌上的刺苔虽然没有去掉，硬刺状的舌苔已经变软而没有了锋芒，但是发热、口渴并没有消失；再一次泻下，身体的热度进一步减退，口渴也更轻，舌面上的苔刺都脱落。此后几天，又出现发热，再一次出现舌苔如硬刺，仍然需要使用泻下的方法治疗。

我的故乡，有一个叫周因之的人，得瘟疫病已经一个多月了，舌苔脱落后又生出来已经三次了，服用大黄总共有三十两（近1000克），这才使发热的情况不再出现，其他的症状和病理脉象，也都消失了。因此，凡是使用泻下方法的时候，不限定使用次数，而是只要有这种证候存在，就可以使用泻下方法。有的医生对此认识不深，没有使用泻下方法的经验，使用的过程中就会产生疑惑，常常在碰到这种病证的时候犹豫不决，反而会耽误病情的治疗。然而，疫病里证泻下时，有的需要隔一日用一次；有的病人需要连续泻下三四天；也有的需要连着使用泻下两天之后，中间需要间隔一天的；在停止使用的间隔的日子里，有的患者需要用柴胡清燥汤治疗，有的需要用犀角地黄汤进行治疗。至于使用承气汤的时候，某一天需要多服，某一天需要少服，使用时不得其法，也完全可以造成错误的治疗。所有这些问题，难以言传，可贵的是临证治疗时，根据病情灵活加减使用。

犀角地黄汤与同类方的比较

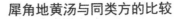

犀牛地黄汤与清营汤均以水牛角、生地为主，以治热入营血证，但清营汤是在清热凉血药中加以金银花、连翘等轻清宣透之品，寓有"透热转气"之意，适用于邪初入营尚未动血之证。

犀角地黄汤、神犀丹、化斑汤同具有清热凉血之功。不同点在于：犀角地黄汤用以治疗瘟热病热毒深陷于血分的血分热盛证，故用大剂咸寒以凉血为主，并用清热、散瘀之品，以使热清血宁；神犀丹用以治疗邪入营血，热深毒重症，故以清热解毒为主，并用凉血、开窍，以使毒解神清；化斑汤用以治疗气分热炽，而血热又起，气血两燔之证，故以清气生津药与凉血解毒药相配，两清气血，使邪热退则血自止，而斑可化，故名"化斑汤"。

原典

朱海畴者，年四十岁，患疫得下证，四肢不举，身卧如塑[1]，目闭口张，舌上苔刺，问其所苦不能答[2]。因问其子：两三日所服何药？云进承气汤三剂，每剂投大黄两许不效，更无他策，惟待日而已，但不忍坐视[3]，更祈一诊。

注释

①身卧如塑：身体僵卧，四肢不动，如同塑像一样。

②问其所苦不能答：问他痛苦的情况，他不能回答。所苦，所字结构，代表痛苦的部位或痛苦的情况。

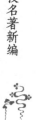

余诊得脉尚有神④，下证悉具，药浅病深也。先投大黄一两五钱，目有时而少动，再投舌刺无芒，口渐开能言；三剂舌苔少去，神思稍爽。四日服柴胡清燥汤⑤，五日复生芒刺，烦热又加，再下之。七日又投承气养荣汤⑥，热少退。八日仍用大承气，肢体自能少动⑦。计半月，共服大黄十二两而愈。又数日，始进糜粥，调理两月而复⑧。凡治千人，所遇此等，不过三四人而已，姑存案以备参酌耳⑨。

③ 但不忍坐视：只是不忍心用药，坐等病人死亡。

④ 脉尚有神：有神的脉搏主要是节律不乱，和缓有力。

⑤ 柴胡清燥汤：由白芍药、当归、生地黄、陈皮、甘草、竹心、灯心、栝楼根、知母、柴胡组成的汤药。

⑥ 承气养荣汤：由知母、当归、芍药、生地、大黄、枳实、厚朴组成的汤药。

⑦ 八日仍用大承气，肢体自能少动：治疗的第八天仍然使用大承气汤，病人的肢体自己能够稍微地挪动。第八天仍敢使用大承气汤，确有胆量；稍能活动肢体，肌力在四级以下。

⑧ 调理两月而复：康复治疗两个月，才得以恢复健康。

⑨ 姑存案以备参酌耳：暂时保存这个病案，以便留作日后的参考。酌，度量、考虑。

译文

有一个叫朱海畴的患者，年龄 40 岁，患了疫病，属于里证需要使用下法，四肢不能活动，身体僵硬，躺在床上如同雕塑一样。他闭着眼睛，张着嘴，舌上的舌苔像刺一样，询问他的痛苦，他也不能回答。于是就问他的儿子："两三天来，他所服用的药物是什么？"他儿子说："服过三剂承气汤，而且每一剂中的大黄一两（30 克）左右，用药之后不见效果，已经没有其他的治疗法了，只等着听天由命了。但又不忍心坐等病人死亡，祈望您去看一下病人。"我诊断病人的脉象，节律不乱还算"有神"，使用泻下方法的证候都已具备。原先治疗不能获效，是由于病情重而药量太轻。首先用大黄一两五钱（45 克），病人服后眼睛有时稍微动一下；再一次服药之后，病人的舌苔硬刺消失了锋芒，紧闭的口逐渐张开，已能言语；第三剂药服后，病人的舌苔消退一些，精神稍微清爽一些。第四天服用柴胡清燥汤，第五天病人又一次生成如刺的舌苔，心烦发热的程度又有所增加，再一次使用泻下的治疗方法。第七天又一次使用承气养荣汤，病人的热势有所减退。第八天仍然使用大承气汤，病人的肢体自己能够轻度活动。总计在半月之内，共使用大黄十二两（360 克），病人的瘟疫热病获得痊愈。又过了几天，病人才开始能够进食米粥，又用药调养了两个月，病人的身体恢复原状。我吴又可总共治疗了不下一千名瘟疫患者，所遇到这一类的重症患者，不超过三四个病人罢了，暂时把这个病例保存下来，用作将来的参考。

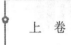

病愈结存

原典

温疫下后，脉证俱平，腹中有块，按之则痛[①]，自觉有所阻而膨闷，或时有升降之气，往来不利，常作蛙声[②]，此邪气已尽，其宿结尚未除也，此不可攻，攻之徒损元气，气虚益不能传送，终无补于治结，须饮食渐进，胃气稍复，津液流通，自能润下也[③]。尝遇病愈后，食粥累月，结块方下，坚黑如石[④]。

注释

① 腹中有块，按之则痛：腹中有聚结的块状物，手按上去有压痛。中医认为，腹中的结块时聚时散的为气结，称为瘕，或者叫聚；结块固定不移的称为癥，或者叫积。聚瘕属腑、属气者为多；癥积属脏、属血者为多。

② 往来不利，常作蛙声：气机的来回运行不畅，经常有肠鸣如蛙叫。

③ 津液流通，自能润下也：津液旺盛流通之后，自然能够滋润肠中的粪块，使其排出体外。

④ 结块方下，坚黑如石：肠中结聚的粪块，才得以排下来，色黑坚硬如石头一样。

译文

瘟疫病经过泻下之后，病脉平复证候消失，腹部之中还有物如块，按压它时有疼痛的感觉，病人自己觉得腹部气机阻滞不畅，有胀满痞闷的感觉。有时又觉得有气向上或向下运动，一去一来都不顺畅，经常听到肠子蠕动的声音，好像青蛙的鸣叫一样。这时疫邪已经被清除干净，其原有的结块还没有被祛除，此时不能使用攻下热结的泻下方药，因为使用泻下的方法只会白白地损伤病人的元气，病人的正气进一步受损伤之后，就更不能传送化物，容易加重积滞，对于治疗原有的结块毫无帮助。必须等待病人的饮食逐渐增加，胃气稍微恢复之后，病人体内的阴津液体得以流畅地运行，自然就能滋润结块，使它下行排出体外。我吴又可曾经遇到过，疫病恢复之后，病人连续吃了一个多月的米粥类的流质食物，体内的结块才得以排下来，结块发黑而且坚硬如石。

下　格

原典

　　温疫愈后，脉证俱平，大便二三旬不行，时时作呕，饮食不进，虽少与汤水，呕吐愈加，此为下格[①]。盖下既不通，必反于上。设误认翻胃[②]，乃与牛黄、狗宝[③]，及误作寒气，与以藿香、丁香、二陈之类[④]，误也。宜调胃承气热服[⑤]，顿下宿结及溏粪、粘胶恶物，臭不可当者，呕吐立止。所谓欲求南风，须开北牖是也[⑥]。呕止慎勿骤补，若少与参芪，则下焦复闭，呕吐仍作也[⑦]。此与病愈结存仿佛，彼则妙在往来蛙声一证[⑧]，故不呕而能食。可见毫厘之差，遂有千里之异，在乎气通气塞之间而已矣[⑨]。

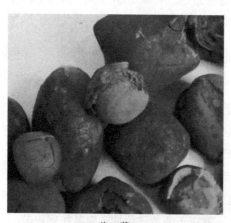

牛黄

注释

　　① 此为下格：这是人体的下部有物格拒，气机不通。

　　② 设误认翻胃：假如错误地认为是"翻胃"。翻胃，朝食暮吐，暮食朝吐。

　　③ 此句：牛黄，牛科动物牛的胆结石。气清香，味微苦而后甜，性凉。可用于解热、解毒、定惊。内服治高热神志昏迷、癫狂、小儿惊风、抽搐等症，外用治咽喉肿痛、口疮痈肿、尿毒症。狗宝，是生长在狗胃里一种石头样的东西。气微腥，味微苦，嚼之有粉性而无沙性感觉。传统中医认为具有降逆风、开郁结、解毒之功能。主治胸肋胀满、食道癌、胃癌、反胃、疔疮等，是多种良药的重要原料。

　　④ 二陈之类：二陈汤一类的方剂。二陈汤，由半夏、陈皮、茯苓、甘草组成，能和胃降逆，祛痰燥湿。

　　⑤ 宜调胃承气热服：应当用调胃承气汤治疗，而且要趁热服下去。凉药热服，是中医为了防

止病人格拒不纳呕吐而采取的一种措施。

⑥欲求南风，须开北牖是也：这种通过泻下治疗呕吐的方法，如同想要南风进屋子，必须打开北边的窗户一样。牖，窗户。

⑦下焦复闭，呕吐仍作也：病人的下焦又一次闭塞不通，呕吐就又出现了。

⑧彼则妙在往来蛙声一证："病愈结存"的关键地方，在于腹中一来一往的肠鸣音，就像青蛙叫一样。妙，神奇、奇巧，此处指病人不同于他人的特殊证候。

⑨在乎气通气塞之间而已矣：在于病人的气机，是通畅还是闭塞。

译文

　　瘟疫病痊愈后，病理的脉象和证候都消失了，病人二三十天不解大便，经常呕吐，不能进水和吃东西，即使饮少量的水，呕吐也会更加严重，这是病人腹部的下部有物格拒不通造成的，名为"下格"。原因是下部不通之后，气机一定就会向上返，形成呕吐。假如错误地将下格当作朝食暮吐，暮食朝吐的"翻胃"，就给病人服牛黄、狗宝，或者错误地认为病人是胃有寒气造成呕吐，给病人服藿香、丁香、二陈汤之类的方药，这是错误的治疗方法。应当用调胃承气汤治疗，而且要趁热服下去，立即就会泻下过去的结块与稀粪，以及如胶状的黏滞秽浊之物，臭不可闻，病人的呕吐因此而立即停止。这种通过泻下治疗呕吐的方法，如同想要南风进屋子，必须打开北边的窗户一样。病人呕吐停止以后，不要轻易使用补药，假如给病人少量的人参、黄芪，那么就有可能下焦再一次闭塞，呕吐又会出现。这种现象与"病愈结存"的道理相似，病愈结存的关键地方，在于腹中一来一往的肠鸣音，就像青蛙叫一样，有肠鸣，所以病人不呕吐而能够进食。由此可以看出，一丝一毫的差别，延伸下去就会有相差千里的区别，主要在于病人的气机，是通畅还是闭塞。

二陈汤的多重作用

　　二陈汤通过加减其中的一味或几味中药，可组成不同的汤药。如导痰汤，即将二陈汤去乌梅、甘草，加天南星、枳实而成。天南星增半夏燥湿化痰之力，枳实助橘红理气化痰之功，故燥湿化痰行气之力较二陈汤显著，主治痰浊内阻、气机不畅之痰厥等证。涤痰汤，又在导痰汤基础上加石菖蒲、竹茹、人参、甘草，较之导痰汤又多开窍扶正之功，常用于中风痰迷心窍、舌强不能言。金水六君煎，是二陈汤去乌梅，加熟地、当归而成，有滋阴养血，肺肾并调的功效，金水相生，故适用于年迈者肺肾阴虚、湿痰内盛之证。

注意逐邪勿拘结粪

温疫论

古法今观——中国古代科技名著新编

原典

温疫可下者，约三十余证，不必悉具①，但见舌黄，心腹痞满，便于达原饮加大黄下之。设邪在膜原者，已有行动之机②，欲离未离之际，得大黄促之而下，实为开门祛贼之法③，即使未愈，邪亦不能久羁④。二三日后，余邪入胃，仍用小承气彻其余毒⑤。

大凡客邪贵乎早治，乘人气血未乱，肌肉未消，津液未耗，病人不至危殆，投剂不至掣肘⑥，愈后亦易平复。欲为万全之策者，不过知邪之所在，早拔去病根为要耳⑦。但要谅人之虚实，度邪之轻重，察病之缓急，揣邪气离膜原之多寡⑧，然后药不空投，投药无太过不及之弊⑨。

注释

① 不必悉具：没有必要全部具备。

② 已有行动之机：已经有了离开膜原的迹象。

③ 开门祛贼之法：给被驱除的邪气留下出路。贼，此处指疫邪。

④ 邪亦不能久羁：邪气也不能长久地停留体内。羁，束缚、停留。

⑤ 彻其余毒：彻底清除残留的邪气。彻，通、透。

⑥ 投剂不至掣肘：用药不至于受牵掣。掣肘，拉住别人的胳膊，妨碍别人做事。

⑦ 早拔去病根为要耳：尽早祛除病人得病的根本原因最重要。

⑧ 揣邪气离膜原之多寡：猜测邪气离开膜原的成分有多少。揣，估量、忖度。

⑨ 无太过不及之弊：没有用药太多、太少的害处。弊，害处。

译文

瘟疫病可以使用泻下方法的，有 30 多个证候类型，使用时不应当等待全部的证候都齐了才用，而是只要见到病人舌苔发黄，心下或整个腹部痞塞满闷，就应当在达原饮中加上大黄，使邪气通过泻下排出体外。假如疫邪在膜原的时候，已经有了发散离开的迹象，在疫邪想要离开还没有离开的时候，如果得到大黄的泻下作用的催促推动，其实是打开了驱邪外出的大门。治疗之后即使没有治愈疫病，疫邪也不能再长久地停留在体内了。两三天之后，残余的邪气进入胃腑，仍然可以应用小承气汤彻底清除残余的疫邪毒气。

概括地说，对外来的邪气如果能够早点治疗是最好的，趁着病人的气血还没有因为疫邪而错乱，肌肉还没有因病而消瘦，病人的津液还没有被耗伤，病人还不到危重的阶段，用药不受其他因素的影响，病愈之后也容易恢复平常。想成为全面而不失误的措施，不过就是了解病邪所在的部位，及早驱除致病的根源，这才是最重要的。只是要推想病人的正气是虚是实，猜测邪气是强是弱，了解病情是缓是急，推断疫邪离开膜原的是多是少，此后在治疗用药时就不至于落空，所使用的药剂也不会有过重或者过轻的毛病。

原典

是以仲景自大柴胡以下，立三承气，多与少与自有轻重之殊①。勿拘于下不厌迟之说②，应下之证，见下无结粪③，以为下之早，或以为不应下之证误投下药④。殊不知承气本为逐邪而设，非专为结粪而设也⑤。必俟其粪结，血液为热所抟，变证迭起，是犹养虎遗患，医之咎也⑥。况多有溏粪失下，但蒸作极臭如败酱，或如藕泥，临死不结者，但得秽恶一去，邪毒从此而消，脉证从此而退，岂徒孜孜粪结而后行哉⑦！

假如经枯血燥之人，或老人血液衰少，多生燥结；或病后血气未复，亦多燥结。在经所谓不更衣十日无所苦⑧，有何妨害？是知燥结不致损人，邪毒之为殒命也⑨。要知因邪热致燥结，非燥结而致热邪也⑩。但有病久失下，燥结为之壅闭，瘀邪郁热，益难得泄，结粪一行，气通而邪热乃泄，此又前后之不同。总之，邪为本，热为标，结粪又其标也⑪。能早去其邪，安患燥结耶！

注释

① 多与少与自有轻重之殊：三承气汤针对不同病证，本来就有用量多少、轻重不同的区别。

② 勿拘于下不厌迟之说：不用固守伤寒病过程中，对于使用下法不嫌其晚的观点。

③ 见下无结粪：见到病人泻出的粪便没有结块。

④ 或以为不应下之证误投下药：或者认为病人得的不是应当使用泻下方法的病证，而错误地使用了泻下的药物。

⑤ 非专为结粪而设也：承气汤适用于痞、满、燥、实、坚的病证，不是只为大便有结块而设置的方药。

⑥ 医之咎也：是医生的过错。咎，过失、罪。伤寒学家认为，泻下必须等热邪与肠中的宿食互相凝结、"大便已硬"之后实施。

⑦ 岂徒孜孜粪结而后行哉：哪里能够专心致志地只等着大便凝结之后，才用承气汤呢？孜孜，不懈怠、勤勉。

⑧ 在经所谓不更衣十日无所苦：在《伤寒论》中所说的不大便十余天，却没有什么痛苦。经，此指张仲景的《伤寒论》。更衣，古人长袍大袖，在大便之时不方便，常常需要更衣，此不更衣指不大便。

⑨ 邪毒之为殒命也：单纯大便燥结不会致人严重伤害，疫邪的毒气却可以使人死亡。

⑩ 非燥结而致热邪也：不是因为由大便燥结而产生邪热。

⑪ 邪为本，热为标，结粪又其标也：疫邪是导致疾病的根本因素，相比之下发热属于疾病的次要方面，而大便燥结是更次要的方面。

译文

因此，张仲景在大柴胡汤的后边，又设立了三个承气汤，用药的轻与重，自然就有了区别。不要拘泥于"泻下不怕晚"的说法，应当使用泻下方法的证候，见到泻出的大便没有硬结，就认为是泻下得太早了，或者以为本来不应当使用泻下的方法，而错误地应用了泻下的方药。却不了解承气汤本来是为了驱逐邪气而设立的方剂，不是专门为了大便硬结，才设置的方药。如果一定要等待病人的大便硬结，病人的血液被热邪搏击，变化之后的各种证候纷纷产生出来，这就像养老虎产生的祸患一样，是医生造成的错误。而且往往有一种情况，就是病人大便溏薄又没有使用泻下的证候，只见热邪蒸腾使大便极其臭秽像发霉的面酱，或者像种藕的污泥，病人接近死亡的时候，大便也不会形成结块，只要使得病人秽浊的大便排出去，疫邪之毒气从此消除，病理的脉象和证候也从此消退，哪里能够专心致志地只等着大便凝结之后，才用承气汤呢！

假如病人是经血枯干、血虚干燥的患者，或者是老年患者，血液虚衰而少，往往容易形成大便燥结；或者得病之后，气血受损还没有恢复，也容易形成燥结。在张仲景的经典《伤寒论》中有这样的论述：病人不大便十几天，却没有痛苦的感觉，这对于身体有什么妨碍？因此我们知道，大便燥结不至于损害人的生命，疫邪的毒气足以使人丧命。应当知道是由于疫邪热毒造成的大便燥结，而不是大便燥结造成热毒邪气的侵害。然而有的病人得病日久，应当泻下而没有泻下，燥结的大便壅塞痹阻了肠道，郁滞的邪气、郁阻的热气更加难以疏泻出去。只要燥结的大便得以下行，气机通畅，进一步邪热才能疏泻出去。这是邪热与大便燥结，谁在前谁在后的不同病情。总而言之，邪气是疫病的主要影响方面，发热是疫病的第二因素，燥结的大便又次于发热对人体的影响。能够及早祛除疫邪之气，哪里还用担心大便燥结呢？

大便干燥的危害

（1）大便干燥是口臭的源头

大便干燥的原因之一就是粪便在肠道滞留的时间过长，在粪团水分被过度吸收的同时，肠道内停滞的大便也就成了各种各样细菌生长的理想培养基。而细菌大量生长繁殖，分解大便里残留的蛋白质等，产生大量对人体有害的物质、气体，引起肠道微生态的失衡、环境的改变，使不断产生的毒素被肠道吸收，进入体内循环，上冲于头，精神萎靡、头昏乏力；浊气上熏于口，口中不爽，常有口臭。

（2）大便干燥是月经不调的潜在隐患

大便干燥对女性的影响是多方面的。研究发现，长期大便干燥的女性患者直肠内经常有大量的粪便充盈，使得直肠体积扩大，子宫颈被向前推移，子宫体则向后倾斜。时间长了以后，子宫长久保持在后倾位置，就会压迫阔韧带内的子宫静脉，引起子宫充血、肿胀，逐渐失去弹性，从而可引发月经紊乱、骶部疼痛、腰痛、经期肛门直肠坠胀等痛经的症状。

（3）大便干燥是长寿的绊脚石

日本山梨县木冈原村的长寿老人特别多，科学研究发现，长寿的重要原因之一是这些老人很少大便干燥。大便通畅的人，其肠道的微生态环境好，有益菌的数量和种类都非常理想，因此，可以抑制有害菌产生毒物，这些有益菌还可以产生许多对人体有益的维生素，比如维生素K等。

（4）大便干燥是性欲下降的隐蔽杀手

我们知道，在盆腔里面，有许多肌肉和器官与性功能密切相关，比如，肛提肌、会阴深横肌、尿道阴道括约肌、球海绵体肌以及子宫、膀胱等等。长期大便干燥的患者直肠肛门周围的压力不稳定，肛门周围的肌肉长时间处于痉挛状态，时间长了就会影响阴茎勃起、射精及阴道功能的正常发挥。另外，大便干燥时的极大痛苦所导致的精神和心理创伤，诱发的痔疮或者肛裂，可造成性冷淡、性功能进一步减退。大便干燥引起的性欲下降在青年和中年人中都非常常见。

原典

假令滞下①，本无结粪，初起质实，频数窘急者②，宜芍药汤加大黄下之。此岂亦因结粪而然耶？乃为逐邪而设也③。或曰：得毋为积滞而设与④？余曰：非也。

注释

① 假令滞下：假如是痢疾。滞下，由于痢疾在证候上有里急后重、下坠不爽的感觉，所以痢疾被称为滞下。

② 频数窘急者：大便的次数多而且腹痛里急。

③ 乃为逐邪而设也：这时的承气汤是

邪气客于下焦，气血壅滞，结而为积。若去积以为治，已成之积方去，未成之积复生，须用大黄逐去其邪，是乃断其生积之源⑤，营卫流通，其积不治而自愈矣。更有虚痢，又非此论⑥。或问：脉证相同，其粪有结有不结者何也？曰：原其人病至大便当即不行，续有蕴热，益难得出，蒸而为结⑦。一者其人平素大便不实，虽胃家热甚，但蒸作极臭，状如粘胶，至死不结⑧。应下之证，设引经论"初硬后必溏不可攻"之句⑨，诚为千古之弊。

为了驱逐邪气而使用的。设，布置、安排。

④得毋为积滞而设与：该不会是为了有积滞而安排的承气汤吧？得毋，表示推测的古联绵字，意为"该不会是……吧？"。

⑤是乃断其生积之源：泻去邪气这才是断绝了产生积滞的根源。

⑥更有虚痢，又非此论：还有一种虚证的泻下痢疾，也不是这样的道理。

⑦蒸而为结也：邪热蒸腾阴液受损，变成结滞。

⑧状如粘胶，至死不结：此指平素大便溏薄的病人，即使有热邪进入肠道，大便也只是像黏液一样，直到病人死亡之时也不会硬结。

⑨设引经论"初硬后必溏不可攻"之句：此引文是《伤寒论》里所说的用小承气汤试探有无燥屎的方法。

译文

假如病人患的是里急后重的痢疾，也叫"滞下"病，本来就没有大便燥结，初期还比较坚实，后来大便的次数增多而且腹痛里急，应当使用芍药汤加上大黄，使病人泻下。这种治疗方法，难道也是由于燥结才这样用的吗？这不过是为了驱逐病邪，才设立的治疗方法。有人说，芍药汤加大黄该不会是为体内的积滞设立的治疗方法吧？我说，不对！邪气存留在人体的下焦部位，气血的运行因此而不畅，相结聚进而形成积证。如果把祛除积证作为治疗的法则，已经形成的积滞刚去掉，还未形成的积滞又产生出来，必须使用大黄，驱逐掉外来的疫邪，这才是斩断病人产生积滞的根源，使他的营气卫气流行畅通，他的积滞不用治疗也会自然痊愈的。还有一种属于虚证的痢疾，不是我们论述的这种情况。有的人要问，病人的脉搏都是洪数，证候都有发热，有的病人就大便燥结，有的则不是这样，这是什么原因呢？我说，原因就是病人得病的时候，正赶上大便不通，然后邪热蕴积起来，更加解不出大便了，热邪蒸腾，形成燥屎。另一类病人，平时就大便溏薄，虽然胃肠的热势很盛，只是蒸腾得大便极其臭秽，形状如同黏滞的胶状物，直到病死也不会形成硬结。应当使用泻下方法的证候，假如把《伤寒论》中所说的"初硬后必溏不可攻"作为不用下法的依据，实在是造成千古弊病的根源。"初硬后必溏不可攻"是针对内伤虚证说的，而不是疫热之病。

原典

大承气汤

大黄五钱、厚朴一钱、枳实①一钱、芒硝②三钱。

水姜③煎服，弱人减半，邪微者各复减半。

小承气汤

大黄五钱、厚朴一钱、枳实一钱。

水姜煎服。

调胃承气汤

大黄五钱、芒硝二钱五分、甘草一钱。

水姜煎服。

按：三承气汤功用仿佛。热邪传里，但上焦痞满者，宜小承气汤；中有坚结者，加芒硝软坚而润燥，病久失下，虽无结粪，然多粘腻极臭恶物，得芒硝而大黄有荡涤之能。设无痞满，惟存宿结而有瘀热者，调胃承气宜之。三承气功效俱在大黄，余皆治标之品也④。不耐汤药者，或呕或畏，当为细末蜜丸汤下⑤。

译文

大承气汤的方剂组成

大黄五钱（15克）、厚朴一钱（3克）、枳实一钱（3克）、芒硝三钱（9克）。

用水姜煎后服用，虚弱的病人减少一半的用量，邪气微小的病人，分别再减少一半的用量。

注释

① 枳实：中药名。为芸香科植物酸橙及其栽培变种或甜橙的干燥幼果。性味苦、辛、寒。可治积滞内停、痞满胀痛、大便秘结、泻痢后重、结胸、胃下垂、子宫脱垂、脱肛等症。

② 芒硝：分布很广的硫酸盐矿物，是硫酸盐类矿物芒硝经加工精制而成的结晶体。可以主治破痞、温中、消食、逐水、缓泻。用于胃脘痞、食痞、消化不良、浮肿、水肿、乳肿、闭经、便秘。

③ 水姜：疑为水浆之误。浆与姜不同，浆为米汤，有护胃之功。姜为生姜，有和胃降逆之妙。但无版本支持，也不见前人解释，姑存疑于此。

④ 三承气功效俱在大黄，余皆治标之品也：大、小调胃承气汤的主要药物都是大黄，其他的药物都是配合大黄起作用，或者是治疗次要证候的药物。

⑤ 当为细末蜜丸汤下：对于不能喝承气汤的人，应当把药物磨成细末，用蜂蜜调和成丸药，再用温开水送服下去。汤，热水。

小承气汤的方剂组成

大黄五钱（15克）、厚朴一钱（3克）、枳实一钱（3克）。

水姜煎服。

调胃承气汤的方剂组成

大黄五钱（15克）、芒硝二钱五分（7.5克）、甘草一钱（3克）。

水姜煎服。

按：三个承气汤的功能用法，大体上相似。疫热邪气传变到体内，只有上部痞塞满闷的病人，应当使用小承气汤；腹中有坚硬的燥结大便者，加上芒硝能使坚硬的粪便变软，而且干燥也得以润滑。患病时间较久，该泻下而没有泻下的病人，即使没有燥结的大便，却有黏腻又极其臭秽的排泄物，有了芒硝的协助大黄就能发挥荡除秽浊的作用。假如病人没有腹部的满闷痞塞，只是存在着旧的结滞和新有的郁热的互结，应当用调胃承气汤。三个承气汤的功能和效用，都在于大黄的作用，其他的药品都是治疗次要证候的药物。不能服用汤药的病人，有的呕吐，有的怕用药，应当使用药物的细粉，加上蜂蜜，制成药丸，用米汤送服。

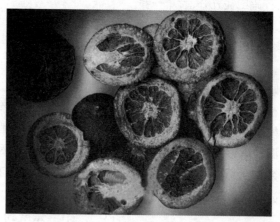

枳 实

"钱"与"克"的换算

"钱"换算为"克"，人们普遍采用的换算方式是500克（1斤）÷16（旧制16两为1斤）÷10（旧制10钱为1两）=3.125克（1钱），一些中医院校教材中也是这样的，实际上，这个换算方法是有纰漏的。

自秦始皇统一度量衡以来，中国古代计量的方法是1斤等于16两，1两等于10钱。

但是，古代各时期各地区的 1 斤等于多少克并不一致，比如说，战国时期楚国的 1 斤约合 250 克，秦汉时期也在 250 克上下，那么，1 钱 =1.56 克；宋朝 1 斤 =625 克，1 钱 =3.9 克；清朝 1 斤 =598.4 克，1 钱 =3.741 克。某一时期一钱等于几克要据当时 1 斤等于多少克换算。

中药的"钱"与一般计量的"钱"不同。中药历史悠久，且历来以"钱"为基本计量单位。明朝至民国初，1 斤基本稳定在 595 克上下，1929 年民国政府为方便与国际接轨（换算），规定 1 斤等于 500 克，这样 1 钱 =3.125 克。可是中医书是过去出版的（主要是明朝出版的《本草纲目》，明朝以前的医书在明朝都经过修订，计量都按明代标准），不能一声令下让他们都改，医生看药方要换算，这可能造成混乱甚至危及生命。所以自 1929 年的计量改革就明确中药计量依然保持旧制，即 1 斤 =595 克 =16 两 =160 钱，即 1 钱 =3.72 克。1959 年改为一斤十两制，但是中药依然使用旧制。

现代中药研究用克，翻印古书用"钱"，而药店现在普遍用"克"。如果你拿古医书抄来的药方去药店买药，店员会按 1 钱等于 3.125 克换算，这是错误的，实际应按 1 钱等于 3.72 克换算。

蓄 血

原典

大小便蓄血[①]、便血，不论伤寒时疫，盖因失下[②]。邪热久羁，无由以泄[③]，血为热搏，留于经络，败为紫血；溢于肠胃，腐为黑血，便血如漆[④]。大便反易者，因结粪得血而润下。结粪虽行，真元已败，多至危殆。其有喜妄如狂者[⑤]，此胃热波及于血分，血乃心之属，血中留火，延蔓心家，宜其有是证矣[⑥]。仍从胃治。

注释

① 大小便蓄血：指热邪结于肠道或者膀胱。蓄血结于肠道的病人好忘，而且大便黑；蓄血结于膀胱的病人，小腹拘急不适而小便自利，其人如狂。

② 盖因失下：都是因为应当泻下而没有使用泻下造成的。

③ 邪热久羁，无由以泄：邪热之气在体内长期停留，没有疏泄的通路。由，经过，从。

④ 腐为黑血，便血如漆：溢出的血液变成腐败的黑血，所以大便的颜色如同黑漆一样。

⑤ 有喜妄如狂者：有的病人好发无根据的大话，像一个精神失常发狂的人。喜，好。妄，胡乱、荒诞。

⑥ 延蔓心家，宜其有是证矣：心主血藏神，热邪进犯心脏，神不安位，所以出现这种狂乱证候。

译文

热邪结于肠道或者膀胱，形成下焦蓄血，或见到便血，不论是伤寒还是瘟疫，大约都是因为应当使用泻下的方法，而没有使用。疫热邪气，长久地停留在体内，没有可以疏泄的途径，使血液与邪热互相搏结，存留在经脉或络脉之中，腐败之后变成紫色的瘀血。这种瘀血充斥在胃肠道，进一步腐败成为黑色的瘀血，大便也因此而形成如黑色的漆一样的东西。大便不秘结反而容易解下，这是因为燥结的粪块得到血液的滋润的结果。虽然秘结的粪便排出了体外，身体的元气已经严重受损，往往造成十分危险的后果。其中有些患者好说些没有根据的乱语，像患发狂证的病人，这是疫邪热毒充斥于血分，血液是心脏所主，血中有热邪，热邪沿着血脉进犯心脏，所以才有像发狂的证候。此证仍然需要泻胃热进行治疗。

原典

发黄一证，胃实失下，表里壅闭，郁而为黄①，热更不泄，搏血为瘀②。凡热，经气不郁，不致发黄，热不干血分，不致蓄血，同受其邪，故发黄而兼蓄血，非蓄血而致发黄也③。但蓄血一行，热随血泄，黄因随减④。尝见发黄者，原无瘀血，有瘀血者，原不发黄。所以发黄，当咎在经瘀热，若专治瘀血误也⑤。胃移热于下焦气分，小便不利，热结膀胱也⑥；移热于下焦血气，膀胱蓄血也。

小腹硬满，疑其小便不利，今小便自利者，便为蓄血也⑦。胃实失下，至夜发热者，热留血分⑧，更加失下，必致瘀血。初则

注释

① 郁而为黄：邪热郁阻气机，熏蒸肝胆，胆液溢于肌肤而发黄。

② 热更不泄，搏血为瘀：热邪仍然得不到疏泄，与血液搏结在一起，淤阻脉道。

③ 非蓄血而致发黄也：不是蓄血引发的黄疸。

④ 热随血泄，黄因随减：邪热随着瘀血的清除而减轻，黄疸也由于热瘀的消退而减轻。

⑤ 若专治瘀血误也：发热引起瘀血、黄疸同时存在，只治疗瘀血不能解决根本问题，所以是错误的方法。

⑥ 小便不利，热结膀胱也：病人小便不利，是由于邪热郁结在膀胱，气化不利造成的。

⑦ 今小便自利者，便为蓄血也：病人小腹硬满，应当小便不利，现在小便自利，是蓄血在血脉，而不是膀胱的气分。

⑧ 热留血分：血属阴，入夜热盛，是血中有热邪所致。

昼夜发热，日晡益甚，既投承气，昼日热减，至夜独热者，瘀血未行也⑨，宜桃仁承气汤。服汤后热除为愈，或热时前后缩短，再服再短，蓄血尽而热亦尽⑩。大势已去，亡血过多，余焰尚存者，宜犀角地黄汤调之。至夜发热，亦有瘅疟⑪，有热入血室⑫，皆非蓄血，并未可下，宜审。

⑨ 至夜独热者，瘀血未行也：承气汤泻下热结之后，病邪大势已去，血中还残留有部分郁热，所以只在属阴的夜间发热。

⑩ 蓄血尽而热亦尽：蓄血祛除之后，邪无所藏，所以说"蓄血尽而热亦尽"。

⑪ 瘅疟：只发热，而不往来寒热的疟疾，叫瘅疟。

⑫ 热入血室：张仲景认为，妇女在月经刚来或者月经刚结束的时候感受伤寒，容易形成热入血室，其主要证候是，其人如狂，或者白天精神正常，入暮谵语，独语如见鬼状。

译文

身体发黄的证候，因为胃部的实热证没有泻下，体表体内的气机被疫邪壅塞闭阻，郁热最终形成黄疸。如果热邪还得不到疏泄，就能进入血液，与血液凝结在一起，形成瘀滞。所有的发热，经脉之中的气血不被瘀滞，就不会造成发黄；热邪不进入血液之中，就不会造成血液与热邪凝聚的"蓄血"证。共同受到疫邪的侵袭，既可造成发黄，也可以进而出现血热互结的蓄血，而不是蓄血造成的发黄。然而，蓄血一旦被清除，邪热也会随着外泄，黄疸也能因此而减轻。曾经见过发黄的患者，原先并没有瘀血，而形成蓄血证的患者，原来也没有发黄。形成黄疸的原因，应当深责经脉之中的瘀热，如只是单纯治疗瘀血而不同时治疗邪热，不是正确的方法。胃中的热邪向下移动到下焦的部位，气机因此而不畅，小便不能顺利排出，这是邪热结聚在膀胱造成的。邪热从胃向下移动，影响到下焦的血液运行，可以形成膀胱部位的蓄血。

如果病人的小腹部发硬而且胀满，应当想到会出现小便不利，可是现在小便却很畅快，这是积血在血脉，而不是膀胱的气分。胃部的实热证，应当使用泻下的治疗法，却没有施行泻下的治疗方法，到了夜间就发热，这是热邪留在了血液之中，又加上失于泻下，一定会形成瘀血证。蓄血证初起的时候，白天夜晚都发热，到下午3~7点的"日晡"热势更高，使用了承气汤之后，白天的发热减轻，到了晚上热势仍然很高，这是瘀血还没有清除的原因，应当使用桃仁承气汤治疗。服用桃仁承气汤之后，发热消退则为治愈；或者有的病人再发热的时候，出现与消失的时辰都缩短；再一次服用，发热的过程进一步缩短；等到蓄血完全消失时，发热也就完全消失了。疫热病气的绝大部分被清除时，病人的血液损失也很多，残余的热势还存在，应当使用犀角地黄汤进行治疗。但是，每到夜间发热的疾病，也有的属于只发热而不往来寒热的"瘅疟"，有的是属于入夜独语如见鬼状的"热入血室"证，都不是蓄血证，不可使用泻下的治疗方法，应当辨认清楚。

蓄血证的分类

　　蓄血证可分为太阳蓄血证和阳明蓄血证。其中，太阳蓄血证是指太阳经证失治，邪热内传，与血相结于手太阳小肠经所表现的证候。其临床表现为少腹急结或硬满，神乱如狂，小便自利，大便色黑如漆，脉沉涩或沉结。由于太阳经证失治，邪热随经内传，与血相结，瘀热结于下焦少腹（手太阳小肠腑），故致少腹急结，甚则硬满；瘀热内结，上扰心神，故见神志错乱如狂，甚则发狂。病在肠腑，未影响膀胱气化功能，故小便自利。瘀血下行随大便而出，则大便色黑如漆。脉沉涩或沉结，是因瘀热阻滞，脉道不利所致。宜使用桃核承气汤加减，达到活血化瘀，破血逐瘀的效果。

　　阳明蓄血证则是阳明邪热与瘀血互结，以健忘，大便色黑，排出反易等为常见症的蓄血证。其临床表现如《伤寒论·辨阳明病脉证并治》中所言："阳明证，其人喜忘者，必有蓄血。所以然者，本有久瘀血，故令喜忘。屎虽硬，便反易，其色必黑者，宜抵当汤下之。"宜使用抵当汤加减，达到破血逐瘀的效果。

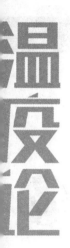

古法今观——中国古代科技名著新编

原典

桃仁承气汤

大黄四钱、芒硝二钱、桃仁①二钱、当归二钱、芍药二钱、丹皮②二钱。

照常煎服。

犀角地黄汤

地黄一两、白芍三钱、丹皮二钱、犀角③二钱，研碎。

先将地黄温水润透④，铜刀切作片，石臼内捣烂，再加水调糊，绞汁听用⑤，滓入药同煎，药成去滓，入前汁合服。

按：伤寒太阳病不解，从经传腑，热结膀胱，其人如狂，

注释

① 桃仁：中药名，为蔷薇科植物桃或山桃的干燥成熟种子。具有活血祛瘀、润肠通便、止咳平喘的功效。用于经闭痛经、癥瘕痞块、肺痈肠痈、跌打损伤、肠燥便秘、咳嗽气喘。

② 丹皮：即牡丹皮，中药名。为毛茛科植物牡丹干燥根皮。产于安徽、四川、河南、山东等地。苦、辛，微寒，归心、肝、肾经，具有清热凉血、活血化瘀、退虚热等功效。

③ 犀角：即犀牛角，为犀科动物印度犀、爪哇犀、苏门犀等的角。性味酸咸、寒。为清热凉血药。功能清热、凉血、定惊、

血自下者愈⑥。血结不行者，宜抵当汤。今温疫起无表证，而惟胃实，故肠胃蓄积血多，膀胱蓄血少。然抵当汤行瘀逐蓄之最者，无分前后二便，并可取用⑦。然蓄血结甚者，在桃仁力所不及，宜抵当汤。盖非大毒猛厉之剂，不足以抵当，故名之。然抵当汤证，所遇亦少，此以备万一之用。

抵当汤

大黄五钱、虻虫⑧二十枚，炙干，研末，桃仁五钱研加酒，水蛭⑨炙干为末，五分。

照常煎服。

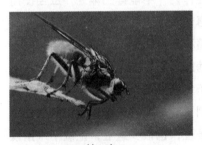

虻 虫

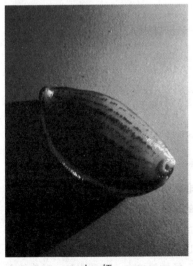

水 蛭

解毒。

④先将地黄温水润透：地黄干了之后，切片之前要先用温水慢慢地浸润药材，而不是用水泡药物，免得损失药性。

⑤听用：听候使用或任用，即备用。

⑥血自下者愈：有瘀滞的血自己流出来，就不会郁结在里，所以容易病愈。

⑦无分前后二便，并可取用：抵当汤治疗瘀血，不论是在膀胱还是在肠道，都可以用它进行治疗，获得痊愈。

⑧虻虫：又称牛蝱、牛虻、牛蚊子、中华虻、白斑虻、灰虻。属虻科昆虫，喜爱舐吸家畜血液，遍布全国各地。有破血通经、逐瘀消症的功效。

⑨水蛭：俗名蚂蟥、马鳖，属环节动物门，蛭纲，颚蛭目，水蛭科，在内陆淡水水域内生长繁殖，是我国传统的特种药用水生动物。水蛭含有水蛭素，能延缓和阻碍血液凝固，从而有抗凝血作用。其干制品炮制后中医入药，具有治疗中风、高血压、清瘀、闭经、跌打损伤等功效。

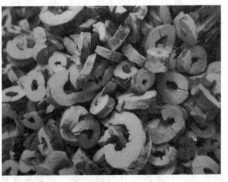

丹 皮

译文

桃仁承气汤的组成

大黄四钱（12克）、芒硝二钱（6克）、桃仁二钱（6克）、当归二钱（6克）、芍药二钱（6克）、丹皮二钱（6克）。

按照常规中药的煎服方法，煎药和服用。

犀角地黄汤的组成

地黄一两（30克）、白芍三钱（9克）、丹皮二钱（6克）、犀角二钱（6克）研碎。

首先用温水，将地黄润透，用铜质的刀片切成片状，在石头材料的臼窝里捣烂，再加上水调成汁状，用纱布拧出汁来备用，渣滓放入其他的药中，共同煎煮，煎好的药去掉药渣滓，把地黄的药汁掺进去，共同服用。

按：伤寒病，太阳证未愈，病邪从太阳经，传变到膀胱的部位，热邪就结聚在膀胱，这时的病人就像发狂一样，血液自己从体内流出来，这样病邪有出路疾病就会自行痊愈。如果血液凝聚在体内，不能排出体外，应当使用抵当汤治疗。现在瘟疫初起，没有发热恶寒的表证，而只有发热不恶寒的胃腑实证，所以胃肠中蓄积的瘀血多，膀胱蓄积的瘀血少。然而，抵当汤属于驱逐瘀血最有力量的方剂，并不分蓄血在膀胱还是在肠道，都可以用它祛除蓄血。因此蓄血瘀结很重的病证，用桃仁承气汤就难以胜任，不如使用抵当汤力大合适。大概说来，不是很猛烈的药剂，就不能胜任这种驱瘀的重任，所以称其为抵当汤。当然，临床上的抵当汤证，也很少遇上，记载下来用以备不时之需要。

抵当汤的组成

大黄五钱（15克）、虻虫二十枚，炙干，研末桃仁五钱(15克)，研加酒水蛭炙干为末，五分（1.5克）。

按照常规中药的煎服方法，煎药和服用。

抵当汤中"抵当"一词的由来

"抵当"的方名意义，历来说法不一。一说非大毒猛厉之剂不足以抵挡其热结蓄血之证；一说抵当乃抵掌之讹，抵掌是水蛭一药的别名（陆渊雷引山田氏语），本方以其为主药，因而得名。但也有说"抵当"为"至当"者，如王晋三曰："抵当者，至当也。蓄血者，至阴之属，真气运行而不入者也，故草木不能独治其邪，务必以灵幼嗜血之虫为向导。飞者走阳路、潜者走阴路，引领桃仁攻血，大黄下热，破无情之

血结，诚为至当不易之方，毋惧乎药之险也。"或曰，本方有攻逐蓄血之功，可宜抵挡攻逐之处，故名。

发 黄

原典

发黄疸是腑病，非经病也①。疫邪传里，遗热下焦，小便不利，邪无输泄②，经气郁滞，其传为疸，身目如金者③，宜茵陈④汤。

茵陈汤

茵陈一钱、山栀二钱、大黄五钱。

水姜煎服。

按：茵陈为治疸退黄之专药。今以病证较之，黄因小便不利，故用山栀除小肠屈曲之火，瘀热既除，小便自利。当以发黄为标，小便不利为本。及论小便不利，病原不在膀胱，乃系胃家移热，又当以小便不利为标，胃实为本⑤。是以大黄为专攻，山栀次之，茵陈又其次也。设去大黄而服山栀、茵陈，是忘本治标，鲜有效矣。或用茵陈五苓⑥，不惟不能退黄，小便兼以难利⑦。

注释

① 发黄疸是腑病，非经病也：发黄疸是属于腑的病证，而不是经脉的病证。胆属于六腑之一，又属于奇恒之腑。胆液受热邪熏蒸，溢于肌肤发为黄疸。

② 小便不利，邪无输泄：小便不畅顺，湿热邪气不能顺利地排出体外。

③ 身目如金者：身体的肌肤和眼睛的巩膜都发黄，颜色像金子的黄色。如果只有身体的肌肤发黄，而眼睛不黄，中医称之为萎黄，多属虚寒；只有身目皆黄，才可以称为黄疸，黄疸多属湿热。

④ 茵陈：中药名，为菊科植物滨蒿或茵陈蒿的干燥地上部分。用于湿热熏蒸而发生黄疸的病证，可单用一味，大剂量煎汤内服；亦可配合大黄、栀子等同用。若小便不利显著者，又可与泽泻、猪苓等配伍。

⑤ 当以小便不利为标，胃实为本：应当把小便不顺畅看作标，而把胃腑的湿热看作本。中医学中的标本，是一对相对的概念，比如医生与病人的关系，病为本医为标；病和药物的关系，病为本药为标；先病为本，后病为标。

⑥ 五苓：温阳化气，利湿行水。用于膀胱化气不利，水湿内聚引起的小便不利，水肿腹胀，呕逆泄泻，渴不思饮。

⑦ 小便兼以难利：不仅黄疸不能消退，小便也难以通利。

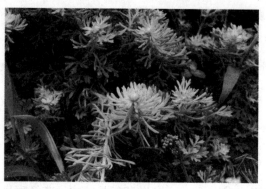

茵 陈

译文

发黄疸是属于腑的病证，而不是经络的病证。疫热邪气传入体内，在下焦留存着热邪，小便不能顺畅地排出体外，热邪没有疏泄的途径，经脉中的气机郁滞不畅，进一步传变就形成了黄疸，身上的皮肤和白眼珠都发黄，像金子的颜色一样黄，应当使用茵陈汤治疗。

茵陈汤的药物组成

茵陈一钱（3克）、山栀二钱（6克）、大黄五钱（15克）。

用水姜煎好服用。

按：茵陈是治疗黄疸、退黄的专用药物。现在用病人的证候来检验这个方剂，黄疸是因为小便不顺畅，热邪不能由此排出体外形成的病证，所以使用山栀子来清除小肠之中积聚的火热邪气，郁热一消退，小便自然通利。应当把发黄看作是次要的"标"，小便不通畅才是致病的根本，属于"本"。至于说小便不能顺畅地排出，病根并不在膀胱，这是胃中的热邪传变到膀胱所致。所以应当是小便不顺畅属于"标"，而胃中的实火邪气才是病根的"本"。因此，大黄是专门攻邪泻热的主要药物，山栀子的作用仅次于大黄，茵陈利湿退黄居于次要地位。假如去掉大黄，只使用栀子、茵陈，这就是不治疗病根而只治疗次要方面的"治标"的做法，很少能够奏效。或者使用茵陈五苓散利湿退黄，往往不只是不能退黄，而且利小便的作用也难于发挥。

新生儿黄疸

新生儿也会发生黄疸的症状，称之为生理性黄疸，其症状主要有以下几点：

（1）黄疸轻者呈浅黄色局限于面颈部，或波及躯干，巩膜亦可黄染，2～3日后消退，至第5～6日皮色会恢复正常；黄疸重者同样先头后足可遍及全身，呕吐物及脑脊液等也可能黄染，时间长达1周以上，特别是个别早产儿可持续至4周，其粪仍系黄色，尿中无胆红素。

（2）黄疸色泽较轻者呈浅花色，重者颜色较深，但皮肤红润，黄里透红。且黄疸部位多见于躯干，巩膜及四肢近端，一般不超过肘膝。

（3）早产儿生理性黄疸发生的频率较足月儿多见，可略延迟1～2天出现，黄疸程度较重，消退也较迟，可延至2～4周。

邪在胸膈

原典

温疫胸膈满闷，心烦喜呕，欲吐不吐，虽吐而不得大吐，腹不满，欲饮不能饮，欲食不能食[①]。此疫邪留于胸膈，宜瓜蒂散[②]吐之。

瓜蒂散

甜瓜蒂[③]一钱、赤小豆[④]二钱、生山栀二钱。

用水二盅，煎一盅，后入赤豆，煎至八分，先服四分，一时后不吐[⑤]，再服尽。吐之未尽，烦满尚存者，再煎服。如无瓜蒂，以淡豆豉[⑥]二钱代之。

注释

① 欲饮不能饮，欲食不能食：因为疫邪停聚于胸膈之间，阻碍气机的升降，所以出现"想吐不能痛快地吐、想喝不能顺利地喝、想吃不能痛快地吃"。

② 瓜蒂散：中医方剂名，为涌吐剂，具有涌吐痰涎宿食之功效。主治痰涎宿食、壅滞胸脘证。

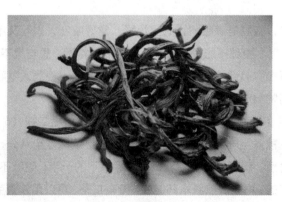

甜瓜蒂

③甜瓜蒂：为葫芦科植物甜瓜的果柄，有涌吐痰食、除湿退黄的功效。主治中风、癫痫、喉痹、痰涎壅盛、呼吸不利、宿食不化、胸脘胀痛、湿热黄疸等症。

④赤小豆：中药名，又名饭赤豆，以粒紧，色紫、赤者为佳，为豆科植物赤小豆或赤豆的干燥成熟种子。赤小豆煮汁食之通利力强，消肿通乳作用甚效。但久食赤小豆则令人黑瘦结燥；阴虚而无湿热者及小便清长者忌食赤小豆；被蛇咬者百日内忌食赤小豆。

⑤一时后不吐：服药后一个时辰不吐。时，此指时辰，一个时辰为两小时。

⑥淡豆豉：中药名，为豆科植物大豆的成熟种子的发酵加工品，其性味苦寒，具有解表、除烦、宣郁、解毒之功效。用于伤寒热病、寒热、头痛、烦躁、胸闷。

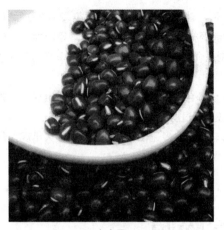

赤小豆

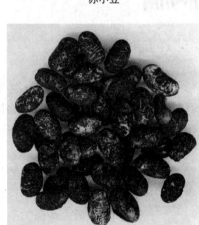

淡豆豉

译文

瘟疫病患者，胸膈痞满憋闷，心里烦躁，常好呕吐，想吐又不能吐，虽然吐又不能痛快地吐，腹部不胀满，想喝又不能痛快地喝，想吃也不能痛快地吃。这是瘟疫邪气留在胸膈部造成的，应当用瓜蒂散治疗，使病人呕吐则病愈。

瓜蒂散的药物组成

甜瓜蒂一钱（3克）、赤小豆二钱（6克）、生山栀二钱（6克）。

用水两盅，煎煮至一盅，然后放入赤小豆，继续煎煮至八分，先服一半。服药后两小时之后，病人不发生呕吐，再服尽余下的一半。呕吐不干净，心烦、胸膈痞满还存在的，再一次煎服本药。如果没有瓜蒂，可以用淡豆豉二钱（6克）代替瓜蒂。

瓜蒂散戒酒法

根据巴甫洛夫条件反射学说，采用瓜蒂散的催吐作用，对 30 例酒依赖患者戒酒，同时对 30 例酒依赖患者采用阿扑吗啡戒酒作对照研究。结果发现，瓜蒂散戒酒组及阿扑吗啡戒酒组的半年戒断成功率分别为 93.3% 和 90%，两者无显著差异（$p>0.05$）。由此可得出，瓜蒂散作为纯中药制剂，充分发挥了祖国医药学的优势，不仅易于患者接受，而且具有疗效高、药源广泛、价格低廉等优点，有利于临床推广使用。

辨明伤寒时疫

原典

或曰：子言伤寒与时疫有霄壤之隔①，今用三承气及桃仁承气、抵当、茵陈诸汤，皆伤寒方也。既用其方，必同其证②，子何言之异也③？曰：夫伤寒必有感冒之因，或单衣风露，或强力入水④，或临风脱衣，或当檐出浴，当觉肌肉粟起⑤，既而四肢拘急⑥，恶风恶寒⑦，然后头疼身痛，发热恶寒，脉浮而数。脉紧无汗为伤寒，脉缓有汗为伤风。时疫初起，原无感冒之因，忽觉凛凛⑧，以后但热而不恶寒。然亦有所触而发者⑨，或饥饱劳碌，或焦思气郁，皆能触动其邪，是促其发也，不因所触无故自发者居多，促而发者，十中之一二者。

注释

① 霄壤之隔：天和地的差别。霄，云霄，天空。壤，土地、土壤。

② 既用其方，必同其证：既然使用了伤寒的方剂，必然在证候上有相同之处。

③ 子何言之异也：您为什么说它们不同呢？子，古人对男子的美称，或为敬语。

④ 强力入水：强行跳入冷水里。

⑤ 当觉肌肉粟起：当时就觉得发冷，起了鸡皮疙瘩。当，当时，当下。粟起，像米粒一样的疙瘩立起来。粟，米，此处为名词作状语。

⑥ 四肢拘急：胳膊下肢都发紧不舒适。寒主收引，受寒后就会有紧缩之感。

⑦ 恶风恶寒：见着风时怕风吹为"恶风"，风不直接吹身体则没有发冷的感觉。"恶寒"是指身体发冷，即使加厚衣被，或者室温很高，或挨着炉火，也不能去掉发冷的感觉。

⑧ 忽觉凛凛：突然觉得浑身发冷。凛凛，寒冷的样子。

⑨ 有所触而发者：有过接触风冷的情况，而后发为瘟疫。

译文

　　有人说：你说伤寒和时行疫气简直是天和地的区别，但现在却借用的三承气汤、桃仁承气汤、抵当汤、茵陈汤等，都是伤寒的常用治疗方剂，既然可以借用伤寒的治疗方剂，就一定在证候上与伤寒有相同的地方，你为什么说它们不相同呢？我（吴又可）说：伤寒一定会有外感风寒的诱因，或者是穿的衣服太单薄又暴露于风霜雨露之中，或者勉强进入冷水里，或者是在风当口脱衣服，或者在屋檐下洗澡，当时就感觉身上发冷，皮肤起鸡皮疙瘩，紧接着手臂两腿拘挛发紧，怕风怕冷加厚衣被也不能缓解，其后就头痛身体疼痛，发热的同时又怕冷，脉搏初按就能摸着，重按无力，属于"浮脉"，而且一呼一吸脉搏在五次以上属于浮兼数象。脉搏左右弹手属于"紧脉"，而且发热无汗，就是"伤寒"；脉搏和缓不紧属于"浮缓"脉象，而且汗出恶风，就是伤风。时行疫气的初期，本来没有外感风寒，突然就觉得身上发冷，以后只是发热而且不再恶寒怕冷。尽管如此，也有的患者是受风寒之后发病的，有的是饮食过饱或者过于饥饿、劳累，或者焦虑思念生气郁闷，都能引发伏于膜原的疫邪，这就促使疫邪发散开来，然而还是没有诱因发病的占多数，由于其他原因引发的只占十分中的一二成。

原典

　　且伤寒投剂[1]，一汗而解，时疫发散，虽汗不解。伤寒不传染于人，时疫能传染于人。伤寒之邪，自毫窍而入；时疫之邪，自口鼻而入[2]。伤寒感而即发，时疫感久而后发[3]。伤寒汗解在前[4]，时疫汗解在后[5]。伤寒投剂可使立汗，时疫汗解，俟其内溃，汗出自然，不可以期。伤寒解以发汗，时疫解以战汗。伤寒发斑则病笃，时疫发斑则病衰[6]。伤寒感邪在经，以经传经；时

注释

　　① 伤寒投剂：伤寒病用药。

　　② 时疫之邪，自口鼻而入：时行的瘟疫邪气从口腔或者鼻腔侵入人体。

　　③ 时疫感久而后发：时行疫气发病时，早就感受了疫邪，邪气曾在体内长久潜伏。

　　④ 伤寒汗解在前：伤寒从表证发病，初期就需要用发汗的方法，所以说伤寒汗解在前。

　　⑤ 时疫汗解在后：时行疫气初期，邪伏膜原，溃散到肌表之后，才可用汗法，或者战汗而愈，所以说时疫汗解在后。

　　⑥ 时疫发斑则病衰：伤寒由表入里，发斑是邪入血分，为病重；时行疫气邪从膜原外传，发斑为邪有出路，为病减轻的表现。

疫感邪在内，邪溢于经，经不自传。伤寒感发甚暴，时疫多有淹缠二三日，或渐加重，或淹缠五六日，忽然加重。伤寒初起，以发表为先[7]；时疫初起，以疏利为主。种种不同。其所同者，伤寒时疫皆能传胃，至是同归于一[8]，故用承气汤辈，导邪而出。要之，伤寒时疫，始异而终同也[9]。

⑦ 伤寒初起，以发表为先：伤寒病有表里同病的时候，多需要先解其在表的症状，然后才治疗在里的症状。

⑧ 至是同归于一：到了伤寒病的阳明阶段和瘟疫的里病阶段，共同归结在需要使用泻下方法的证候里，可以看成是一样的病证。

⑨ 始异而终同：伤寒由表入里，瘟疫从膜原传里，开头虽然不一样，到了里证的时候就完全一样了。

译文

并且伤寒用药，一有发汗汗出就痊愈；时行疫气即使经过发汗，尽管有汗出也不能痊愈。伤寒病不能传染给其他人，时行疫气却能够传染给其他人。伤寒的邪气从毫毛汗孔进入肌体，时行疫气从口鼻侵犯人体。伤寒感受外邪后立即发病，时行疫气往往感受日久才能发病。伤寒初期属表证，可在早期发汗而愈；时行疫气邪气从膜原溃散之后，才能战汗而愈。伤寒病用药之后多可立即有汗出，而时行疫气的汗出病愈，需要等待疫邪在膜原溃散之后，自然汗出，不能预期何时有汗。伤寒的病愈往往靠发汗，时行疫气的病愈却多在战汗之后，伤寒病见到斑出多为病重入里的表现，时行疫气发斑多是病邪衰退的迹象。伤寒感受邪气是在经络，其后的传变也是从经络到经络，时行疫气多是邪伏膜原，故病起于里，然后邪气充斥在经络中，不是从经络到经络的传变。伤寒感邪和发病都很急暴，时行疫气的发病过程比较慢，有的经过两三天以后才表现出来，有的病情逐渐加重，有的拖延五六天，突然加重。伤寒病的初期，以发汗解表为首选，时行疫气的早期，以疏利膜原的邪气为主要治疗方法。如上所述伤寒与时行疫气有许多的不同方面，它们相同的地方，就是伤寒与瘟疫的病邪都能传到胃部，到了这一阶段伤寒与时行疫气就有了共同的证候。所以都可以应用承气汤之类的药物治疗，引导邪气从下而出。概括地说，伤寒与时行疫气，起病的时候证候不同，而到了邪传入胃部证候就完全一样了。

原典

夫伤寒之邪，自肌表传里，如浮云之过太虚，原无根蒂[1]，惟其传法，始终有进而无退,故下后皆能脱然而愈②。时疫之邪,始则匿于膜原,根深蒂固,发时与营卫交并,客邪经由之处,营卫未有不被其所伤者。因其伤,故名曰溃,然不溃则不能传,不传邪不能出,邪不出而疾不瘳③。

时疫下后,多有未能顿解者何? 盖疫邪每有表里分传者,因有一半向外传,则邪留于肌肉,一半向内传,则邪留于胃家,邪留于胃,故里气结滞,里气结,表气因而不通,于是肌肉之邪,不能即达于肌表。下后里气一通,表气亦顺,向者郁④于肌肉之邪,方能尽发于肌表,或斑或汗,然后脱然而愈,伤寒下后无有此法。虽曰终同,及细较之,而终又有不同者矣。

注释

① 原无根蒂:本来就没有深藏的巢穴。

② 下后皆能脱然而愈:搏下之后,都能够豁然病除。脱,除去。

③ 邪不出而疾不瘳:邪气不排泄出去,疾病就不会痊愈。瘳,病愈。

④ 郁:此处指积聚、凝滞。

译文

伤寒的邪气,从体表向里传变,好像云朵飘过太空一样,本来就没有邪气盘踞的巢穴,思考它的传变方法,从始至终都是只有向里进逼,而没有自动后退的情况,所以都能通过泻下之后,突然之间疾病痊愈。时行疫气的邪气,一开始就匿藏在膜原,像扎了根一样坚固,疫邪发作的时候,与人体的营气卫气交争战斗,外来的疫邪所经过的地方,人体的营气卫气没有不受伤害的。因为邪气的伤害,所以才叫溃散。尽管如此,不溃散就不能传变,不传变邪气就不能从膜原出来。而邪气不从膜原出来,疾病就不会痊愈。

时行疫气泻下之后,往往有不能立即缓解的,这是为什么呢? 主要是因为疫邪经常有向表向里同时分别传变的情况,由于有一半向外传变,那么向外传变的邪气就留在了肌肉中,向里传变的另一半,其邪气就留在了胃中。留在胃中的邪气阻碍气机的运行,所以使在里的气机出现郁滞不畅,而里气郁滞结聚,体表的气机也会因此而不通畅,所以留在肌肉的疫邪,不能顺利地到达肌表。泻下之后,在里的气机一旦通畅,在表的气机也就会顺畅起来,过去瘀滞在肌肉里的邪气,才能够全部发散到体表,有的出现发斑,有的出现出汗,这样以后疫病突然而愈,伤寒泻下之后就没有这种变化。因此,虽然说伤寒与瘟疫的归结证候相同,等到仔细地分析比较之后,它们的最后阶段还是有不同的地方。

伤寒病人宜吃和不宜吃的食物

宜吃的食物：

（1）高烧阶段要采用流质、半流质饮食，如米粥、蛋羹、藕粉、菜泥、果汁等。多饮水以补充体液消耗，用以降温排毒。

（2）缓解期的病人食欲有所好转，但由于这一阶段易引起肠出血和穿孔，要采用易消化、少渣、细软的饮食。禁用粗纤维和刺激肠蠕动、肠胀气的食物。不宜饮用牛奶、豆浆、蔗糖、甘薯等产气食物。

（3）恢复期的病人要逐渐由半流质、少渣、软饮食物转化为普通饮食。最好吃高能量、高蛋白、高碳水化合物的食物。

（4）原则上在恢复期的伤寒病人，鸡、鱼、肉、蛋是可以食用的，但最好不要用煎、炸的方法。大蒜的食用也最好由少至多，逐渐增加。

不宜吃的食物：

（1）冷、生的东西。

（2）油腻的、易引起便秘及腹内胀气的食物（尤其是煮食的鸡蛋、红薯、花生、豆类、啤酒、碳酸气泡饮料等）。

原典

或曰：伤寒感天地之正气，时疫感天地之戾气①。气既不同，俱用承气，又何药之相同也？

曰：风寒之邪与吾身之真气，势不两立，一有所着，气壅火积，气也、火也、邪也三者混一，与之俱化，失其本然之面目，至是均为之邪矣②。但以驱逐为功，何论邪之同异也。假如初得伤寒为阴邪，主闭藏而无汗，原其感而未化也。传至少阳并用柴胡，传至胃家并用承气，至是亦无复有风寒之分矣。推而广之，是知邪传胃治法。

注释

①时疫感天地之戾气：时行疫气是感受了自然界的一种猛烈的物质，或叫乖戾之气。戾，凶暴、猛烈。

②至是均为之邪矣：到了这个时候，都转化成致病的邪气了。

译文

有人说，伤寒是感受了大自然原有的正常气体，而时行疫气却是感受了自然界的暴烈的气体。它们感受的气体既然不相同，为什么都用承气汤治疗，它们的药物又完全相同呢？

我说：风寒邪气和我们身体的正气，是你死我活不能和谐相处的，一旦邪气侵入人体，就会造成气机壅塞，火热之气聚集，气聚、火郁、邪气，三种东西凝聚在一起，互相凝集变化，都失去了它们本来的属性，到这个时候全都变成了致病的邪气。只有用驱逐的方法，进攻它们，哪里还用论述它们的详细异同呢？如果当初得伤寒病是阴邪所伤，寒邪主闭藏，所以没有汗出的症状，原因就是寒邪还没有入里化热。邪气传变到少阳阶段，需要加用柴胡汤；传变到胃部，需要加用承气汤。到了这种邪入胃部的时候，也就没有风寒的因素了。由此类推，就可以知道疫邪传到胃部的治疗方法了。

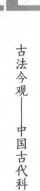

发斑战汗合论

原典

凡疫邪留于气分，解以战汗①；留于血分，解以发斑②。气属阳而轻清，血属阴而重浊③。是以邪在气分则易疏透，邪在血分恒多胶滞，故阳主速而阴主迟。所以从战汗者，可使顿解；从发斑者，当图渐愈④。

译文

凡是疫邪停留在气分的病情，一般都在战汗之后缓解；如果是疫邪停留在血分的病情，大多是在发斑之后得到缓解。气在生理上属于阳的属性，病情比血分轻浅，而血在生理上属于阴的属性，在病情上比气分病深重。因此说邪气在气分的，就容易疏通和透解，而邪气在血分的病情就比气分缠绵难愈。所以说，阳分的病治疗时好得快，而阴分的病证治疗起来好得就慢一些。因此，病情从战汗而解的患者，可以使他很快痊愈；有发斑现象的瘟疫病，应当考虑逐渐使病情缓解以至痊愈。

注释

① 凡疫邪留于气分，解以战汗：凡是疫邪主要在"气分"的病人，他们病愈之时都是在战汗之后。气分，与血分相对，是一个病理层次。

② 留于血分，解以发斑：邪气在血分稽留，病愈的时候多见到发斑。华佗将外感热病过程中发斑的原因，归结于胃部受热邪的侵袭，有胃热、胃烂而致赤斑、黑斑斑出的说法。

③ 气属阳而轻清，血属阴而重浊：气在生理的阴阳属性方面属于阳，气分病与血分病相比属于轻浅的病证；血在生理的阴阳属性方面属于阴，血分的病证比气分的要深重。

④ 发斑者，当图渐愈：发斑的病证，应当力争使病人逐渐痊愈，因为血分的病证深重、缠绵。

现代护肤去斑法

现代去斑，最简单的办法就是使用遮光剂。经常使用的遮光剂有防晒霜、防晒乳液、防晒油等，在购买这些产品时，首先要知道自己是什么类型的皮肤。最简便的方法就是用试纸在自己鼻子上按一按，若发现试纸上有光亮的油脂，就说明你的皮肤属于油性，应该选用乳液；若试纸上无油，则选择的范围较大，乳液、霜或者油都可以选择；若有点油，但又不是那么严重，则最好选择霜剂。

第二种就是退黑剂。很多人旅游回来，整个人都会变黑，这时候可以使用3%～5%的氢醌霜，用两个星期就可以使皮肤恢复原貌。但是不要长期依赖这种化学药物，它并不能从根本上解决皮肤的问题，只能清除表皮的色素，而对真皮层的色素则无能为力。

第三种是全身性维生素 C 滴注。静脉注射 3～5 克，可以使黑色素由深变浅，一般需要注射 20～30 次才能对黄褐斑起作用。

第四种是激光、光子嫩肤。目前炒作最多的应该算光子嫩肤了，这种组合光打到皮下，可以将色素团击碎，体内组织将其吸收或者排泄掉。这种方法虽然方便，但不宜频繁使用，因为皮肤亦需要时间修复，建议一个月做一次为宜。同时，也要认准正规厂家的仪器，只有标准的仪器才能保证使用后的效果。

战 汗

原典

疫邪先传表后传里，忽得战汗，经气输泄①，当即脉静身凉，烦渴顿解②。三五日后，阳气渐积，不待饮食劳碌③，或有反复者，盖表邪已解，里邪未去，才觉发热，下之即解。

疫邪表里分传，里气壅闭，非下不汗④。下之未尽，日后复热，当

注释

① 经气输泄：经脉之中的气血得到流通与输布。

② 脉静身凉，烦渴顿解：脉搏由躁数变为和缓，身体由发热变为温和，烦躁口渴也随着战汗的出现而缓解。

③ 不待饮食劳碌：还未出现饮食失当、劳累伤耗正气的情况。

④ 里气壅闭，非下不汗：在里的气机被疫邪壅遏闭塞，不用泻下的方法疏通，就不会有汗出病退的转机。

复下复汗。温疫下后，烦渴减，腹满去，或思食而知味，里气和也⑤。身热未除，脉近浮，此邪气拂郁于经，表未解也，当得汗解⑥。如未得汗，以柴胡清燥汤和之，复不得汗者，从渐解也，不可苛求其汗⑦。

⑤思食而知味，里气和也：想吃东西，而且味觉恢复，这是在里的气机得到疏通而畅和的表现。

⑥表未解也，当得汗解：在表的邪气还没有解除，应当得到汗出之后疾病才能痊愈。得汗，得到汗出。此与"发汗"完全不同，应加注意。

⑦不可苛求其汗：不应当专门追求使病人汗出。

译文

瘟疫邪气从膜原出来之后，首先传向体表，然后传向体内，突然出现寒战既而汗出的"战汗"，这就使得经脉之中的气血得到流通与疏泄，此后很快就见到脉搏由躁数变为和缓，身体由发热变为温和，烦躁口渴也随着战汗的出现而缓解。这以后经过三到五天，体内的阳气逐渐积累，还没有因为饮食不当、过度劳累损伤身体的正气，有的人就出现病情反复，这是由于在表的邪气驱除之后，在里的邪气还没有清除造成的。在刚刚见到发热的时候，就使用泻下的方法治疗，可以治愈疾病防止反复。

瘟疫邪气分别向表和向里传变，造成在里气机的壅塞闭阻，不通过泻下的治疗方法，就不能使病人汗出而愈。有的病人泻下之后，在里的邪气没有完全被清除，不久又出现发热，应当再一次使用泻下的治疗方法，病人可以再一次汗出而愈。瘟疫泻下之后，病人心烦口渴的症状缓解，腹部胀满也消退，有的病人想吃东西，而且不像原来的饮食无味了，这是在里的气机畅和，得以恢复的现象。如果病人身体的发热还没有消失，脉搏接近轻按就有重按却无的"浮脉"脉象，这是疫邪充斥在经脉之中，在表的疫邪还没有完全清除造成的，应当在得到汗出之后疾病缓解。如果不能自行汗出，或没有战汗，应当使用柴胡清燥汤调和治疗，如果还没有汗出，这是疾病只能逐渐缓解的现象，不能勉强追求汗出，造成误治。

原典

应下失下，气消血耗；既下，欲作战汗，但战而不汗者危①。以中气亏微，但能降陷不能升发也②。次日当即复战，厥回汗出者生③，厥不回汗不出者死④。以正气脱，不胜其邪也。战而厥回无汗者，真阳尚在，表气枯涸也⑤，可使渐愈。凡战而不复，忽痉者必死⑥。痉者身如尸，牙关紧，目上视⑦。凡战不可扰动，但可温覆，扰动则战而中止，次日当期复战。战汗后复下后，越二三日反腹痛不止者，欲作滞下也⑧。无论已见积未见积⑨，宜芍药汤。

芍药汤

白芍一钱、当归⑩一钱、槟榔二钱、厚朴一钱、甘草七分。

水姜煎服。里急后重，加大黄三钱，红积倍芍药，白积倍槟榔。

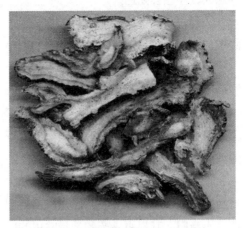

当　归

注释

①但战而不汗者危：只有寒战，此后并没有汗出，这种病情属于危险的征兆。

②但能降陷不能升发也：只能使气机下陷，出现寒战，却不能向上升腾发为汗出。

③厥回汗出者生：手足变温暖，有汗出的病情，属于阳气来复的好征兆。

④厥不回汗不出者死：手足发冷超过肘膝，而且不能变为温暖，也没有汗出的病情，属于危重的征象，预后不良。

⑤表气枯涸也：在表的气津干枯耗竭所致。

⑥战而不复，忽痉者必死：只是

译文

应当使用泻下的治疗方法，却没有使用泻下的治疗方法，疫热邪气可使人体的阳气和阴血耗竭；已经使用泻下的方法，想通过先有寒战然后汗出的"战汗"治愈疫病，却只有寒战而不见汗出，这属于危重的病情。这是由于体内的正气亏虚衰微，只能出现正气下降的寒战却不能有气机升发的汗出。这一类病情，应当在第二天再一次出现寒战，如果寒战之后，四肢手足变温暖，有汗出的病情变化，属于阳气来复的好征兆，预示着有生机；如果手足发冷超过肘膝，而且不能变为温暖，也没有汗出的病情变化，属于危重的征象，预后不良。这是寒战而且不能停止，突然又出现身体抽搐的病人，往往会死亡。

⑦ 牙关紧，目上视：牙咬得很紧，眼球向上凝视。

⑧ 反腹痛不止者，欲作滞下也：反而腹痛不能停止，这是快要变成痢疾的征兆。

⑨ 无论已见积未见积：不论是见到了泻而不畅的情况，还是没有见到泻而不畅的现象。积，肠中停留的糟粕。

⑩ 当归：别名干归、秦哪、西当归、岷当归、金当归、当归身、涵归尾、当归曲、土当归，其根可入药，是最常用的中药之一。具有补血和血、调经止痛、润燥滑肠、抗癌、抗老防老、免疫之功效。

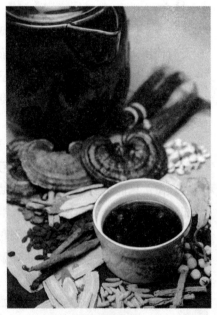

药膳

由于正气虚极而脱，不能战胜疫邪的原因。如果寒战之后四肢逐渐转暖，却没有汗出的，这表示身体的阳气还未耗竭，在表的气血津液已经干枯耗竭，可以逐渐地恢复健康。凡是只有寒战，四肢不能恢复温暖，又突然出现肢体抽搐的病人，必定是病情深重，极有可能造成死亡。痉病的患者，身体僵硬像死尸一样，牙齿紧咬，口闭不开，双目向上凝视。凡是病人出现寒战的时候，不要干扰惊动患者，只能给病人加厚衣被，保持温暖，如果干扰惊动患者，就可能使病人寒战终止，没有汗出，只有第二天再一次寒战汗出。战汗之后，又使用了泻下的治疗方法，过了两三天之后，不但没有病愈，反而腹部疼痛不止，这是将要患属于"滞下"的痢疾病，不论见到宿食积滞，还是没有见到宿食积滞，都应当使用芍药汤治疗。

芍药汤的药物组成

白芍一钱（3克）、当归一钱（3克）、槟榔二钱（6克）、厚朴一钱（3克）、甘草七分（2.1克）。

水姜煎服。腹中急痛，肛门坠重，泻下不畅，加入大黄三钱（9克）；大便带血，积食不化，加倍使用芍药；大便带白色浓液，夹杂食积，加倍使用槟榔。

若苔黄而干，热甚伤津者，可加乌梅，避温就凉；如苔腻脉滑，兼有食积，加山楂、神曲以消导；如热毒重者，加白头翁、金银花以增强解毒之力；如痢下赤多白少，或纯下血痢，加丹皮、地榆凉血止血。

自 汗

原典

自汗者，不因发散，自然汗出也。伏邪中溃，气通得汗，邪欲去也①。若脉长洪而数，身热大渴，宜白虎汤，得战汗方解②。里证下后，续得自汗，虽二三日不止，甚则四五日不止，身微热，热甚则汗甚，热微汗亦微，此属实，乃表有留邪也，邪尽汗止③。汗不止者，宜柴胡以佐之，表解则汗止④。设有三阳经证，当用三阳随经加减法，与协热下利投承气同义⑤。表里虽殊，其理则一⑥。若认为表虚自汗，辄用黄芪⑦实表，及止汗之剂，则误矣⑧。有里证，时当盛暑，多作自汗，宜下之。白虎证自汗详见前。若面无神色，唇口刮白⑨，表里无阳证，喜热饮，稍冷则畏，脉微欲绝，忽得自汗，淡而无味者为虚脱⑩，夜发则昼死，昼发则夜亡⑪，急当峻补，补不及者死⑫。大病愈后数日，每饮食及惊动即汗，此表里虚怯⑬，宜人参养荣汤倍黄芪。

注释

①气通得汗，邪欲去也：气机自然畅通，抗邪外出故有汗，此自汗属于邪气即将解散的现象。去，离开。

②宜白虎汤，得战汗方解：应当用白虎汤，清解肌表的邪热，然后见到先寒战紧接着汗出的"战汗"，就会病愈。

③乃表有留邪也，邪尽汗止：这是体表有残留的邪气，邪气完全去掉之后，自汗也就自然停止了。

④表解则汗止：在表的邪气祛除之后，汗孔的开合恢复正常，自汗也就停止。

⑤与协热下利投承气同义：这与外感热邪引发的泻泄，还要用承气汤"通因通用"泻下热邪的治疗意义一样。

⑥表里虽殊，其理则一：表证和里证，其证候虽然不同，但都需要祛除外邪，所以它们的治疗原理是一样的。

⑦黄芪：又称北芪或北蓍，亦作黄耆或黄蓍，常用中药之一，为豆科

植物蒙古黄芪或膜荚黄芪的根。主产于我国的内蒙古、山西、黑龙江等地。春秋两季采挖，除去须根及根头，晒干，切片，生用或蜜炙用。

⑧止汗之剂，则误矣：应用收湿止汗的方剂，妨碍驱除邪气，属于错误的治疗措施。

⑨唇口刮白：口唇像刮去表皮的树干一样苍白而无血色。

⑩忽得自汗，淡而无味者为虚脱：突然自己汗出，由于汗出很多，汗液咸味尽失，属于体虚将脱的危重症。

⑪夜发则昼死，昼发则夜亡：病情极为危重，夜间发病的人早晨就会死亡，白天发病的人，一到夜里就会病死。

⑫急当峻补，补不及者死：病情危急，应当立即使用大剂量的补药救急，来不及补的病人就会死亡。

⑬此表里虚怯：这是病人的表和里都极为虚弱的缘故。

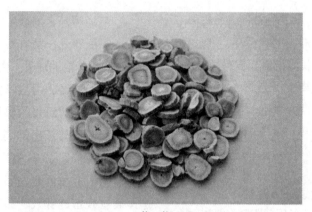

黄芪

译文

自汗证，不是因为服用发汗的药物之后出的汗，而是病人自己自然地汗出。疫邪伏于膜原，从中溃散，被阻遏的气机得到畅通运行，就出现了自汗，这是邪气就要离去的现象。假如病人的脉搏部位长而且至数很快，在脉象上来盛去衰，属于"脉长洪而数"的脉象，身体发热口很渴，应当使用白虎汤治疗，清解肌表的邪热，其后得到先寒战紧接着汗出的"战汗"，才能病愈。属于发热不恶寒、腹部痞瘩的里证，在使用泻下方法治疗之后，连续得到自然汗出，即使是两三天也不停止，甚至四五天也不停止，身体稍微发低热。热势高时出汗也增多，热势低时出汗也减少。这属于"邪气盛则实"的实证，是肌表有残留的邪气造成的，邪气被完全驱除之后，出汗就会自然停止。汗出不止的，应当用小柴胡汤或者大柴胡汤，解表清里辅助治疗，在表的邪气完全被驱除之后，自汗就会停止。假如有太阳、少阳、阳明的三经的兼证，应当分别加上羌活、葛根、柴胡治疗三阳经的兼证，随证加减，这与外感热邪引发的泻泄，还要用承气汤"通因通用"，与泻下热邪的治疗意义一样。表证和里证，其证候虽然不同，但都需要祛除外邪，所以它们的治疗原理是一样的。若认为表虚自汗的，就该用黄芪来补表，或该用收湿止汗的方剂，妨碍驱除邪气，属于错误的治疗措施。有里证，且正值盛暑时，多有自汗的现象，这时应用泻法。白虎汤治疗自汗的方法详见前面已说过的。若面无神色，口唇像刮去表皮的树干一样苍白而无血色的，表里没有阳证的，多喜爱热饮，稍冷就畏惧，脉象微弱得像没有似的，这时突然自己汗出，由于汗出很多，汗液咸味未尽，属于体虚将脱的危重症。病情极为危重，夜间发病的人早晨就会死亡，白天发病的人，一到夜晚就会病死；病情危急的，应当立即使用大剂量的补药救急，来不及补的病人就会死亡。大病痊愈后几天，一旦吃东西就会惊动全身而出汗，这是病人的表和里都极为虚弱的缘故，宜使用双倍黄芪的人参养荣汤。

盗　汗

原典

　　里证下后，续得盗汗者[①]，表有微邪也[②]。若邪甚竟作自汗，伏邪中溃，则作战汗矣。凡人目张，则卫气行于阳；目瞑，则卫气行于阴。行阳谓升发于表，行阴谓敛降于内[③]。今内有伏热，而又遇卫气，两阳相抟[④]，热蒸于外则腠理开而盗汗出矣[⑤]。若内伏之邪一尽则盗汗自止，设不止者，宜柴胡汤以佐之。时疫愈后，脉静身凉，数日后反

注释

　　①续得盗汗者：然后出现入夜汗出，醒后自止的现象。

　　②表有微邪也：病人的体表有残存的少量邪气。

　　③行阴谓敛降于内：《灵枢·营卫生会》云："营在脉中，卫在脉外，营周不休，五十而复大会。阴阳相贯，如环无端。卫气行于阴二十五度，行于阳二十五度，分为昼夜，故气至阳而起，至阴而止。"阴主内，阴在下。"卫气

得盗汗及自汗者，此属表虚[6]，宜黄芪汤。

柴胡汤

柴胡三钱、黄芩一钱、陈皮一钱、甘草一钱、生姜一钱、大枣二枚。

古方用人参、半夏[7]，今表里实，故不用人参。无呕吐，不加半夏。

黄芪汤

黄芪三钱、五味子五分、当归一钱、白术一钱、甘草五分。

照常煎服。如汗未止，加麻黄根[8]一钱五分，无有不止者。然属实常多，属虚常少，邪气盛为实，正气夺为虚。虚实之分，在乎有热无热，有热为实，无热为虚[9]。若颠倒误用，未免实实虚虚之误[10]，临证当慎。

行于阴"，也就属于向内收敛、向下沉降的运动趋势。

④抟：原意是把东西揉弄成球形，此处指两气相互交织。

⑤热蒸于外则腠理开而盗汗出矣：热邪在体表郁蒸，肌体的腠理就开放，夜晚汗液排出来被称为"盗汗"。

⑥数日后反得盗汗及自汗者，此属表虚：几天之后，反而见到了夜间的盗汗、白天的自汗，这属于在表的卫气虚损造成的。

⑦半夏：又名地文、守田等，属天南星目。药用植物，具有燥湿化痰、降逆止呕、生用消疬肿作用，兽医用以治锁喉癀。

⑧麻黄根：又名苦椿菜，为麻黄科植物草麻黄或木贼麻黄或中麻黄的根及根茎。可治疗阳虚自汗，阴虚盗汗。

⑨有热为实，无热为虚：盗汗出现在疫病时，身体有发热的情况属于实证，没有发热的内伤杂病出现盗汗多属于虚证。

⑩未免实实虚虚之误：不免会犯使虚证更虚、实证更实的错误。

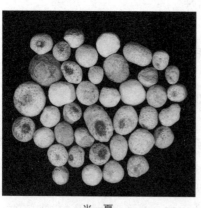

半夏

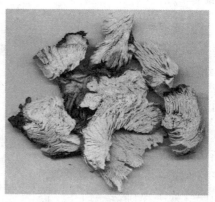

麻黄根

译文

疫病里证，经过泻下之后，紧接着就出现了入睡汗出，醒后自止的"盗汗"，这是病人的体表还有少量的邪气存在的缘故。如果不是少量的邪气残存，而是很盛的疫邪，就会出现自汗而不是盗汗。伏藏在膜原的疫邪在体内溃散的时候，则可以见到战汗。凡是人们睁开眼睛的时候，人体的卫气就在体表，也就是属于"阳"的部位运行；人体合目睡眠的时候，卫气就在人体的内部，也就是在属于"阴"

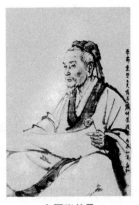
名医张仲景

的部位运行。卫气在属阳的部位运行，就属于升散发扬在体表；卫气在属于阴的部位运行，就属于收敛下降在体内。现在身体的内部有隐伏的热邪，再加上属于阳气的卫气，两种性质上都是热性的阳热之气，互相斗争交织在一起，热气蒸腾在外部的体表，就使腠理开张不能闭合，睡眠之中就会汗出，成为"盗汗"。假如在体内潜伏的邪气完全被清除之后，病人的盗汗也跟着就会自行停止。假如不能自行停止盗汗，应当使用柴胡汤和解表里，辅助治疗。时行疫气痊愈之后，脉搏由原来的躁数变为和缓安静，身体由发热变为温和凉爽，几天之后反而出现盗汗或者自汗的，这是体表的阳气虚损造成的，应当使用黄芪汤进行治疗。

柴胡汤的药物组成

柴胡三钱（9克）、黄芩一钱（3克）、陈皮一钱（3克）、甘草一钱（3克）、生姜一钱（3克）、大枣二枚。

古代（张仲景《伤寒论》）的柴胡汤方中用人参、半夏，现在表里邪气盛正气不虚，所以不再使用人参。因为没有呕吐，方中不再加用半夏。

黄芪汤的药物组成

黄芪三钱（9克）、五味子五分（1.5克）、当归一钱（3克）、白术一钱（3克）、甘草五分（1.5克）。

按照常规的煎药方法煎药和服用。如果盗汗没有停止，再加上麻黄根（注意不要带上了麻黄的草）一钱五分（4.5克），一起煎服，用后没有不见效的。但是，疫病盗汗属于实证的往往很多，属于虚证的往往很少。邪气弥漫在体内就属于实证，人体的正气被疫邪消耗就属于虚证。虚证和实证的区别，就在于身体有没有发热的表现，疫病时身体有发热的情况属于实证，没有发热的内伤杂病出现盗汗多属于虚证。假如二者互相颠倒错误治疗，就会犯使虚者更虚、实证更实的错误，临床治疗的时候应当慎重辨别。

狂 汗

温疫论

古法今观——中国古代科技名著新编

原典

狂汗者①，伏邪中溃，欲作汗解②。因其人禀赋充盛③，阳气冲击，不能顿开④，故忽然坐卧不安，且狂且躁⑤。少顷大汗淋漓，狂躁顿止，脉静身凉，霍然而愈⑥。

译文

所谓狂汗，就是疫邪从所伏藏的膜原溃散，向外传导欲从汗出而解散。由于病人体质强盛，腠理致密，阳热之气冲击肌表，不能立即腠理开泄，汗不能出，所以病人突然憋躁烦乱不安，坐立不宁，就像疯了狂了一样。过了一会儿，病人汗出很多，汗水如同被雨淋了一样流下来，先前的烦躁狂乱立即停止，脉搏也由躁数变为安静，身体也从发热转为凉爽，疾病就好像一下子痊愈了一样。

注释

①狂汗者：指疫病过程中，病人忽然精神烦躁不安，然后出大汗的现象。

②伏邪中溃，欲作汗解：深伏在膜原的疫邪，从体内溃散，向体外传变，打算通过汗出而解散。

③禀赋充盛：平素体质强壮。禀赋，先天的遗传物质。充盛，充实、强盛。

④阳气冲击，不能顿开：阳气的运动方向或者运动趋势，是向上向外；阳气的属性是走而不守，变动不居。阳热之气与疫热之邪，一起从体内发出来，必定会冲击腠理，此时如果病人汗出热退，临床过程就表现为顺利地痊愈。如果病人腠理不开，阳热之气不能通过汗液外散，内扰心神，就会出现烦躁不安的现象。

⑤且狂且躁：接近狂症、接近躁症。且，接近，将近。言语骂詈不避亲疏，或者打人毁物等神志失常为狂。肢体扰动不安，或者哭笑无常等情志过激为躁。

⑥霍然而愈：突然之间，疫病痊愈。

出汗的区别

出汗是临床上常见的病理现象，由于病因病机不同，因而临床表现也不同。

（1）自汗：指不因过劳、衣厚或发热等原因而自行汗出，或稍一活动则汗出较多的病理现象。自汗分为气虚自汗、阳虚自汗两种。气虚自汗常见到汗出较多，疲乏无力，气短懒言，面色不华，脉弱无力等表现。而阳虚自汗除上述气虚自汗表现外，还有身寒肢冷，四末不温的阳虚寒象。自汗是因卫气虚弱、阳气不足、肌表不固、营阴外泄所致。

（2）盗汗：指睡后则见汗出，醒后汗止的一种病理现象。常伴有五心烦热，口咽干燥、骨蒸潮热等阴虚发热的表现。盗汗的产生，是由阴虚不能敛阳，睡后卫阳行于内，阳不入于阴而迫津外泄所致。人睡则卫气行于阴，使体表之阳气减少，又卫气行于阴，加重阴虚阳盛，迫津外泄故睡则汗出。

（3）狂汗：即大量出汗之意。主要见于下列三种情况：①阳名热盛，里热蒸腾，迫津外泄，故大汗出，常兼见大热大渴脉洪大等表现。②亡阳之时，阳气亡失，阴液随之外泄，液随气脱，津随气泄，故见到冷汗淋漓而清稀，肌肤凉，精神萎靡等亡阳表现。③亡阴之时亦可见到汗出较多而黏腻，四肢温，肌肤热，口渴目陷等表现。亡阴亡阳之汗出都是危重症状，一方面原发病危重，又加之阴津大量外泄，更加重了病情。此外，还有一种漏汗。属于治疗不当，汗不得法，以致汗出如漏。这是由于发汗太过，卫阳之气被伤，肌理开泄，不能卫外为固，故汗出不止。

（4）战汗：多见于瘟病的发展过程中。表现为突然全身寒战，甚则肢冷脉伏，几经挣扎，继之全身透出大汗。战汗表示正气尚盛，与邪力争，拒邪于体外，邪随汗解。表现为汗出热退，脉静身凉，邪去正安。也有一汗不解，需要再汗而解的。如战汗后病仍不解的，表现为烦躁不安，脉来急促者，则是正不胜邪之危候。

发 斑

原典

邪留血分①，里气壅闭②，则伏邪不得外透而为斑③。若下之，内壅一通，则卫气亦从而疏畅，或出表为斑，则毒邪亦从而外解矣④。若下后斑渐出，不可更大下⑤。设有下证，少与承气缓缓下之。若复大下，中气不振，斑毒内陷则危⑥，宜托里举斑汤。

托里举斑汤

白芍、当归各一钱，升麻五分、白芷⑦、柴胡各七分，山甲⑧二钱，

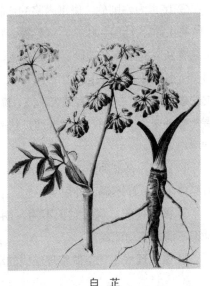
白 芷

炙黄。

水姜煎服。

下后斑渐出，复大下，斑毒复隐，反加循衣摸床⑨，撮空理线⑩，脉渐微者危，本方加人参一钱，补不及者死。若未下而先发斑者⑪，设有下证，少与承气，须从缓下。

注释

① 邪留血分：疫毒邪气深入血液，并存留在血分。

② 里气壅闭：在里的气机壅堵郁滞、闭塞不通，既不能从气分向外发为汗出，也不能从血分外发为斑。

③ 伏邪不得外透而为斑：深伏在里的疫邪不能从血分向外发散成为斑证。

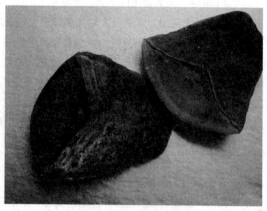

山甲

④ 毒邪亦从而外解矣：斑发出来是疫毒邪热从血分向外发散疏解的征象。

⑤ 下后斑渐出，不可更大下：泻下之后，里气一通，斑出血分，是邪气向外透发的运动趋势，再使用大剂量的泻下方药，就有可能引导热邪向内向下运动，不利于血分邪热的外散。

⑥ 斑毒内陷则危：斑毒内陷的症状，往往见到神志昏迷，斑色紫暗。

⑦ 白芷：性温，味辛，气芳香，微苦。表面灰棕色，有横向突起的皮孔，顶端有凹陷的茎痕。质硬，断面白色，粉性足，皮部密布棕色油点。主治祛风湿，活血排脓，生肌止痛。用于头痛、牙痛、肠风痔漏、赤白带下、痈疽疮疡、皮肤瘙痒等症。白芷还有美容功效，挑选大而色纯白无霉迹的白芷，取其根部，碾为极细末，掺入到一小瓶普通护肤品中，充分搅拌和匀，坚持使用，有一定的增白效果。

⑧ 山甲：有消肿溃痈、搜风活络、通经下乳的功效，治痈疽疮、风寒湿痹、月经停闭、乳汁不通；外用可止血。

⑨ 循衣摸床：病人意识不清，胡乱地抓衣服、摸床铺，似在整理，实为神识不清的妄动证候。

⑩ 撮空理线：凭空做整理丝线的动作，也属于神识不清的妄动证候。

⑪ 未下而先发斑者：还没有使用泻下的治疗措施，就出现了发斑。这有可能属于邪热较盛，也反映了里气壅滞不重的情况。

译文

疫毒邪气深入血液，并存留在血分，使在里的气机壅堵瘀滞、闭塞不通，那么深伏在里的疫邪不能向外发散成为斑证。假如使用泻下的方法治疗，在内的壅塞被清除，气机得以通畅，那么在体表的卫气也会因此而疏通流畅，有的病人进一步从表解，发为斑证，在里的疫毒邪气也随着斑出而向外解散了。假如使用泻下的治疗方法之后，逐渐地出现发斑，不能使用大剂量或者较猛烈的泻下药物。即使有使用泻下方法的指征，也应当少量使用承气汤，使病人缓慢泻下。假如斑出之后又使用猛烈的泻下药物，使病人体内的正气受损而不能振奋抗击邪气，疫病的斑毒内陷而神志昏迷，病情就很危险了，应当使用托里举斑汤治疗。

托里举斑汤的药物组成

白芍、当归各一钱（3克），升麻五分（1.5克），白芷，柴胡各七分（2.1克），山甲二钱（6克），炙黄。

水姜煎服。

泻下之后，发斑逐渐增多，又使用猛烈的泻下药物，斑的毒气不再外泄而是又一次隐匿起来，病人意识也不清醒了，胡乱地抓衣服、摸床铺，似在整理，实为神识不清的妄动症状。有的病人凭空做整理丝线的动作，也属于神识不清的妄动症状。病人脉搏逐渐微弱者，属于危险的征兆，应当在托里举斑汤中加入人参一钱（3克），大补元气，如果补得不及时，就极有可能危及病人的生命。假如没有使用泻下的治疗方法，却很早就出现发斑的证候，这有可能属于邪热较盛，即使没有泻下的痞满燥实坚的证候，也可以少量使用承气汤，断其在里之热，只是应当缓和地泻下，不能投剂太猛。

数下亡阴

原典

下证以邪未尽，不得已而数下之①，间有两目加涩、舌反枯干、津不到咽、唇口燥裂，缘其人所禀阳脏②，素多火而阴亏。今重亡津液③，宜清燥养荣汤。设热渴未除，里证仍在④，宜承气养荣汤。

注释

① 不得已而数下之：不能不多次反复使用泻下的方法。不泻下则疫热之邪不能去，数泻下则易伤阴液，再加上病人属于阴虚体质，实在是很矛盾的情况。

② 缘其人所禀阳脏：因为病人的先天遗传体质属于阳气偏盛的体质。

③ 今重亡津液：每一次泻下都会损伤人体的阴液，多次泻下就会反复损伤人体的阴液，所以叫重亡阴液。重，重复、再次。

④ 热渴未除，里证仍在：发热口渴还没有消除，里热的证候还继续存在。发热口渴，是里热证的必须症状，但仅有发热口渴，还不能确定是否可以使用泻下的治疗方法，应当兼有腹满、痞闷、大便不畅等见证，才是泻下方药的适应证。

译文

使用泻下方法的病证，因为邪气没有完全清除，不得不多次使用泻下的治疗方法，其中有的病人，增加了两目干涩、口舌津液干枯而燥、阴液不能滋润咽喉、口唇干燥开裂，这是因为病人在体质上属于阳盛体质，平素又多次上火，造成阴液亏虚。现在又多次使用泻下的治疗方法，是一种加重阴血津液亏虚的"重虚"措施，应当使用清燥养荣汤来养阴退热。假如发热口渴还没有消除，里热的证候还继续存在，应当使用承气养荣汤进行治疗。

阴阳亡失的机理与特征

亡阴，是由于机体阴液大量消耗，从而使属于阴的功能突然严重衰竭，由此而导致生命垂危的一种病理状态。亡阴的发生，往往由于邪热炽盛，热甚竭阴灼液；或有吐泻过度，阴液大伤；或为慢性疾病，经久不愈，长期消耗，以致阴气逐渐耗竭，阴伤至极，则为亡阴。

阴主滋润，制约并涵纳阳气，其性静而宜内守。阴气亡失之后，则机体属于阴的功能都因之而衰竭，其中的宁静、滋润、内守和制约阳气的功能衰竭的最突出。故亡阴病人出现烦躁不安、口渴欲饮、气喘、汗出如油而热、四肢温和、舌红而干、脉洪实或躁疾、按之无力的症状。

亡阳，是机体阳气散失殆尽，表现为属于阳的功能骤然且极度衰竭，从而发生危及生命的一种病理变化。亡阳的原因，主要是阳气消耗太过，如疾病过程中，邪势极盛，正气抗邪而致阳气过度消耗；或在大汗、大下、大吐之后，因汗吐下失宜，导致津液大量丢失，气随津脱；或大量失血，气随血脱；或素体虚弱之人，过度劳累，消耗正气，复因剧烈的情志波动，如大惊大恐使阳气消亡；或慢性久病，阳气逐渐消耗，终至亡阳之变。人体内，凡温煦长养，鼓舞推动，固摄卫外，兴奋等诸般功能皆由阳气司之。阳虚则上述功能低下，阳亡则由阳气所主的上述功能皆因之而衰竭，其中以温煦、推动、兴奋、卫外功能的衰竭尤为突出。临床表现以面色苍白，四肢逆冷，精神萎靡，畏寒蜷卧，脉微欲绝，大汗淋漓等垂危征象为特点。

解后宜养阴忌投参术

原典

夫疫乃热病也①，邪气内郁，阳气不得宣布，积阳为火②，阴血每为热抟。暴解之后，余焰尚在③，阴血未复，大忌参、芪、白术，得之反助其壅郁④。余邪留伏，不惟目下淹缠⑤，日后必变生异证⑥，或周身痛痹⑦，或四肢挛急⑧，或流火结痰⑨，或遍身疮疡⑩，或两腿钻痛⑪，或劳嗽涌痰⑫，或气毒流注⑬，或痰核穿漏⑭，皆骤补之为害也。凡有阴枯血燥者，宜清燥养荣汤。若素多痰，及少年平时肥盛者，投之恐有腻膈之弊⑮，亦宜斟酌。大抵时疫愈后，调理之剂，投之不当，莫如静养节饮食为第一⑯。

译文

总的说来，瘟疫属于以发热为主证的病证，疫毒之邪在体内郁滞，使病人的阳气不能顺畅地输送到全身，积累的阳热之气成为致病的火邪，阴津血液被热邪搏击凝聚。突然病愈之后，残余的疫热邪气还存在于病人的体内，损伤的阴津血液还没有恢复，必须特别地禁用人参、黄芪、白术之

注释

① 夫疫乃热病也：总的说来，瘟疫属于热性的病证。"发热"既可以是病人的主观症状，也可以很容易地被医生和家人客观地察知，所以"热病"应当较早地被古人了解，而对于引起发热的病因的了解，应当晚得多。

② 积阳为火：体内的阳气被邪气郁遏，不得伸展，变为致病的火热之气。

③ 余焰尚在：残余的温热邪气还存在于病人体内。

④ 得之反助其壅郁：病人得到参芪白术的补益，不但不会有益于健康，反而会加重原有的气机的壅滞。

⑤ 不惟目下淹缠：不只是当时缠绵难愈。

⑥ 日后必变生异证：此后一定会产生出其他不同于瘟疫的病证。

⑦ 周身痛痹：全身肌肉与关节疼痛。痹，闭阻不通之意。泛指邪气闭阻躯体或内脏的经络而引起

087

类的温补药，否则不仅不能有助于病人的健康，反而会因为温补加重病人壅塞的气机。残存的邪气留存在病人体内，不仅会造成当时的病情缠绵难愈，而且日后一定会产生其他复杂的病证，比如有的病人全身的肌肉和关节疼痛不适；有的则四肢拘紧痉挛，屈伸不便；有的病人则因为走窜的火邪，凝聚津液，形成结块状的痰核；有的则全身多处长满疮疡；有的则两条腿像被钻肉一样的疼痛；有的则见虚痨咳嗽，痰涎壅盛；有的则疫气毒邪，到处流窜、发病；有的则肿胀的结块破溃、流淌脓水，这都是急着使用补法造成的损害。凡是病人存在着阴津亏虚、血液亏少而干燥的情况，应当使用清燥养荣汤进行治疗。假如病人平素痰涎较多，以及属于少年又体胖多虚的现象，用清燥养荣汤恐怕会出现影响食物消化、传导的弊病，应当适当加减药物使用。大概说来，时行疫气痊愈之后，调养治疗的方剂，如果使用不恰当不能切中病情，还不如把静心养病、调节饮食作为第一个重要的事情来做更为合适。

的病证，但多指由风寒湿三种邪气，侵犯肌肉关节引起的肿胀、疼痛、重着等症状。

⑧ 四肢挛急：四肢肌肉关节拘挛僵硬。

⑨ 流火结痰：走窜的火邪，凝聚津液，形成结块状的痰核。发于皮下的肿块，如果不红肿疼痛，中医认为多属于痰凝所致。

⑩ 遍身疮疡：周身多处的化脓性疾病、疮疡。如脓毒血症所形成的多发性脓肿。

⑪ 两腿钻痛：两条腿像被钻肉一样的疼痛。如今日的骨髓炎，即疼痛难忍。

⑫ 劳嗽涌痰：虚痨咳嗽，痰涎壅盛。如肺结核、肺脓疡、支气管扩张症等都有慢性咳吐痰涎的表现。

⑬ 气毒流注：疫气毒邪，到处流窜、发病。

⑭ 痰核穿漏：肿胀的结块破溃、流脓。如老鼠疮、淋巴结结核。

⑮ 腻膈之弊：有影响食物消化、传导的弊病。常使人不思饮食，食后腹部胀满。

⑯ 静养节饮食为第一：把静心养病、调节饮食作为第一个重要的事情。

原典

清燥养荣汤
知母、天花粉①、当归身、白芍、地黄汁、陈皮、甘草。
加灯芯②煎服。
表有余热，宜柴胡养荣汤。

柴胡养荣汤

柴胡、黄芩、陈皮、甘草、白芍、生地、知母、天花粉。

姜枣煎服。

里证未尽，宜承气养荣汤。

承气养荣汤

知母、当归、生地、芍药、大黄、枳实、厚朴。

水姜煎服。

痰涎涌甚，胸膈不清者，宜蒌贝养荣汤。

蒌贝养荣汤

知母、花粉、贝母[3]、瓜蒌实[4]、橘红、白芍、当归、紫苏子[5]。

水姜煎服。

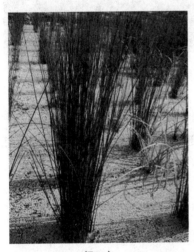

灯　心

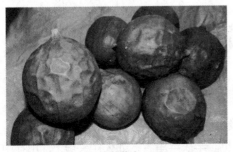

瓜蒌实

注释

① 天花粉：为葫芦科植物栝楼的根，是一种中药，为清热泻火类药物，其具体功效是清热泻火，生津止渴，排脓消肿。主治热病口渴、消渴、黄疸、肺燥咳血、痈肿、痔瘘。对于治疗糖尿病，常用它与滋阴药配合使用，以达到标本兼治的作用。

② 灯芯：为灯芯草科植物灯芯草的茎髓。性微寒，味甘、淡。归心、肺、小肠经。有清心降火、利尿通淋的功效。可治淋病、水肿、小便不利、湿热黄疸、心烦不寐、小儿夜啼、喉痹、创伤等症。

③ 贝母：多年生草本植物，其鳞茎供药用，能止咳化痰、清热散结。

④ 瓜蒌实：此处疑为栝楼实，有解热止渴、利尿、镇咳祛痰等作用。

⑤ 紫苏子：为唇形科植物紫苏的干燥成熟果实。味辛，性温。有降气消痰、止咳平喘、润肠的功效。

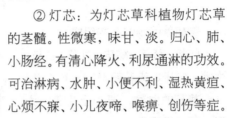

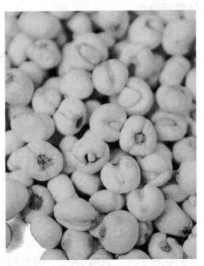

贝　母

译文

清燥养荣汤的药物组成

知母、天花粉、当归身、白芍、地黄汁、陈皮、甘草。

煎药的时候，要加上灯芯草，一起煎汤服用。

假如病人的体表还存留着剩余的邪热，应当使用柴胡养荣汤进行治疗。

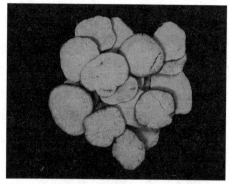
天花粉

柴胡养荣汤的药物组成

柴胡、黄芩、陈皮、甘草、白芍、生地、知母、天花粉。

煎药的时候，要加上生姜、大枣一起煎汤服用。

假如病人在里的证候还没有完全清除干净，应当使用承气养荣汤进行治疗。

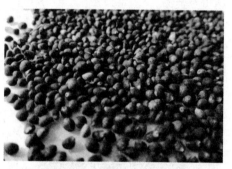
紫苏子

承气养荣汤的药物组成

知母、当归、生地、芍药、大黄、枳实、厚朴。

煎药的时候，要加上生姜一起煎汤服用。

假如病人的痰液很多，咳吐不断，胸膈部位憋闷不适，应当使用蒌贝养荣汤进行治疗。

蒌贝养荣汤的药物组成

知母、花粉、贝母、瓜蒌实、橘红、白芍、当归、紫苏子。

煎药的时候，要加上生姜一起煎汤服用。

用参宜忌有前利后害之不同

原典

凡人参所忌者里证耳[1]。邪在表及半表半里者，投之不妨[2]。表有客邪者，古方如参苏饮、小柴胡汤、败毒散是也。半表半里者，如久疟夹虚[3]，用补中益气，不但无碍，而且得效。即使暴虐，邪气正盛，投之不当，亦不至胀，为无里证也④。夫里证者，不特伤寒温疫传胃，至如杂证气郁、血郁、火郁、湿郁、痰郁、食郁之类，皆为里证⑤。投之即胀者，盖以实填实也⑥。

注释

① 凡人参所忌者里证耳：大概人参忌讳的是外感瘟疫病过程中的里实证。

② 邪在表及半表半里者，投之不妨：疫邪之气在半表半里的时候，即使使用人参也没有什么妨碍。

③ 久疟夹虚：疟疾病程长久之后，就会伤耗人体的津液气血，造成既有邪实又加有正气虚损的情况。

④ 为无里证也：这是因为邪气还没有入里，没有形成里证。

⑤ 皆为里证：这些都是杂病的里证，多无发热证候。

⑥ 以实填实也：用有补益作用的人参，治疗属于里实的病证，使气机壅滞更加严重。

译文

大概人参忌讳的，是外感瘟疫病过程中的里实证。疫邪之气在半表半里的时候，即使使用人参也没有什么妨碍。病人的体表有外来的邪气的时候，古代使用的药方就有参苏饮、小柴胡汤、败毒散之类的方药。邪气在半表半里的时候，比如患虐的时间长了之后，就会伤耗人体的津液气血，造成既有邪实又有正气的虚损的情况。这时候使用补中益气汤，不仅对病情没有妨碍，而且容易取得疗效。即使突发疟疾，外来的邪气正强盛的时候，虽然使用人参是不正确的，但也不至于造成腹部胀满，这是因为邪气还没有入里，没有形成里证。所谓里证，不只是伤寒，瘟疫可以传到胃部，形成里证，就是杂病中的气机郁滞、血行瘀滞、火热壅滞气机、湿邪阻滞气机、痰浊阻碍气机、食物积滞不化等等，都可以形成在里的证候。里证一用补益药，就会发生腹部胀满的现象，这是用有补益作用的人参，治疗属于里实的病证，使气机壅滞更加严重造成的。

败毒散的功用

败毒散是一剂益气解表的常用方。临床上常以恶寒发热、肢体酸痛、无汗、脉浮按之无力为辨证要点。此剂原为小儿而设，因小儿元气未充，故用小量人参，补其元气，后世推广用于年老、产后、大病后尚未复元，以及素体虚弱而感风寒湿邪、见表寒证者，往往多效。但值得注意的是败毒散多是辛温香燥之品，若是暑瘟、湿热蒸迫肠中而成痢疾者，切不可误用。

原典

今温疫下后，适有暂时之通①，即投人参，因而不胀，医者、病者，以为用参之后虽不见佳处，然不为祸，便为是福，乃恣意投之②。不知参乃行血里之补药③，下后虽通，余邪尚在，再四服之，则助邪填实，前证复起，祸害随至矣。间有失下以致气血虚耗者，有因邪盛数下，及大下而挟虚者，遂投人参，当觉精神爽慧，医者病者，皆以为得意，明后日再三投之，即加变证④。盖下后始则胃家乍虚，沾其补益而快⑤，殊弗思余邪未尽，恣意投之，则渐加壅闭，邪火复炽，愈投而变证愈增矣⑥。所以下后邪缓虚急⑦，是以补性之效速而助邪之害缓⑧，故前后利害之不同者有如此。

注释

① 适有暂时之通：正赶上气机的壅滞，有了暂时疏通的机会。

② 乃恣意投之：就放纵地大量使用人参补益。

③ 参乃行血里之补药：人参是血分在里的补益药。

④ 即加变证：就会引起疾病的变化，增加其他的证候。

⑤ 沾其补益而快：稍微碰上补益药物，而觉得身体轻快、舒服。沾，稍微碰上，或者刚挨上。

⑥ 愈投而变证愈增矣：越使用补益药物，引出的新的症状变化就越多。

⑦ 下后邪缓虚急：泻下之后，邪气盛的情况得以缓解，虚损的情况变得很急迫。

⑧ 补性之效速而助邪之害缓：补益药补益虚损的药性效果，表现出来得快；补益药助长气机壅滞的副作用，表现出来的时间慢。

译文

现在瘟疫泻下之后，正好使壅滞的气机，有了暂时疏通的机会，即使是使用人参进行补益气血，也会因为处在泻下之后而不产生腹部胀满，医生、病人都认为，使用了人参之后，虽然没有见到好的疗效，但是也没有出现不好的情况，就觉得这是好的征兆，就放心大胆地继续使用人参治疗。他们不了解人参是入血分在里的补益药，泻下之后虽然气机有所通畅，残余的邪气还存在，再三再四地服用补益药，就会助长邪气阻塞气机，加重本来就属邪实的病证，泻下之前的病证又会重新出现，对于人体的损害跟着又来了。里证的病人之中，有的失于泻下而造成气虚血耗的病证；有的因为有邪气而几次使用泻下的治疗方法，以及重度的泻下，而使病证实中夹虚，于是就使用人参进行补益，当发觉病人精神好转之后，医生和病人都认为治疗得很理想，第二三天又使用人参治疗，就会引起疾病的变化，增加其他的症状。总的说来泻下之后，早期肠胃当中暂时空虚，稍微碰上补益药物，而觉得身体轻快、舒服。却一点也没有想到残余的邪气还没有清除干净，不加节制地使用补益药物，那么就会逐渐出现气机壅滞闭塞的现象，疫邪火热之气更加炽烈，越使用补益药物，引出的新的症状变化就越多。因此说泻下之后，邪气盛的情况得以缓解，而虚损的情况变得很急迫。所以，补益药补益虚损的药性效果，表现出来得快；补益药助长气机壅滞的副作用，表现出来的时间慢。由此可以看出，用人参进行补益，其前后的变化说明了它的利与弊，对比是如此的鲜明。

下后间服缓剂

原典

下后或数下，膜原尚有余邪未尽传胃[①]，邪热与卫气相并[②]，故热不能顿除[③]。当宽缓两日，俟余邪聚胃再下之，宜柴胡清燥汤缓剂调理。

柴胡清燥汤

柴胡、黄芩、陈皮、甘草、花粉、知母、姜枣煎服。

注释

① 膜原尚有余邪未尽传胃：膜原还有残余的邪气，没有全部传变到胃部。

② 邪热与卫气相并：疫热邪气和病人的卫气，互相搏击在一起。并，合并，并存，并立。

③ 故热不能顿除：所以身体的热邪，不能靠泻下治疗立即祛除。

译文

泻下之后，或者几次泻下之后，膜原还有残存的疫热邪气，由于疫热邪气和病人的卫气互相搏击在一起，所以不能通过泻下，使疾病立即痊愈。应当再等待两天，等到残余的疫热邪气聚集在胃部的时候，再使用泻下的治疗方法，使病人泻下。未泻下之前，应当使用柴胡清燥汤，逐渐调理治疗。

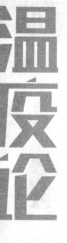

柴胡清燥汤药物组成

柴胡、黄芩、陈皮、甘草、花粉、知母加上姜枣一起煎汤服用。

泻下法的分类

泻下法，属于中医学领域，指的是一种祛毒、清热的治疗方法，是治疗里实证的方法。由于病因、病情及正气的盛衰不同，治法各异，故又分为如下 5 类。

（1）寒下法。用于里热积滞实证，常用方如大承气汤；此法亦用于治疗湿热蕴结、气血凝滞所致的肠痈证，方如大黄牡丹汤，常用药如大黄、芒硝、番泻叶、厚朴、枳实等。

（2）温下法。用于里寒积滞实证，常用方如大黄附子汤、温脾汤等。常用药如附子、细辛、干姜等温里祛寒药与大黄、巴豆（有大毒较少用）等药组成方剂。

（3）润下法。用于老年、病后津亏或产后血虚之便秘证和素体阴虚的便秘证。常用方如五仁丸、火麻仁丸、润肠丸等。常用药如火麻仁、郁李仁、桃仁、杏仁、松子仁、柏子仁、当归、肉苁蓉、蜂蜜等。

（4）逐水法。用于胸、腹积水及水肿实证而体质强壮者。常用方如十枣汤、舟车丸等。常用药如大戟、芫花、甘遂、商陆、黑白丑、葶苈子等。

（5）攻补兼施法。用于邪实正虚的便秘证。常用方如黄龙汤、增液承气汤、新加黄龙汤等。常用药如大黄、芒硝、枳实、人参、当归、生地、元参、麦冬等。

但要注意以下几点：表证未解、里未成实者，不宜用泻下法。表证未解，里实已具者，宜用表里双解法；孕妇忌用下法，新产后、月经期、年老体弱、伤津及失血者，除润下法外，其余均应慎用；泻下剂易伤胃气，得效即止，慎勿过剂。

下后反痞

原典

疫邪留于心胸，令人痞满，下之痞应去[1]，今反痞者，虚也[2]。以其人或因他病先亏，或因新产后气血两虚，或禀赋娇怯[3]，因下益虚，失其健运，邪气留止，故令痞满。今愈下而痞愈甚，若更用行气破气之剂[4]，转成坏证[5]，

注释

①下之痞应去：应用泻下的治疗方法，心下的满闷滞塞就应当消失。痞，指胸腹间气机阻塞不舒的一种自我感觉，有的是因为邪热壅聚，也有的属于气虚气滞。

②今反痞者，虚也：泻下之后心下的满闷滞塞的感觉，不但没有祛除反而

宜参附养荣汤。

参附养荣汤

当归一钱、白芍一钱、生地⑥三钱、人参一钱、附子炮⑦七分、干姜炒一钱。

照常煎服，果如前证，一服痞如失⑧。倘有下证，下后脉实⑨，痞未除者，再下之。此有虚实之分，一者有下证，下后痞即减者为实；一者表虽微热，脉不甚数，口不渴，下后痞反甚者为虚。若潮热口渴，脉数而痞者，投之祸不旋踵⑩。

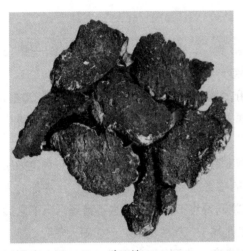

生　地

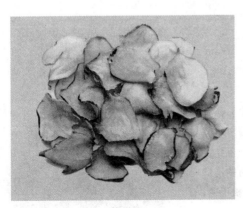

炮附子

更加严重，这是由于病人属于气机滞塞的虚证，而不是邪热与宿食互结的实证。

③禀赋娇怯：病人先天体质虚弱。禀赋，先天遗传的体质、素质。娇怯，娇嫩脆弱。

④用行气破气之剂：使用行散气滞、破除气结的治疗方剂。行气，使滞塞的气机得以行散。破气，破开结聚的气机。行气与破气，本质一致，程度有所不同。

⑤转成坏证：虚证经过破气等不恰当的治疗之后，病情加重而且变得更复杂。

⑥生地：又名生地黄、野地黄、山烟根等，为玄参科植物地黄的块根。具有清热凉血、益阴生津之功效。用于瘟热病热入营血、壮热神昏、口干舌绛。

⑦附子炮：疑为炮附子，为毛茛科乌头属植物乌头的子根，具有回阳救逆、温里逐寒、温经止痛等功效。

⑧一服痞如失：一次服药之后，满闷的感觉就完全消失了。

⑨下后脉实：泻下之后，脉搏仍然按之有力，而不是细弱无力。

⑩投之祸不旋踵：使用了参附养荣汤的方剂之后，立即出现病情的恶化。踵，脚后跟。

译文

瘟疫邪气存留在心胸的部位，阻滞气机的运行，让人胸部满闷滞塞，通过泻下的治疗方法，这种胸部满闷滞塞的感觉应当消失，现在却没有消失而且满闷的感觉更加严重了，这是身体气虚运行无力造成的。由于有的病人因为先前就患了其他的疾病，正气已经亏虚；有的病人属于新近生产之后，气和血都虚损不足；有的病人属于先天不足，脏腑娇嫩、气机虚弱，凡此之类的虚弱体质，由于使用了泻下的治疗方法，其虚损的程度就会更加严重，气机失去了正常运行的状态，邪气停留于体内加重了气机的滞塞，所以让人觉得胸心满闷滞塞。现在使用了泻下的治疗方法，心胸的满闷滞塞更加严重，如果再使用治疗实证的行气、破气的方药，就会变成更为复杂的坏病，应当使用参附养荣汤进行治疗。

参附养荣汤的药物组成

当归一钱（3克）、白芍一钱（3克）、生地三钱（9克）、人参一钱（3克）、炮附子七分（2.1克）、干姜炒一钱（3克）。

按照常规的煎药方法煎药和服用，假如有像前边所说的虚证心胸满闷滞塞，应当服药之后就会满闷顿消。假如病人有需要泻下治疗的指征，泻下之后脉搏仍然按之有力，而不是细弱无力，病人的满闷滞塞如果还没有消失，可以再一次使用泻下的治疗方法。病人满闷滞塞有属于实证和虚证的区别，一种是如果有泻下的指征，泻下之后满闷滞塞的感觉减轻了，就属于实证；一种是病人的体表虽然有比较轻的发热，脉搏跳动得也不很快，口也不甚渴，泻下之后满闷滞塞的感觉反而更加严重，这就是属于气虚的证候。假如病人午后潮热，口中干渴，脉搏跳动很快，胸心满闷滞塞，使用参附养荣汤之后，就会立即出现病情的恶化。

痞证分虚实

痞证，较早见于张仲景的《伤寒论》，其中多次提到痞证，一般可分虚实两种情况。属于实证的多是邪热互结、水热互结、痰热互结，造成气机壅塞的实证痞满；属于虚证的多是病人素体气虚，表邪内陷，或误下里虚，气机不通，形成虚证的痞满。

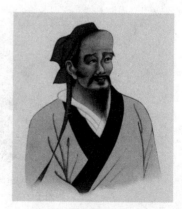

名医华佗

下后反呕

原典

疫邪留于心胸①，胃口热甚②，皆令呕不止，下之呕当去③，今反呕者，此属胃气虚寒。少进粥饮，便欲吞酸④者，宜半夏藿香汤，一服呕立止，谷食渐加。

半夏藿香汤

半夏一钱五分、真藿香⑤一钱、干姜炒一钱、白茯苓⑥一钱、广陈皮一钱、炒白术一钱、甘草五分。

水姜煎服。

有前后一证，首尾两变者⑦，其患疫时心下胀满，口渴发热而呕，此应下之证也⑧。下之诸证减去六七，呕亦减半，再下之胀除热退渴止。向则数日不眠，今则少寐⑨，呕独转甚，此疫毒去而诸证除，胃续寒而呕甚⑩，与半夏藿香汤一剂，而呕即止。

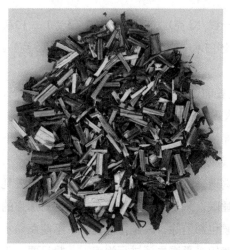

藿 香

注释

① 疫邪留于心胸：瘟疫邪气停留在心胸所在的上焦的部位。此"心胸"指代上焦的部位，而不是说疫邪深入到心脏、心包。

② 胃口热甚：感觉胃脘部很热。胃口，泛指上腹部，而不是胃的上口或者下口。

③ 下之呕当去：通过泻下病人的呕吐就应当祛除。

④ 吞酸：吞酸即是吐酸。

⑤ 藿香：合香、苍告、山茴香等，属管状花目。

⑥ 白茯苓：又名金刚兜、金刚刺等，属百合目，百合科攀缘灌木，其根状茎可以提取淀粉和栲胶，或用来酿酒。性甘、淡、平、主治小便不利、水肿胀满、痰饮咳逆、呕吐、脾虚食少、泄泻、心悸不安、失眠健忘、遗精白浊等症。

⑦ 有前后一证，首尾两变者：有的病情虽然属于一种证候，但是在前边的表现与在后边的表现并不相同，也可以称其为首与尾是两种变化。前后一证，也就是"一证前后"，指疾病证候的前段与后段。

⑧ 此应下之证也：疫病的

时候出现了心下胀满，口渴发热而呕，这就是应当使用泻下治疗方法的证候，而不必等到大便硬结才使用泻下的治疗方法。

⑨ 向则数日不眠，今则少寐：过去几天不能入睡，现在已能少量睡眠。少寐，睡眠不足。此时与几天不寐相比，却是睡眠改善的象征。

⑩ 胃续寒而呕甚：胃部继发为虚寒，不能腐熟水谷，胃气郁而上逆，发为呕吐。

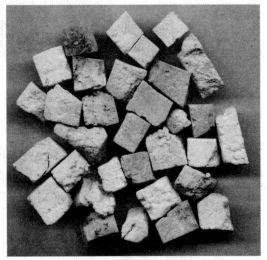

白茯苓

译文

瘟疫邪气停留在心胸所在的上焦的部位，胃脘部有很热的感觉，这两种情况都可以造成严重的呕吐症状。通过泻下的治疗方法，呕吐的现象应当消失，现在不但不停止呕吐反而更加严重了，这属于胃气虚寒，气机上逆形成的。如果病人只是少量地进食或者喝汤，就要发生泛酸的现象，应当使用半夏藿香汤进行治疗，病人服用之后，呕吐就会很快停止，饮食也会随之逐渐增加。

半夏藿香汤的药物组成

半夏一钱五分（4.5 克）、真藿香一钱（3 克）、干姜炒一钱（3 克）、白茯苓一钱（3 克）、广陈皮一钱（3 克）、炒白术一钱（3 克）、甘草五分（1.5 克）。

加水与生姜一起煎后服用。

有的病情虽然属于一种证候，但是在前边的表现与在后边的表现并不相同，也可以称其为首与尾是两种变化。病人得瘟疫的时候，上腹部胀满，口中干渴，发热，而且伴有呕吐，这是疫热之气停留在胃部造成的，是属于应当使用泻下治疗方法的病证。泻下之后病人的证候减少了百分之六七十，呕吐也减去了一半。再次使用泻下的治疗方法，胀满消退，发热减轻，口渴也消失了。过去几天不能入睡，现在已经能够有短暂的睡眠，只是呕吐不见好转，甚至有加重的表现，这是疫毒被清除之后，各种证候也都消除，只是胃部虚寒，不能腐熟水谷，胃气郁而上逆，发为呕吐。应当使用半夏藿香汤进行治疗，一般只要一剂药，病人的呕吐就可以停止。

夺液无汗

原典

温疫下后脉沉，下证未除①，再下之。下后脉浮者，法当汗解②。三五日不得汗者，其人预亡津液也③。

时疫得下证，日久失下，后下利纯臭水，昼夜十数行，乃至口燥唇干，舌裂如断。医者误按仲景协热下利法④，因与葛根黄连黄芩汤，服之转剧。邀予诊视，乃热结旁流⑤，急与大承气一服，去宿粪甚多⑥，色如败酱⑦，状如粘胶，臭恶异常，是晚利顿止⑧。次日服清燥汤一剂，脉尚沉，再下之，脉始浮，下证减去，肌表仅存微热。此应汗解⑨，虽不得汗，然里邪先尽，中气和平，所以饮食渐进⑩。半月后忽作战汗，表邪方解。

盖缘下利日久，表里枯燥之极⑪，饮食半月，津液渐回⑫，方可得汗，所谓积流而渠自通⑬也。可见脉浮身热，非汗不解，血燥津枯，非液不汗⑭。昔人以夺血无汗⑮，今以夺液无汗，血液虽殊，枯燥则一也⑯。

注释

①下后脉沉，下证未除：脉象中的"沉脉"主里证，下后脉沉是里证未除的象征。

②下后脉浮者，法当汗解：下后里证已去，故脉不再有沉脉的表现而出现脉浮的现象。浮脉主表，表有外邪，应当邪随汗出而愈。

③其人预亡津液也：邪气在表，三五天没有汗出，预示着病人津液严重不足。预，事情发生之前所表现出来的征兆。

④仲景协热下利法：张仲景《伤寒论》所说的外有表邪，内传化热，逼迫肠道造成的泄泻，就称之为"协热下利"。

⑤热结旁流：热邪与食物的糟粕结聚在肠道，造成大便秘结，不能排出体外，同时有稀薄而臭秽的粪水流出，称为"热结旁流"。

⑥去宿粪甚多：排出过去积累的粪便很多。宿粪，积聚在肠道很久的粪便。

⑦色如败酱：颜色像已经败坏了的面酱。

⑧是晚利顿止：这一天的晚上，腹泻就立刻停止了。

⑨此应汗解：里证消除之后，仅有脉浮、体表微热，邪从外解，理应汗出。

⑩所以饮食渐进：里邪已去，虽有些微表邪，但并不影响胃气的和降，这就是饮食逐渐增加的原因。

⑪表里枯燥之极：在表与在里的津液、血液都极度匮乏，造成了体表无汗，大便难行的局面。

⑫ 津液渐回：随着饮食的恢复，津液逐渐得以再生。

⑬ 积流而渠自通：积累的细流汇集起来，就可以使干涸的沟渠水流畅通。

⑭ 血燥津枯，非液不汗：血液和津液干枯之后，没有阴液恢复、复壮，就不会有汗出。

⑮ 夺血无汗：古人认为，人体的血液与汗液，都是从水谷精微物质化生的，所以叫血汗同源，夺汗无血，夺血无汗。

⑯ 血液虽殊，枯燥则一也：血液与津液虽然不同，其匮乏之后，造成的干枯、干燥是一样的。

译文

瘟疫病的里证，经过泻下之后，脉象仍然是沉象，而脉象中的"沉脉"主里证，下后脉沉是里证未除的象征，可以再一次使用泻下的治疗方法。下后里证已去，故脉不再有沉脉的表现而出现脉浮的现象。浮脉主表，表有外邪，应当邪随汗出而愈。脉浮为邪气在表，却三五天没有汗出，预示着病人津液严重不足。

时行疫气的里实证，是需要泻下的证候，但是很多天都没有使用泻下的治疗方法，就是失于泻下，后来病人出现水样稀便，气味极臭，一昼夜之中达到十几次，造成病人口干舌燥、口唇干裂，舌面裂纹如同断开一样。这时医生错误地按照张仲景《伤寒论》所说的外有表邪，内传化热，逼迫肠道造成的泄泻的"协热下利"，进行治疗，给病人使用了葛根黄连黄芩汤，服药之后病情加剧。病人的家属请我察看病情，经过诊断，这就是前人所说的"热结旁流"，也就是热邪与食物的糟粕结聚在肠道，造成大便秘结，不能排出体外，同时有稀薄而臭秽的粪水流出，因为有结滞又有泻泄，故被称为"热结旁流"。我急忙给病人使用了大承气汤治疗，服用一次之后，就泻下了许多停积日久的粪便，颜色就像腐败之后的面酱那样灰暗，质地如同胶体一样黏滞，气味异常恶臭，用过泻下之后的这一天的晚上，原先持续几天的腹泻就停止了。第二天给病人服用了清燥汤一剂，病人的脉搏还有沉脉的脉象，再一次使用泻下的方药，病人的脉搏才表现出浮脉的脉象，属于泻下的指征已经大部分消失，只剩下病人的体表还有少许低热。这属于表有微邪，应当通过汗出痊愈，虽然没有汗出，但是在里的邪气已经被清除了，中焦气机已平和如常，因此病人的饮食逐渐增加，趋于正常。半个月之后，病人突然出现先寒战，继而汗出的"战汗"，在表的疫邪至此方才解除。

这种现象的形成，大约是由于病人泻泄的时间过长，在表与在里的津液、血液都极度匮乏，造成了体表无汗、大便难行的局面，恢复饮食半月之后，病人体内的津液逐渐复原，才能汗出，这就是所谓的积累的细流汇集起来，就可以使干涸的沟渠水流充足畅通。由此可见，疫病的病人脉浮、身体发热，不出汗就不能痊愈；血液与津液枯竭干燥的患者，津液得不到恢复就不可能有汗出。古人认为人体的血液与汗液，都是从水谷精微物质化生的，所以叫血汗同源，夺汗无血，夺血无汗。现今因为津液匮乏而无汗，血液与津液虽然不同，其匮乏之后造成的干枯、干燥是一样的。

补泻兼施

原典

证本应下，耽搁失治，或为缓药羁迟①，火邪壅闭，耗气搏血②，精神殆尽③，邪火独存，以致循衣摸床，撮空理线④，筋惕肉瞤，肢体振战⑤，目中不了了⑥，皆缘应下失下之咎⑦。邪热一毫未除，元神将脱⑧，补之则邪毒愈甚⑨，攻之则几微之气不胜其攻⑩，攻不可，补不可，补泻不及，两无生理⑪。不得已勉用陶氏黄龙汤。此证下亦死，不下亦死⑫，与其坐以待毙，莫如含药而亡⑬，或有回生万一。

注释

① 为缓药羁迟：病情被使用性缓的药物，也就是非泻下药物所耽搁。羁迟，羁绊、延迟。

② 耗气搏血：耗伤阳气与阴血。搏，搏击，此处引申为斗争、损耗。

③ 精神殆尽：血藏神，血液耗伤之后，精神也萎靡不振，甚至昏迷不醒。

④ 循衣摸床，撮空理线：病人意识不清醒时，胡乱地抓衣服、摸床铺，似在整理，实为神识不清的妄动证候。也有的病人凭空做整理丝线的动作，也属于神识不清的妄动证候。

⑤ 筋惕肉瞤，肢体振战：肌肉抽筋、跳动，肢体颤抖、震动。这是肝风内动，将要抽搐的表现。瞤，眼皮跳动，肌肉抽缩跳动。振战，寒战、震颤。

⑥ 目中不了了：眼睛视物不清，或目无所见。

⑦ 皆缘应下失下之咎：都是因为应当使用泻下治疗方法，而没有使用造成的过错。咎，过错。

⑧ 元神将脱：人体的真气即将消失，就是即将出现虚脱。

⑨ 补之则邪毒愈甚：在邪气还没有消失之前，使用补益的药物，有可能造成邪热疫毒之气更加猛烈。

⑩ 攻之则几微之气不胜其攻：用泻下的方法进攻邪气，那么，所剩不多的正气不能胜任、或者经不起这种泻下治疗的攻邪方法。

⑪ 补泻不及，两无生理：补法和泻法都来不及用，这两种情况都会丧失生机。

⑫ 此证下亦死，不下亦死：这种身体极虚又有里实证的病人，使用泻下的治疗方法极有可能导致病人死亡，而不使用泻下的治疗方法也很可能造成病人的死亡。

⑬ 与其坐以待毙，莫如含药而亡：与坐等病人死亡相比，还不如让病人服下药去再听天由命，也就是俗话所说的"死马当活马医"。

译文

瘟疫的证候，本来应当使用泻下的治疗方法，由于时间上的耽搁，失去治疗机会，或者一味求稳妥不敢使用泻下的猛剂治疗，从而延迟了治疗的时机，使瘟疫的火热之邪壅塞阻闭气机，耗伤病人的阳气和血液，使病人的精神严重受损，以致精神萎靡，病人体内只有邪热之气独盛。由此出现了病人意识不清醒时，胡乱地抓衣服、摸床铺，似在整理，实为神识不清的妄动现象；也有的病人凭空做整理丝线的动作，也属于神识不清的妄动症状；也有的病人肌肉抽筋、跳动，肢体颤抖、震动，表现为肝风内动，将要抽搐的症状；有的病人则出现了眼睛视物不清，或目无所见，神识将乱的现象。这些症状的出现，都是因为应当使用泻下治疗方法，而没有使用造成的过错。这种错误治疗，使疫热之邪没有去掉一丝一毫，人体的真气却即将消失，就是即将出现虚脱的症状。在邪气还没有消失之前，使用补益的药物，有可能造成邪热疫毒之气更加猛烈。而用泻下的方法进攻邪气，那么，所剩不多的正气也不能胜任、或者经不起这种泻下攻邪的治疗方法。在虚实错杂的复杂情况下，单纯攻邪不行，单纯补助正气也不行，补法和泻法都来不及用，这两种情况都会丧失生机。虽然有邪气内存的不利于补益因素，但由于身体极度亏虚，不得不使用含有人参的陶华《伤寒六书》记载的黄龙汤进行治疗。这种身体极虚又有里实证的病人，使用泻下的治疗方法极有可能导致病人死亡，而不使用泻下的治疗方法也很可能造成病人的死亡。与坐等病人死亡相比，还不如让病人服下药去再听天由命，也就是俗话所说的"死马当活马医"，或许有起死回生的万分之一希望。

原典

黄龙汤

大黄、厚朴、枳实、芒硝、人参、地黄、当归。

照常煎服。

按：前证实为庸医耽搁，及今投剂，补泻不及^①。然大虚不补，虚何由以回^②；大实不泻，邪何由以去^③？勉用参、地以回虚，承气以逐实，此补泻兼施之法也。或遇此证，纯用承气，下证稍减，神思稍苏，续得肢体振战，怔忡惊悸^④，心内如人将捕之状^⑤，四肢反厥，眩晕郁冒^⑥，项背强直，并前循衣摸床撮空等证，此皆大虚之候，将危之证也，急用人参养荣汤。虚候少退，速可屏去。盖伤寒温疫俱系客邪，为火热燥证^⑦，人参固为益元气之神品，偏于益阳，有助火固邪之弊，当此又非良品也，不得已而用之^⑧。

译文

黄龙汤的药物组成

大黄、厚朴、枳实、芒硝、人参、地黄、当归。

这个方子可以按照常规的煎药方法煎药和服用。

按：上述证候的出现，实在是被庸医延误病情造成的，等到现在用药治疗，补法和泻法都来不及使用了。但是，身体极度虚乏而不进行补益治疗，身体的极度亏虚怎么能够得到恢复？邪气极盛而不采用泻邪的方法治

注释

①及今投剂，补泻不及：等到现在用药治疗，补法和泻法都来不及使用了。

②大虚不补，虚何由以回：身体极度虚乏而不进行补益治疗，身体的极度亏虚怎么能够得到恢复？

③大实不泻，邪何由以去：邪气极盛而不采用泻邪的方法治疗，如何能够去掉病邪？

④怔忡惊悸：病人自己觉得心中跳动不安，惊恐心慌。怔忡，自觉心跳悸动不安，往往不因外界刺激就经常有这种感觉。惊悸，因惊恐、恼怒而引起的心中跳动不安为惊悸。

⑤心内如人将捕之状：病人心中像被追捕一样惊恐不安。也有的形容为风声鹤唳、草木皆兵，像做贼一样。

⑥眩晕郁冒：视物旋转、如坐舟车，不敢睁眼为"目眩"；头重脚轻、头昏眼花为"头晕"。郁冒，指郁闷眩晕，甚至可以发生晕厥。

⑦盖伤寒瘟疫俱系客邪，为火热燥证：总体说来伤寒与瘟疫都是外来的邪气引起的病证，最终都会变为身体内部的火热邪气很盛的实热证，或者出现津液干涸的大便燥结证。

⑧不得已而用之：虽然有邪气内存的不便利因素，但由于身体极度亏虚，不得不使用人参进行补益。

疗，如何能够去掉病邪？只好勉强使用人参、地黄来挽救虚损，使用承气汤驱逐实邪，这就是补虚与泻邪同时使用的治疗方法。有的医生遇到这种虚实夹杂存在的证候，不是攻邪与补虚同时进行，而是单纯地使用承气汤治疗，需要泻下的证候消退之后，紧接着就会出现四肢和身体寒战、战栗，无论是否受到惊吓，病人自己都觉得心中跳动不安，惊恐心慌，心中像被追捕一样惊恐不安。病人四肢不热反而发凉，肢冷的部位达到肘膝；病人视物旋转，如坐舟车，或者头晕目眩，突发昏厥；也有的病人出现项部僵硬，后背拘急不舒，欲作惊风；还有前边所说的病人出现意识不清，乱抓乱摸的妄动不安的证候，这些都是病人身体极度亏乏，很有可能出现不测的危候，应当紧急使用人参养荣汤进行治疗。虚损的证候稍许减退之后，应当立即撤掉人参养荣汤。概括地说伤寒与瘟疫都是外来的邪气引起的病证，最终都会变为身体内部的火热邪气很盛的实热证，或者出现津液干涸的大便燥结证。人参本为补益元气极佳的药物，但偏于补益阳气，有可能使热势更高，并进一步加重疫热邪气引起的壅塞的弊病，所以人参也不是治疗虚实错杂的最佳药物，只是在既有邪气内存，又有身体极度亏虚的时候，不得不使用人参进行补益。

● ●

原典

人参养荣汤

人参八分、麦冬[1]七分、辽五味[2]一钱、地黄五分、归身八分、白芍药一钱五分、知母七分、陈皮六分、甘草五分。

照常煎服。

如人方肉食而病适来[3]，以致停积在胃，用大小承气连下，惟是臭水稀粪而已，于承气中但加人参一味服之，虽三四十日所停之完谷及完肉，于是方下[4]。盖承气藉人参之力，鼓舞胃气，宿物始动也[5]。

注释

①麦冬：百合科沿阶草属中的栽培种，多年生常绿草本植物，有生津解渴、润肺止咳之效。

②辽五味：别名荎、玄及、会及、五梅子。传统中药材。有明显的镇咳祛痰、调整血压、调节胃液分泌及促进胆汁分泌、兴奋中枢神经系统、兴奋脊髓、提高大脑皮层的调节作用。

③方肉食而病适来：刚吃过肉食，病邪就来侵袭肌体了。

④于是方下：由于加上了人参补益人体的正气，原先几十天的宿食积滞，才因此而得以排出体外。

⑤宿物始动也：借助人参的补益作用，陈旧的宿食积滞，才能够被推动、向下移动。

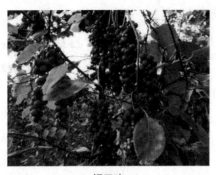
辽五味

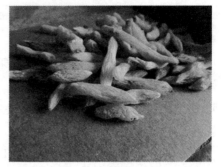
麦冬

译文

人参养荣汤的药物组成

人参八分（2.4 克）、麦冬七分（2.1 克）、辽五味一钱（3 克）、地黄五分（1.5克）、归身八分（2.4 克）、白芍药一钱五分（4.5 克）、知母七分（2.1 克）、陈皮六分（1.8 克）、甘草五分（1.5 克）。

按照常规的煎药方法煎药和服用。

如果病人刚吃过肉食，病邪就来侵袭肌体，造成食积停留在胃部，几次使用大承气汤和小承气汤连续攻下，只是泻出很臭的稀便而没有积滞的粪块，只要在承气汤中加上人参一种药物，服用之后，往往即使是已经有三四十天的停积的宿食、肉积，也能在加用人参之后产生泻下积滞的作用。概括地说承气汤凭借着人参的补益力量，鼓舞起病人的胃气向下推行，已经停滞多日的积滞才开始被推动。

药　烦

原典

应下失下，真气亏微①，及投承气，下咽少顷，额上汗出②，发根燥痒③，邪火上炎④，手足厥冷⑤，甚则振战心烦，坐卧不安，如狂之状⑥。此中气素亏，不胜药力，名为药烦⑦。凡遇此证，药中多加生姜煎服，均作二三次服，以防呕吐之患。

注释

①真气亏微：病人的正气亏损并衰微。

②额上汗出：仅有额上汗出而身体无汗。中医认为，头为诸阳之会，阳迫于阴是为汗，只有头部汗出，往往见于湿热郁蒸。

③发根燥痒：头皮毛发的根部干燥、瘙痒，多为欲汗出而又难于出，或汗出不畅的情况。

④邪火上炎：疫邪之火向上升腾。古人认为，自然界中火之属性为炎热、向上，所以人体也经常有咽痛、目赤、头目眩晕的"上火"证候。

⑤手足厥冷：由于热甚厥深，阳气不能外达，而出现手脚发凉，范围达到肘膝以上。

⑥如狂之状：病人肢体颤动、寒战阵阵、烦躁不安、坐卧不宁，似发狂之证。

⑦名为药烦：病人身体内部正气亏虚，不能耐受泻下药物的治疗，产生的这一类现象的名称就叫"药烦"。

译文

应当使用泻下的治疗方法而没有使用的患者，往往出现身体的真元之气匮乏，以致衰微的情况，这时再使用承气汤治疗，药物咽下去之后不久，病人就可能出现额头出汗而身体无汗，头皮的毛孔根部发燥发痒等欲汗出而又难于汗出的征兆；还可能有面红目赤等邪毒火气向上攻的现象；由于热甚厥深，阳气不能外达，而出现手脚发凉，范围达到肘膝以上；甚至有的病人肢体颤动、寒战阵阵、烦躁不安、坐卧不宁，似发狂之证。这都是病人身体内部正气亏虚，不能耐受泻下药物的治疗，产生这类现象的名称就叫"药烦"。凡是遇到这种药烦的病人，在使用的药物中可以多加生姜，与泻下药一起煎服，一服药都要分作二三次服用，用这种办法可以防止呕吐的发生。

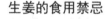

生姜的食用禁忌

（1）"冬吃萝卜夏吃姜，一年四季保健康"，这句话在我国民间广为流传。因生姜的功效很多，是治疗恶心、呕吐的良药，故而有"呕家圣药"的美誉，特别是夏天，适当吃些生姜，可以抑制肠胃细菌的滋生，还可缓解疲劳、乏力、厌食、失眠、腹胀、腹痛等症状，更有健胃增进食欲、杀灭口腔致病菌和肠道致病菌等的作用。但夏天吃姜还应适度。由于夏季天气炎热，人们容易口干、烦渴、咽痛、汗多，而生姜性辛温，属热性食物，根据"热者寒之"的原则，不宜多吃，只在做菜或做汤时放几片生姜即可。

（2）姜并不适合所有的人群，比如阴虚体质的人是不能吃姜的。阴虚就是燥热体质，表现为手脚心发热，手心有汗爱喝水，经常口干、眼干、鼻干、皮肤干、心烦易怒、睡眠不好，而姜性辛温，阴虚的人吃姜会加重阴虚的症状。

（3）很多人吃姜都是把姜削皮后再吃，此做法并不科学。姜的皮也有很大的作用，削皮后，姜没有办法发挥整体功效，只要将姜洗干净就可以了。还有的人认为"烂姜不烂味"，这种想法也是没有科学依据的，也很危险，因为腐烂的生姜会产生毒素，严重时会导致肝癌和食道癌的发生。

（4）产后女性坐月子时，餐餐以姜醋佐膳，有利于体质复原及喂养婴儿。

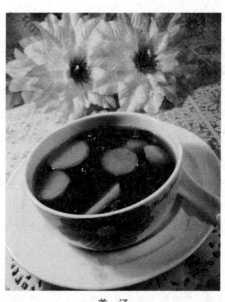

姜汤

停 药

原典

服承气腹中不行[1]，或次日方行，或半日仍吐原药，此因病久失下，中气大亏，不能运药[2]，名为停药[3]。乃天元几绝，大凶之兆也[4]。宜生姜以和药性，或加人参以助胃气，更有邪实病重剂轻，亦令不行[5]。

注释

[1] 腹中不行：服承气汤之后，既没有泻下，也没有出现肠鸣增加。

[2] 不能运药：由于人体的脾胃气虚，不能顺应药物的推动作用，排出热邪与积滞。

[3] 名为停药：病证的名称叫"停药"。所谓停药，也就是病人气虚使药性停滞，不能发挥泻下作用的意思。

[4] 乃天元几绝，大凶之兆也：这就是先天的元真之气匮乏到极点的现象，是非常凶险的征兆。

[5] 邪实病重剂轻，亦令不行：邪气盛、病情重、药剂量太轻，也会造成治疗方法不能奏效。

译文

病人服用承气汤之后，既没有泻下，也没有出现肠鸣增加欲便的情况，有的第二天才有大便排出，也有的半天之后还会把原先服下去的药吐出来，这是因为病人患病的时间太久，又在应当泻下的时候失于泻下，造成病人的正气严重亏虚，不能顺应药物的推动作用，排出热邪与积滞，这种现象的名称就叫"停药"。这是先天的元真之气匮乏到极点的现象，是非常凶险的征兆。应当使用生姜来调和承气汤的药性，或者加上人参用来协助胃气的下行。还有一种情况就是邪气盛、病情重、药剂量太轻，也会造成治疗方法不能奏效。

肠鸣的危害

肠鸣大多不会单独存在，较多情况下是和腹胀、肠功能紊乱、腹痛、便秘、大便不成形、食欲低下等交叉并存。所以，要分析肠鸣的危害性就要从两方面谈起。

（1）若肠鸣表现单独存在，其病因主要是消化不良。肠道产气过多，且不能顺畅循环，危害性较小。治疗上主要以收敛药或调理药物为主。

（2）若肠鸣时并存诸多症状，且发作时间累计一月以上者，就预示肠炎、胃炎的存在。这类患者较容易出现消化不良，不能充分吸收营养，造成营养的流失，从而要增加必需营养的供给，势必给正常的生理需求造成较大的危害。尤其是女性和中老年朋友，一旦出现类似病情，轻则营养不良，重则脱水，引发失眠，肤色暗黄，消瘦，慢性病急性发作或加重病情。连续3月者，较容易导致恶性循环的胃肠炎症，给治疗带来较大的影响。

虚烦似狂

原典

时疫坐卧不安，手足不定，卧未稳则起坐，才著坐即乱走，才抽身又欲卧，无有宁刻①。或循衣摸床，撮空拈指，师至诊脉，将手缩去，六脉不甚显，尺脉不至②。此平时斫丧③，根源亏损④，因不胜其邪，元气不能主持⑤，故烦躁不宁，固非狂证，其危有甚于狂⑥也，法当大补。

然有急下者，或下后厥回，尺脉至⑦，烦躁少定，此因邪气少退，正气暂复，微阳少伸也⑧。不二时⑨，邪气复聚，前证复起，勿以前下得效，今再下之，下之速死，急宜峻补，补不及者死⑩。此证表里无大热，下证不备者，庶几可生。譬如城郭空虚，虽残寇而能直入，战不可，其危可知⑪。

注释

① 无有宁刻：病人烦躁不安，没有安静的时刻。宁，安静。刻，时刻。又为古人计算时间的单位，即一天等于一百刻，一刻等于十五分钟。

② 六脉不甚显，尺脉不至：病人两手的寸关尺共六部脉，都不能明显地被摸到，也就是脉搏极度虚弱，至数不清，两手的尺部脉摸不到。

③ 此平时斫丧：这是病人平时身体正气损伤所致，此处指房事所伤。斫，用刀斧砍劈。

④ 根源亏损：先天之本的肾精亏虚、损伤。

⑤ 元气不能主持：肾中的元气不能支持全身的正气抗击外邪。

⑥ 其危有甚于狂：病人烦躁不宁，似狂而非狂；狂由于火盛，此烦躁由于肾虚，所以说肾虚而烦躁的病证的危险性超过了单纯的狂证。

⑦ 下后厥回，尺脉至：泻下之后，四肢厥冷的情况逐渐缓解，深伏不见的尺脉也显露出来，可以摸到了。

⑧ 正气暂复，微阳少伸也：病人的正气得到暂时的恢复，原本微弱的阳气得以稍微伸展。

⑨ 不二时：不超过两个时辰，也就是不超过四个小时。时，时辰。

⑩ 急宜峻补，补不及者死：病情急迫，应当即刻大补，来不及大补的病人，就有可能危及生命。

⑪ 其危可知：它的危险程度，是可想而知的。

译文

时行疫气的病人，坐着或者躺着都不舒服，心中烦躁不安，手和脚都不停地乱动，刚躺下就想起来，才坐下就又站起来走动，刚一转身又想躺下，没有一会儿的安静时刻，有时抓抓衣服摸摸床，或在半空里无目的地捻手指，医师到他的跟前摸脉诊病，他却将手缩回去。病人两手的寸关尺六部脉搏都很微弱，脉动不易摸到，尺脉微弱欲绝基本摸不到。这是由于病人平素不注意养生，房劳太过，损伤肾精，造成先天的根本严重亏虚，所以就不能战胜瘟疫邪气。病人肾中的元气不能支持全身的正气抗击外邪，病人烦躁不宁，似狂而非狂；狂由于火盛，此烦躁由于肾虚，所以说肾虚而烦躁的病证的危险性，超过了单纯的火热尤盛的狂证。这种外感过程中出现的烦躁不宁，似狂而非狂的病证，治疗的方法应当使用大剂量的补药。

尽管如此，也有的病情需要使用紧急泻下的治疗方法，有的病人泻下之后，四肢发凉的"厥逆"证恢复温暖，深伏不见的尺脉也显露出来，病人烦躁不安的情况得到缓解，这是由于外来的疫邪有所减退，病人的正气得到暂时的恢复，原本微弱的阳气得以稍微伸展的缘故。但是不超过两个时辰，邪气又聚集起来，此前消失的厥逆烦躁脉微欲绝的证候又出现了。这时不能因为此前用过泻下的治疗方法取得了效果，就又一次使用泻下的治疗方法。如果再一次使用泻下的治疗方法，那么泻下就足以促使病人过快地死亡。正确的治疗措施，就是即刻使用峻猛的补益药物，如果来不及大补，病人就有可能因此而死亡。这种虚烦似狂的证候，如果在表在里都没有大的热势，又不具备必须泻下的证候，生的希望就会大增。好像是没有战士守卫的城门，防卫空虚，即使是残兵游寇，也能长驱直入到城中，一个没有抵抗的城市，其危险的程度是可想而知的。

神虚谵语

原典

应下稽迟①,血竭气耗②,内热、烦渴、谵语,诸下证具,而数下之,渴热并减,下证悉去,五六日后,谵语不止者,不可以为实③。此邪气去,元神未复,宜清燥养荣汤,加辰砂一钱。郑声、谵语④,态度无二⑤,但有虚实之分,不应两立名色。

译文

瘟疫病应当使用泻下的治疗方法，而没有及时使用，造成病人的血液暗耗，气机虚损，体内热势增加，病人心烦口渴，时时谵语，各种需要使用泻下的证候都已齐备，所以几次使用泻下的治疗方法，口渴与发热的病情有所减轻，泻下的指征基本消退。等到五六天之后，又出现了谵语，而且发作呈持续状态，不能当作阳明腑实的实证进行治疗。这是由于瘟疫邪气虽然消退，而病人的正气、精神还未恢复，应当使用清燥养荣汤，加辰砂一钱（3克）进行治疗。郑声与谵语都是

注释

① 应下稽迟：应当使用泻下的治疗法，而没有及时使用。此与误治不同，而与"应下失下"意义相近。

② 血竭气耗：血液耗竭，气机虚损。竭，尽也，此处为形容词，表示病人的阴血极度亏乏。

③ 不可以为实：不能把当时的谵语，当作阳明腑实的谵语。

④ 郑声：患者在神志不清的时候，低声重复一些语句，多属于虚证。谵语：患者在神志不清的时候，发出的胡言乱语，多属于实证。

⑤ 态度无二：病人神志不清，好像没有区别。

病人的神志不清，但是郑声是患者在神志不清的时候，低声重复一些语句，多属于虚证。谵语则是患者在神志不清的时候，发出的胡言乱语，多属于实证。因为谵语和郑声，都是病人神志不清的表现，虽然有虚和实的区别，但不应当认为它们是两种不相干的疾病。

朱砂的毒性

中国医药学对朱砂毒性的认识，经历了由"无毒"到"有毒"，再到"限量"使用的过程。自《神农本草经》将其列为上品以来，直至明清，对朱砂的毒性，特别是导致慢性中毒的弊端，基本上没有认识，几乎都认为朱砂"无毒"。虽然此说法在唐代一些医家中曾引起过较大的异议，但直到明清时期，诸医家才改变了对朱砂"无毒"的认识。后来中药学将朱砂列为"有毒"中药，且忌火煅。

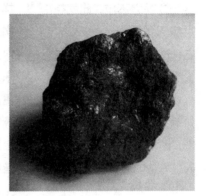

朱 砂

现代研究表明，朱砂作为中药材，虽具有镇静、安神和杀菌的功效，但内服过量可以引起毒性。由于无机汞在人体内的吸收率为5%，甲基汞的吸收率可达100%。朱砂在厌氧有硫的条件下，pH7、温度37℃的暗环境中与带甲基的物质相遇均能产生甲基汞，而人体肠道正具备这一条件，故内服朱砂制剂增加了中毒机会。

朱砂在临床上的主要中毒表现为：神经系统方面有失眠多梦、记忆力减退、头痛头晕、手脚麻木等；消化系统方面在初期可表现为恶心、呕吐、咽喉肿痛、食欲不振，重者可出现消化道出血；泌尿系统方面，常表现在中毒后期，血压下降，心率紊乱或中毒性心肌炎等。

夺气不语

原典

时疫下后，气血俱虚，神思不清，惟向里床睡①，似寐非寐，似寤非寤，呼之不应，此气夺②，与其服药不当，莫如静守③，虚回而神思自清，语言渐朗。若攻之，脉必反数，四肢渐厥，此虚虚之祸④，危在旦夕。凡见此证，表里无大热者，宜人参养荣汤补之。能食者，自然虚回⑤，而前证自除；设不食者，正气愈夺，虚证转加，法当峻补。

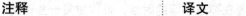

注释

①神思不清，惟向里床睡：病人神志昏糊欲睡，但未至昏迷，只向床里面壁而卧，是虚极不欲和人言语。如果病人已经昏迷，则不会"惟向里床睡"。

②呼之不应，此气夺：叫病人的时候，病人不答应，这是正气极虚，像完全被邪气夺去了一样。

③与其服药不当，莫如静守：比起用药不恰当来，还不如静静地守候着病人，靠他的自我恢复能力好一些。

④此虚虚之祸：这是使虚证更虚的错误治疗方法造成的后果。

⑤能食者，自然虚回：能够进食的病人，他的虚损自然就可以恢复。虚回，从虚证向健康回转。

译文

时行疫气经过泻下治疗之后，病人的阳气与阴血都很虚，病人神志昏糊欲睡，但未至昏迷，只向床里面壁而卧，是虚极不欲和人言语的现象，病人好像睡着了，却又没有睡着，好像醒着，又不是醒着，叫病人的时候，病人不答应，这是正气极虚，像完全被邪气夺去了一样。比起用药不恰当来，还不如静静地守候着病人，靠他的自我恢复能力好一些。病人的气血虚损如果得到恢复，他的精神自然会清醒起来，语言也可以逐渐流畅起来。如果在气血严重虚损的时候，使用泻下的攻法治疗，病人的脉搏一定会增加次数，变成"数脉"。四肢也会逐渐变冷，这是使虚证更虚的错误治疗方法造成的后果，病情十分危险，旦夕之间就会有生命之忧。凡是见到这种气虚至极、不能言语的症状，在表在里都没有大的热势，应当使用人参养荣汤进行治疗。如果病人能够进食，他的虚损自然就可以恢复，而且前边所说的气虚不能言的症状，也会自行消退。假如病人不能进食，他的正气就难以恢复，而且会更加严重地耗伤，虚损的程度也因此而更加深重，这时在治疗方法上，应当立即大补、重补。

老少异治论

原典

三春旱草，得雨滋荣①；残腊枯枝，虽灌弗泽②。凡年高之人，最忌剥削③，设投承气，以一当十④；设用参术，十不抵一⑤。盖老年荣卫枯涩，几微之元气易耗而难复也。不比少年气血，生机甚捷，其势勃然，但得邪气一除，正气随复⑥。所以老年慎泻，少年慎补，何况误用耶！遇有年高禀厚，年少赋薄者⑦，又当从权⑧，勿以常论。

译文

春天三月干旱的青草，得到雨水的滋润就会繁荣起来。残断干枯的腊梅的树枝，即使得到很好的浇灌，也不会再转为柔润光泽、抽芽长叶了。凡是年岁大的人，最忌讳使用攻伐气血的药物。即使应用承气汤治疗，也应当使用一份的药量，当成十份药物的力量来使用，也就是老人应当慎用泻下攻邪的方药。老年人使用补益的药物治疗，由于身体的正气已虚，假如使用人参、白术等补益药物治疗，用十份也比不上一般人的一份的作用好。因为老年人的营气卫气已经严重亏乏，运行干枯涩滞，接近于衰微的元气，容易消耗而难于恢复。老年人比不上青少年的气血，他们正处于生机旺盛、蓬勃向上的壮大时期，只要外邪一消除，不服用补益药物，正气就会随着复原。因此说老年人要慎用泻下的药物，而青少年应当谨慎地使用补益的药物，更不可孟浪误用。遇到有的病人虽然年事已高，但他的身体素质很好、很健壮；而有的年轻的病人，虽然正处于生气勃发的时候，但是他的体质却很虚弱、单薄的时候，应当根据病人的体质情况，灵活地斟酌治疗的措施，不要被平常的用药情况所束缚。

注释

①三春旱草，得雨滋荣：春天三月干旱的青草，得到雨水的滋润就会繁荣起来。三春，春天共有三个月，三月属于晚春，气温逐渐升高，常见干旱，农谚有"春雨贵如油"之说。

②残腊枯枝，虽灌弗泽：残断干枯的腊梅的树枝，即使得到很好的浇灌，也不会再转为柔润光泽、抽芽长叶了。

③凡年高之人，最忌剥削：年岁大的人，最忌讳使用攻伐气血的药物。剥削，剥夺与削伐，此处指使用泻下攻邪的方法，而损伤病人的气血。

④以一当十：用一份的药量，要当成十份的力量来使用，也就是老人应当慎用泻下攻邪的意思。

⑤十不抵一：老年人使用补益的药物，由于身体的正气已虚，用十份也比不上一般人的一份的作用好。

⑥但得邪气一除，正气随复：青少年正处于生长时期，只要外邪一消除，不用服用补益药物，正气就会随着复原。

⑦年高禀厚，年少赋薄者：有的病人虽然年事已高，但他的身体素质很好、很健壮；而有的年轻的病人，虽然正处于生气勃发的时候，但是他的体质却很虚弱、单薄。禀、赋，指先天体质、遗传状况。

⑧又当从权：应当根据病人的体质情况，灵活地斟酌治疗的措施。权，权衡，斟酌。

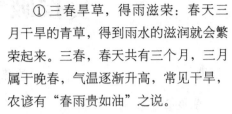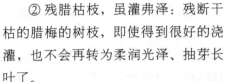

妄投破气药论

原典

温疫心下胀满，邪在里也，若纯用青皮^①、枳实、槟榔诸香燥破气之品，冀其宽胀^②，此大谬也。不知内壅气闭，原有主客之分^③，假令根于七情郁怒^④，肝气上升，饮食过度，胃气填实，本无外来邪毒、客气相干，止不过自身之气壅滞，投木香、砂仁、豆蔻^⑤、枳壳之类，上升者即降，气闭者自通^⑥，无不见效。今疫毒之气，传于胸胃，以致升降之气不利，因而胀满，实为客邪累及本气。但得客气一除，本气自然升降^⑦，胀满立消。若专用破气之剂，但能破正气，毒邪何自而泄？胀满何由而消？治法非用小承气弗愈。

注释

① 青皮：中药名。为芸香科植物橘及其栽培变种的干燥幼果或未成熟果实的果皮。性味苦、辛、温，主治肝郁气滞之胁肋胀痛、乳房胀痛、乳核、乳痈、疝气疼痛、食积气滞之胃脘胀痛，以及气滞血瘀所致的癥瘕积聚、久疟癖块等症。

② 冀其宽胀：希望这些"香燥破气"的药物，能够使胀满得到宽松、解散。

③ 原有主客之分：原来就有自身的气机壅塞和外来邪热之气壅塞的区别。主，患者本人。客，外来的邪气。

④ 七情郁怒：情志的郁结、恼怒。七情，中医将喜、怒、忧、思、悲、恐、惊称为七情，它既可以是人体的正常情绪表现，也可以因为七情过分而致病。

⑤ 此句：木香，菊科植物云木香和川木香的通称。味辛、苦、性温。主治胞胁胀满足、脘腹胀痛、呕吐泄泻、痢疾后重。砂

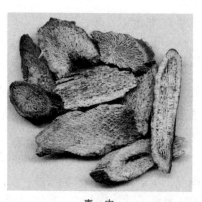

青皮

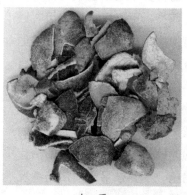

木香

仁，别名春砂仁，是热带和亚热带特有的一种植物，它的果实是中医常用的一味芳香性药材。性味辛，性温。主要用于湿浊中阻、脘痞不饥、脾胃虚寒、呕吐泄泻、妊娠恶阻，胎动不安等症。豆蔻，中药名。为姜科植物白豆蔻或爪哇白豆蔻的干燥成熟果实。性味辛、热。主要用于湿浊中阻、不思饮食、湿温初起、胸闷不饥、寒湿呕逆、胸腹胀痛、食积不消。

⑥上升者即降，气闭者自通：使用调理气机的中药之后，就可以使原来过分上升的气机下降，使原来闭塞不通的气机自行通畅。

⑦客气一除，本气自然升降：外来的邪气一祛除，本身的气机自然就会恢复升降。客气，指外来的邪气。

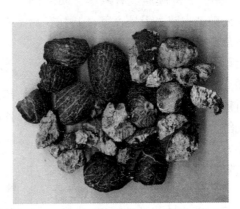

砂仁

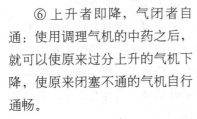

豆蔻

译文

瘟疫病的过程中，出现了上腹部的胀满，这是邪气在里郁结造成的，假如单纯使用青皮、枳实、槟榔等辛香开破气机的药物，希望因此能够使胀满得到宽松、解散，这是很错误的认识。不了解体内的气机壅塞闭阻，本来就有外邪引起和自身气机不畅的区别。假如病人的上腹胀满是由于情志的郁结愤怒引发，造成肝气上升太过，或者是饮食严重过量，胃气壅滞充满，原来并没有外邪疫毒的进犯，也没有其他邪气的干扰，只是自身的气机壅塞停滞，这样使用木香、砂仁、豆蔻、枳壳之类的理气药物，就可以使原来过分上升的气机下降，使原来闭塞不通的气机自行通畅，没有不见效的。现在却由于疫毒邪气，传输到胸膈、胃脘的部位，造成了人体本来应当上升和下降的气机的运行不利，所以出现了胀满，这实在是由于外邪影响和伤害了人体的气机才形成的。只要外来的邪气一祛除，病人本身的气机自然就会恢复升降，胀满也会随之立即消失。对这种病证假如专门使用破开气机的方剂，只能伤害破损病人的正气，外来的邪毒从哪里排泄呢？由邪毒造成的胀满又用什么消除呢？治疗上不使用小承气汤，就不能治愈疫病的胀满。

原典

既而肠胃燥结，下气不通①，中气郁滞，上焦之气不能下降，因而充积②，即膜原或有未尽之邪，亦无前进之路，于是表里、上中下三焦皆阻，故为痞满燥实之证。得大承气一行，所谓一窍通，诸窍皆通③，大关通而百关尽通④也。向所郁于肠胃之邪，由此而下，肠胃既舒，在膜原设有所传，不尽之余邪方能到胃，乘势而下也。譬若河道阻塞，前舟既行，余舟连尾而下矣。

至是邪结并去，胀满顿除，皆藉大黄之力。大黄本非破气之药，以其润而最降，故能逐邪拔毒，破结导滞，加以枳朴者，不无佐使云尔⑤。若纯用破气之品，津液愈耗，热结愈固，滞气无门而出，疫毒无路而泄，乃望其宽胸利膈，惑之甚矣⑥。

注释

① 下气不通：在下焦的气机不通畅。

② 因而充积：因此造成气郁不运，充满于体内，形成积滞。

③ 一窍通，诸窍皆通：在下的一个窍（大便）畅通，其他的各个窍就都因此而畅通了。窍，窟窿，指人体外在的开口处，共有九处即耳鼻口眼前后阴。

④ 大关通而百关尽通：大的关口畅通之后，体内上百个关口都因此而通畅。

⑤ 不无佐使云尔：不是说没有当作佐与使的药物。佐药，方剂之中监制、克制主药副作用的药物。使药，引领方剂的药物归属于某一经络的药物。

⑥ 惑之甚矣：迷惑得太严重了。

译文

不久之后又见到肠胃的津液干燥、大便秘结，下焦气机不通没有矢气，中焦气机郁闷滞塞而胀满，上焦气机不能下降而胸痞，所以病人三焦都由于气郁不运，充满于体内，形成积滞。即使膜原有一些残存的邪气，已经没有能够传变的道路，因此在表在里、上中下三焦都有气机的阻滞，所以形成痞痞、胀满、燥结、闭实的证候。这时可以使用大承气汤，药效发挥出来之后，大便畅行诸证皆减，这就是人们所说的"在下的一窍（肛门）畅通之后，全身的各个孔窍都会畅通；大的关口畅通之后，体内上百个关口都会因此而通畅"。此前所有郁结在肠胃中的邪气，也因此而向下移动、排出；肠胃的气机畅通、舒展之后，在膜原的部位假如还有余邪外传，这些残存的邪气也因此才传变到胃部，并且借助于泻下的气机走势，顺势向下而排出体外。这就像河道之中壅塞的船只，前边的船只开走之后，其他的船只就可以紧跟着前行的船只，一起前进。

至此外邪与郁结都已经祛除，腹部的胀满立即就祛除了，这都是凭借了大黄的荡涤推动的力量。大黄本来不是开破气机的药物，但是由于它具有滋润的性质，而且最能降泻，所以能够驱逐邪气，肃清疫毒，开破郁结，疏导积滞，再给它配合上枳实、厚朴等理气药物，对于大黄更好地发挥作用不是没有帮助的。假如单纯使用开破气机的药物，就会造成津液更加耗损，邪热郁结也更加牢固，郁滞的气机没有输泄的道路，不能排出体外，疫气毒邪也没有排泄的出路，这时还希望病人的胸膈舒畅宽阔起来，实在是太不明白了。

妄投补剂论

原典

有邪不除，淹缠日久，必至尪羸①，庸医望之，辄用补剂，殊不知无邪不病②，邪去而正气得通，何患乎虚之不复也③？今投补剂，邪气益固，正气日郁④，转郁转热，转热转瘦，转瘦转补，转补转郁⑤，循环不已，乃至骨立而毙⑥。犹言服参几许⑦，补之不及，天数也⑧。病家止误一人⑨，医者终身不悟，不知杀人无算⑩。

注释

① 尪羸：关节肿大之意。

② 无邪不病：没有邪气，就不会生病。

③ 何患乎虚之不复也：担心什么虚损不能恢复呢？何患，即患何，担心什么。

④ 正气日郁：病人的正气一天天地郁滞起来。日，名词活用作状语，每一日。

⑤ 转补转郁：越用补益的治疗方法，越容易形成或者加重气机的郁滞。转，旋转，此处指陷入了一种恶性循环。

⑥ 骨立而毙：极度瘦弱、衰竭而死亡。骨立，像一副骨头架子一样立在那里，形容极度消瘦，只剩下皮包着骨头。

⑦ 犹言服参几许：还在说服用了多少人参。几许，多少。

⑧ 天数也：是一种自然规律。

⑨ 病家止误一人：病人即使失误了，也只能是耽误自己一人的性命。

⑩ 杀人无算：技术水平差的庸医所杀害的病人数不清。无算，不可胜算、不计其数、数不清。

译文

病人体内有瘟疫邪气存留，没有被祛除，缠绵多日不愈，大多会造成极度消瘦，关节肿胀，医术不高的"庸医"见到这种情况，往往使用补益的方剂，却不知道病由邪起，体内没有邪气就不会产生疫病。假如邪气被祛除之后，病人的正气能够得到正常运行，还担心什么虚损不能恢复呢？现在使用补益的方药，使病人体内的邪气更加牢固，而病人的正气却日益郁滞，随着郁滞的加重，热势也有所增加；而热势的增加，消耗人体的气血津液，让人体更加消瘦；由于病人身体消瘦，就被当作虚证进行补益治疗，越补益郁滞也越加重；形成一个恶性循环，甚至到了完全像一架骨头架子的境地，最终难免于死亡。在这种因为疫病郁滞而造成的极度瘦弱的时候，还在说服用了多少人参，如果补不上去，那就是病人命该如此啊。病人即使失误了，也只能是耽误自己一人的性命。技术水平差的庸医，一生也不能觉悟，由于其错误用药所杀害的病人，数也数不清。

老年人服用补药的注意事项

补药概念源于中医学理论，在现代医学中并没有"补药"这个概念。严格地讲，"补药"有补药和补品之分，前者是说补气血阴阳，增强正气，治疗虚证的药品；后者是有一定药疗作用的营养保健食品。但要注意的是，任何药物都有两重性，虚证才可补之。尤其是老年无病者切不可随意滥用，即便是有病也应根据病情选择使用，否则有害无益。

老年人进补应注意以下几点：

（1）老年人的脾胃功能也和其他脏器一样，日渐衰退，消化、吸收功能也下降。而补药多是一些富含营养的药物或食物，若需进服，只能少量多次，不宜急补、大补。过量的补品只会增加老年人肠、胃的负担，于健康无益。

（2）老年人有病时当以治病祛邪为主，先逐病根，元气而后自复，不一定要用进补治疗。但治病攻邪不可用过分峻烈之物。

（3）老年人若确需进补，必须辨证进服，要掌握因人而异、因病而异、因地而异、因时而异的原则，分清是气虚、血虚，还是阳虚、阴虚，或者二者、三者、四者皆虚，再选用适当的药物补补。如鹿茸、红参是温补药，阴虚火旺者不宜用，否则可致口干舌燥、咽痛便秘、烦躁不安；白木耳、天门冬、女贞子、生地是滋阴的药，但阳虚痰湿重者不宜服用；当归、阿胶、熟地是养血药，对血虚者有补益作用，但服用时间过长会影响食欲，造成腹泻。

（4）老年人患有感冒、急性肠胃炎等病时，均不宜进补。

（5）老年人进补时，需明白补药也是药物，同时也有适应证、禁忌证，应严格掌握。除必要时服用外，老年人不宜过分依赖补品。人之长寿，并非补药就可达到，而是与许多因素有关，包括精神、营养、遗传、生活环境等诸多因素。因此，老年人不宜随意进补。

妄投寒凉药论

原典

疫邪结于膜原，与卫气并①，因而昼夜发热，五更稍减，日晡益甚，此与瘅疟相类②。瘅疟热短，过时如失③，明日至期复热④。今温疫热长，十二时中首尾相接⑤，寅卯之间乃其热之首尾也⑥。即二时余焰不清，似乎日夜发热⑦。且其始也，邪结膜原，气并为热，胃本无病，误用寒凉，妄伐生气，此其误者一；及邪传胃，烦渴口燥，舌干苔刺，气喷如火⑧，心腹痞满，午后潮热，此应下之证⑨。

注释

① 与卫气并：疫气与病人的卫气火并、斗争。并，合并、火并、斗争。

② 此与瘅疟相类：这与只发热而不恶寒的瘅疟相似。瘅疟，是疟疾由于感邪后里热炽盛而发。其临床表现有发作时只发热不寒战、烦躁气粗、胸闷欲呕等症。

③ 过时如失：疟疾过了发作的时候，就好像病证都消失了一样。

④ 明日至期复热：疟疾到了第二天的同一时刻，又会再一次发热。

⑤ 十二时中首尾相接：瘟疫的发热在一天的十二个时辰之中，发热的开头与发热的结尾都连接起来了。十二时，一天之中共有十二个时辰。

⑥ 寅卯之间乃其热之首尾也：一天之中的三点至五点的寅时和五点至七点的卯时，就是瘟疫发热的开头和结尾的时刻。

⑦ 即二时余焰不清，似乎日夜发热：寅卯两

个时辰是瘟疫开头和结尾的时刻，这时应当不热，而有的病人仍然有低热，好像大火之后的余火还没有消失，造成了病人在一天之中一直发热，没有开头与结尾、没有停顿的印象。

⑧ 气喷如火：病人呼出的气体，喷出来就像火气那样热。

⑨ 此应下之证：这些证候，都是应当使用泻下治疗方法的证候。

译文

瘟疫邪气聚结在膜原的部位，一部分与卫气火并斗争，于是就白天黑夜的发热，早晨五更的时候热势稍微减轻，到下午三点至七点的"日晡"时刻，热势最高，这些特点与只发热不恶寒的瘅疟相类似。瘅疟发热的时间比较短暂，发热过后各种证候就像消失了一样，只是到了第二天再一次发热。现在瘟疫发热的时间很长，一天之中的十二个时辰都发热，好像首尾相连不断。上午三点到七点的寅卯二时辰，是一天之中热势的首尾交接的时刻，而在寅卯交接的时候还发热不止，好像白天黑夜整天发热。在瘟疫病开始的时候，疫邪结聚在膜原，病人的阳气与疫热之气交织火并在一起，病人发热。但是病人的胃部没有病变，医生却错误地使用药性寒凉的药物，毫无根据地攻伐人体的生理正气，这是错误治疗的第一条；等到疫邪传变到胃部，病人出现口舌干燥、心烦口渴，舌面干燥，舌苔粗糙如刺，病人口鼻呼出的热气就像喷火一样，心下与腹部痞塞胀满，下午之后热势增高如同涨潮，这些证候都是应当使用泻下治疗方法的指征。

原典

若用大剂芩、连、栀、柏①，专务清热，竟不知热不能自成其热，皆由邪在胃家，阻碍正气，郁而不通，火亦留止，积火成热②。

但知火与热，不知因邪而为火热③。智者必投承气④，逐去其邪，气行火泻，而热自已⑤。若概用寒凉，何异扬汤止沸⑥。每见今医好用黄连

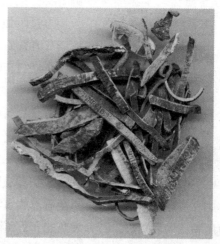

黄柏

解毒汤、黄连泻心汤，盖用《素问》热淫所胜，治以寒凉，以为圣人之言必不我欺⑦，况热病用寒药⑧，最是捷径，又何疑乎？每遇热甚，反指大黄能泻而损元气，黄连清热且不伤元气，更无下泻之患，且得病家无有疑虑⑨，守此以为良法。

注释

①柏：即黄柏，中药名，为芸香科植物黄皮树的干燥树皮。有清热、燥湿、泻火、解毒的功效。主治热痢、泄泻、消渴、黄疸、痿蹙、目赤肿痛、口舌生疮、疮疡肿毒等症。

②积火成热：积聚的火热之气，形成发热的病证。

③因邪而为火热：因为邪气的侵入，才造成了火热之气炽盛的病证。

④智者必投承气：对于邪在胃肠，积火成热的病证，高明的医生一定会使用承气汤进行治疗。

⑤气行火泻，而热自已：郁积的气机得到顺行，火热之气得到疏泻，病人体内的热势，自然就会停止。

⑥何异扬汤止沸：这与把锅里的热水扬起来，制止沸腾有什么区别呢？

⑦圣人之言必不我欺：古代圣贤的言论一定不会欺骗我。不我欺，即不欺我，古汉语的否定句中，代词作宾语经常要前置。

⑧热病用寒药：发热的疾病，要用药性寒凉的药物治疗。

⑨且得病家无有疑虑：并且得到患者家属的赞同，没有疑惑与顾虑。

译文

假如使用大剂量的黄芩、黄连、栀子、黄柏，专门追求清热，竟然不了解发热不是病人自己形成的，都是邪气在胃部郁滞，阻碍人体的气机运行，气机郁阻而不能通行，气有余就是火，火热停留，积累的火热之气就形成发热。

只了解体内存在着火热之气，却不知道是由于外感瘟疫邪气形成了火热之气。高明的医生一定会使用承气汤，去治疗那些邪在胃肠，积火成热的病证，驱逐掉瘟疫邪气，郁滞的气机畅行之后，火热之气得到疏泻，体内的热势就自行消散了。假如对于所有的发热，都一律使用寒凉药物治疗，这与把锅里的热水扬起来制止沸腾有什么区别呢？常常见到医生喜欢使用黄连解毒汤、黄连泻心汤，这大概是受了《素问》的影响，《素问》说"体内热势壅盛的时候，治疗要使用寒凉的药物"，医生认为古代圣贤的言论一定不会欺骗我们的，更何况发热的疾病使用寒凉的药物治疗，是最常用、最简便的治疗方法，又有什么值得怀疑的呢？每当遇到热势很盛的时候，医生反而认为大黄能够泻下，进一步会损害元气，而黄连能够清解郁热，并且不会损伤元气，也没有造成泻下的担心，还不会使病人的家属产生顾虑，所以就把使用黄连当作一个好的方法坚持了下去。

温疫论

古法今观——中国古代科技名著新编

原典

由是凡遇热证，大剂与之，二三钱不已，增至四五钱，热又不已，昼夜连进，其病转剧①。至此技穷力竭，反谓事理当然。又见有等日久，腹皮贴背，乃调胃承气证也②，况无痞满，益不敢议承气③，惟类聚寒凉，专务清热④，又思寒凉之最者莫如黄连⑤，因而再倍之，日近危笃，有邪不除，耽误至死，犹言服黄连至几两，热不能清，非药之不到，或言不治之症⑥，或言病者之数也⑦。他日凡遇此证，每每如是，虽父母妻子，不过以此法毒之⑧。

盖不知黄连苦而性滞⑨，寒而气燥⑩，与大黄均为寒药，大黄走而不守，黄连守而不走⑪，一燥一润，一通一塞，相去甚远⑫。且疫邪首尾以通行为治⑬，若用黄连，反招闭塞之害，邪毒何由以泻？病根何由以拔？既不知病原，焉能以愈疾耶。

注释

① 其病转剧：经过反复的错误治疗，病人的病情变得更为严重。

② 乃调胃承气证也：这属于调胃承气汤所治疗的适应证。

③ 益不敢议承气：更加不敢谈论使用承气汤的问题了。

④ 惟类聚寒凉，专务清热：只有在方子里堆砌一些药性寒凉的药物，专门追求清解热势。

⑤ 黄连：属毛茛科黄连属。有清热燥湿、泻火解毒的功效。用于湿热痞满、呕吐吞酸、泻痢、黄疸、高热神昏、心火亢盛、心烦不寐、血热吐衄、目赤、牙痛、消渴、痈肿疔疮；外治湿疹，耳道流脓等症。

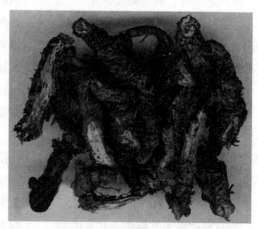

黄连

⑥ 或言不治之症：或者说这是不能治好的病证。

⑦ 或言病者之数也：或者说治不好也是病人命该如此。

⑧ 不过以此法毒之：只是用这种错误的治疗方法加害病人。

⑨ 黄连苦而性滞：黄连味苦，而且它的药性呆滞。

⑩ 寒而气燥：药性寒凉，而且气质干燥。

⑪ 大黄走而不守，黄连守而不走：大黄善于泻下，它的药性属于走窜，而不能停留；黄连善于清热止痢，它的药性属于内守，而不是走窜。

⑫ 相去甚远：黄连与大黄，二者的药性相离得很远。去，离开。

⑬ 疫邪首尾以通行为治：疫邪造成的病证，治疗的早期与后期，都是以使气机畅通运行，作为主要的治疗法则。

译文

由于上述的原因，凡是遇到发热的病证，大剂量地使用黄连，二三钱（6~9克）不能见效，就增加用量到四五钱（12~15克），热势还不能消退，就不分白天黑夜地连续使用，病人的病情却不断变重。到了这个时候医生在治疗技术方面已经没了主张，反而说病情发展到这步，实属必然，已经尽力，不可挽回。还可见到有的病人，等待治疗的时间已经很多天，病人极度消瘦，腹皮下陷贴着脊背，这是调胃承气汤的适应证，但是由于病人没有出现腹部痞塞胀满，更不敢提出使用承气汤的问题，只有在方子里堆砌一些药性寒凉的药物，专门追求清解热势。又认为药性寒凉的药物都不如黄连，由此使用黄连的剂量再加上一倍。病人的病情一天比一天危重，使体内存有的邪气得不到清除，延误疾病的治疗，甚至直到临死还说服用了黄连多少两。并说热势不能清除，不是药物使用得不对，有的属于不能治好的病证，有的属于病人气数已尽，命该如此。此后再遇到这一类的病证，还是每次都这样治疗，即使是自己的父亲、母亲、妻子、儿女，也不过是用这种以黄连为主治疗的方法损害他们。

这主要是不了解黄连的药性味苦，而且性情呆滞，药气寒凉而且干燥。黄连虽然和大黄一样都是寒性的药物，但是大黄善于泻下，它的药性属于走窜，而不能停留；黄连善于清热止痢，它的药性属于内守，而不是走窜。黄连与大黄一个属于燥湿，一个属于润燥；一个能够使气机畅通，一个可以引起气机的壅塞，二者药性相差很远。并且瘟疫之邪引起的病证，治疗的开始与治疗的后期，始终都是以畅通气机为主要法则，假如使用黄连，反而会引起气机闭塞的危害，疫邪毒气靠什么来疏泻呢？疾病的根本原因用什么才能祛除呢？既然不了解瘟疫病的根本原因，怎么能治愈瘟疫病呢！

原典

问曰：间有进黄连而得效者①，何也？

曰：其人正气素胜，又因所受之邪本微，此不药自愈之证②。医者误投温补，转补转郁，正分之热也③，此非黄连所愈；本热者，因误投温补，正气转郁，反致热极，故续加烦渴、不眠、谵语等证，此非正分之热，乃庸医添造分外之热也④。因投黄连，于是烦渴、不眠、谵语等证顿去。要之，黄连但可清去七分无邪本热⑤，又因热减而正气即回，所存三分有邪客热，气行即已也⑥。医者不解，遂以为黄连得效，他日藉此，概治客热，则无效矣⑦。必以昔效而今不效，疑其病原本重，非药之不到也，执迷不悟，所害更不可胜计矣。

注释

① 间有进黄连而得效者：其中有一部分使用黄连，获得了疗效。

② 此不药自愈之证：这是不用药物治疗，自己就会痊愈的病证。药，药物，此处活用为用药治疗。

③ 正分之热也：体内阳气郁滞，自己产生的热气。

④ 此非正分之热，乃庸医添造分外之热也：这不是体内阳气郁滞自己产生的热气，而是庸医错误治疗造成的发热。

⑤ 黄连但可清去七分无邪本热：黄连只能清解掉七成热气，这七成热气也只属于体内阳气郁滞产生的热气，而不是疫邪造成的热气。

⑥ 所存三分有邪客热，气行即已也：在体内残存的由于疫邪造成的三分热气，只要病人的气机一顺行，这三分热气就会自行消散。

⑦ 概治客热，则无效矣：笼统地治疗外感疫邪造成的发热，就不会有效了。概，大体、大略。

译文

有人问我：病人中也有的是用了黄连，却取得了疗效，这是为什么呢？

我说：这是由于病人的身体平素正气比较强盛，而且所受到的邪气的量也比较少，病证比较轻浅，这属于不用药物也可以自己痊愈的病证。医生错误地使用了温性的补益药物，随着补益药的使用，病人气机的郁滞也逐渐加重，这是病人气机郁滞所引起的发热，不是黄连所治愈的。本身气机郁滞产生的发热，由于错误地使用了温补的药物，正气因此而郁滞，反过来会加重发热的病情，所以增加了心烦口渴、不能入睡、神昏谵语等症状，这不是体内阳气郁滞自己产生的热气，而是庸医错误治疗造成的特殊发热。这时使用黄连治疗，就会使心烦口渴、不能入睡、谵语等症状立即消失。总之，黄连只能清解掉七成热气，这七成热气也只属于体内阳气郁滞产生的热气，而不是疫邪造成的热气。又因为热退之后，正气自行恢复，在体内残存的由于疫邪造成的三分热气，只要病人的气机一顺行，这三分热气就会自行消散。庸医不了解这些道理，于是就认为黄连治疗取得了疗效，日后还是靠着这个认识，笼统地使用黄连治疗外感疫邪造成的发热，就不会有效了。大夫必然会因为过去使用黄连有效，现在却不能有效，而怀疑病人是否本来就病情严重，而不是用药不当的过错，陷入迷雾之中不能醒悟，他所加害的病人数也数不过来。

原典

问曰：间有未经温补之误，进黄连而疾愈者何也？

曰：凡元气胜病为易治，病胜元气为难治。元气胜病者，虽误治，未必皆死；病胜元气者，稍误未有不死者。此因其人元气素胜，所感之邪本微，是正气有余，足以胜病也，虽少与黄连，不能抑郁正气，此为小逆，以正气犹胜而疾幸愈也。医者不解，窃自邀功[1]，他日设遇邪气胜者，非导邪不能瘳其疾，误投黄连反招闭塞之害，未有不危者。

注释

①窃自邀功：私下里自夸功名。邀，求取，希望得到。

译文

有人问我：其中有的病人没有使用温补的错误治疗方法，使用黄连却使疾病得到痊愈，这是为什么？

我说：凡是病人的元气能够战胜病邪的病证，就比较容易治愈；而病邪战胜了病人元气的病证，就比较难于治愈。病人的元气战胜了病邪，即使有误治的因素，也不一定会引起死亡；如果病邪战胜了病人的元气，只要稍有误治，没有不发生死亡的。这是因为病人的元气平素比较强盛，他受到的瘟疫邪气本来也比较微弱，在邪气与正气的比较中属于正气有余，正气完全可以战胜病邪，即使使用少量的黄连，不能抑制住病人的正气，这属于小的误治，因为正气仍然可以胜过病邪，疾病仍然可以幸运地得到治愈。医生不了解这些情况，私下里自夸功名，日后假如再遇到邪气胜过元气的病证，不用泻下的治疗方法引导邪气外出，就不能治愈疾病的时候，却错误地使用黄连进行治疗，就会招致气机闭阻壅塞的损害，病情没有不发生危害的。

可用黄连的症状

（1）湿热内蕴、肠胃湿热、呕吐、泻痢等症可用黄连，再配以黄芩、大黄等，能治湿热内蕴之证；若配合半夏、竹茹等，则可治疗湿热留恋肠胃之证；配木香、黄芩、葛根等，可治泻痢。

（2）瘟病高热、口渴烦躁、血热妄行，以及热毒疮疡等症可用黄连。治瘟病高热、心火亢盛，配以栀子、连翘等；对于血热妄行，可配以黄芩、大黄等同用；对热毒疮疡，可配以赤芍、丹皮等药同用。

（3）黄连还可用于胃火炽盛的中消证，可配合天花粉、知母、生地等同用；涂口，可治口舌生疮。

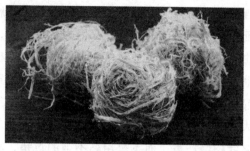

竹 茹

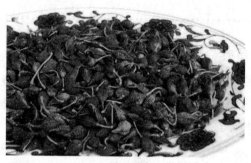

连 翘

大 便

原典

热结旁流，协热下利，大便闭结，大肠胶闭，总之邪在里，其证不同者[1]，在乎通塞之间耳[2]。

协热下利者，其人大便素不调，邪气忽乘于胃，便作烦渴，一如平时泄泻稀粪而色不败，其色焦黄而已。此伏邪传里，不能稽留于胃，至午后潮热[3]，便作泄泻，子后热退[4]，泄泻亦减，次日不作潮热，利亦止，为病愈。潮热未除，利不止者，宜小承气汤，以彻其余邪，而利自止。

利止二三日后，午后忽加烦渴、潮热、下泄，仍如前证，此伏邪未尽[5]，复传到胃也，治法同前。

注释

① 其证不同者：热结旁流，协热下利，大便闭结，大肠胶闭，这四种病证有不同的病理机制。

② 在乎通塞之间耳：区别就在于病人大便的通畅与闭塞。乎，同于。

③ 午后潮热：每天下午 1 点钟之后发热。午，古人用十二地支记载一天之中的时间，午时是上午 11 点至下午 1 点钟。潮热，像涨潮一样，定时发热。

④ 子后热退：凌晨 1 点种之后发热消退。子，子时，夜间 11 点至凌晨 1 点。

⑤ 此伏邪未尽：这是由于潜伏在体内的残存的邪气还没有清除干净。此伏邪与邪伏膜原不同。

译文

热结旁流，协热下利，大便闭结，大肠胶闭，是瘟疫病过程中可以出现的四种病证，都属于疫邪在里引起的大便不正常，它们的病理机制与症状表现有所不同（下边还要分别介绍），其主要的区别就在于病人大便的通畅与闭塞。

所谓"协热下利"的病证，病人平素的大便就不调匀，外来的邪气又忽然进入到胃部，就产生了心烦口渴的症状，同时病人就像过去的泄泻一样，粪质清稀，粪色不变，是一种焦黄的稀便。这是由于伏于膜原的疫邪，向里传变，不能长时间在胃部停留，而下迫肠道，到了下午之后定时发"潮热"，随之出现泄泻，半夜之后发热减退，泄泻也会因此而减轻。如果第二天不再出现定时的潮热，泄泻也就不再发生，这就是疾病痊愈。如果第二天之后仍然有潮热，并且也有泄泻伴随，应当使用小承气汤进行治疗，用这种措施彻底清除残余的邪气，这样泄泻就会自然停止。

泻利停止之后二三天，下午突然产生了心烦口渴，定时发热的"潮热"，大便泄泻，仍然像以前的证候复发，这是隐伏和残存在体内的邪气，没有清除干净，又一次传变到胃的部位形成的证候，治疗也应当和前边的方法相同。

泄泻的分类

泄泻在临床上可分为急性泄泻和慢性泄泻两类。

（1）急性泄泻。因饮食不节，进食生冷不洁之物，损伤脾胃，运化失常；或暑湿热邪，客于肠胃，脾受湿困，邪滞交阻，气机不利，肠胃运化及传导功能失常，以致清浊不分，水谷夹杂而下，发生泄泻。主证发病势急，病程短，大便次数显著增多，小便减少。

（2）慢性泄泻。由脾胃素虚，久病气虚或外邪迁延日久，脾胃受纳、运化失职，水湿内停，清浊不分而下；或情志不调，肝失疏泄，横逆乘脾，运化失常，而成泄泻；或肾阳亏虚，命门火衰，不能温煦脾土，腐熟水谷，而致下泄。主证发病势缓，病程较长，多由急性泄泻演变而来，便泻次数较少。

原典

大便闭结者，疫邪传里，内热壅郁，宿粪不行①，蒸而为结，渐至黑硬，下之结粪一行，瘀热自除，诸证悉去。

热结旁流者，以胃家实②，内热壅闭，先大便闭结，续得下利纯臭水，全然无粪，日三四度，或十数度③。宜大承气汤，得结粪而利立止。服汤不得结粪，仍下利并臭水及所进汤药，因大肠邪胜，失其传送之职，知邪犹在也，病必不减，宜更下之。

注释

① 宿粪不行：平素积累的粪便，没有被及时排走。

② 热结旁流者，以胃家实：热结旁流这种情况的形成，是因为胃肠道有有形的实邪，也就是有宿粪。

③ 或十数度：有的达到十几次。度，表示次数。

译文

所谓"大便闭结"的病证，是因为瘟疫邪气传变到体内，体内的热邪壅滞，气机郁闭，从前肠道之中停留的粪便没有排泄干净，与瘟疫邪气相互蒸腾、凝结在一起，粪便逐渐变为黑色的硬块，使用泻下的治疗方法，结聚在肠道之中的粪便一排出体外，郁滞的气机和热邪，自然就会消除，各种相应的证候也随之消失。

所谓的"热结旁流"的症状，是由于胃部存在有形的实邪，胃肠内的热邪壅塞、闭阻气机，首先出现大便的硬结、闭阻不通，紧接着就出现泄泻，气味臭秽，泻下的粪便几乎没有粪样物质，全是清水样大便，每一天泻下三四次，或者泻下十几次。这时应当使用大承气汤进行治疗，用药之后排出硬结的粪块，病人自利清水的泄泻的情况也会立即停止。服用大承气汤之后，没有排出硬结的粪块，仍然泻下单纯的臭粪水，并且夹杂着所服下的药水，这是大肠中的疫邪太强盛，使大肠失去了传送的职能，我们由此知道了肠道的邪气仍然存在，疾病一定不会自然消退，应当再一次使用大承气汤进行治疗，使之泻下。

便秘可引发的并发症

便秘常引起人们情绪的改变，心烦意乱，注意力涣散，影响日常生活与工作，并与下述很多疾病的发生发展有关。

（1）便秘常可导致肛结直肠并发症。长期便秘可使肠道细菌发酵而产生致癌物质，刺激肠黏膜上皮细胞，导致异形增生，易诱发癌变。

（2）便秘引起肛周疾病如直肠炎、肛裂、痔疮等，因排便困难、粪便干燥，可直接引起或加重肛门直肠疾患。较硬的粪块阻塞肠腔使肠腔狭窄及压迫盆腔周围结构，阻碍了结肠蠕动，使直肠或结肠受压而造成血液循环障碍，可形成粪性溃疡，严重者可引起肠穿孔，还可发生结肠憩室、肠梗阻、胃肠神经功能紊乱（如食欲不振、腹部胀满、嗳气、口苦、肛门排气多等）。

（3）便秘也可诱发肠道外的并发症，如脑卒中、大脑功能受损（记忆力下降，注意力分散，思维迟钝）、性生活障碍等。也是肝性脑病、乳腺疾病、阿尔茨海默病等疾病发生的重要原因。临床上关于因便秘而用力增加腹压，屏气使劲排便造成的心血管疾病发作有逐年增多趋势，如诱发心绞痛，心肌梗死发作。

原典

大肠胶闭者，其人平素大便不实，设遇疫邪传里，但蒸作极臭，状如粘胶，至死不结[1]，但愈蒸愈闭，以致胃气不能下行，疫毒无路而出，不下即死，但得粘胶一去，下证自除[2]，霍然而愈。温疫愈后三五日，或数日，反腹痛里急者，非前病原也，此下焦别有伏邪所发，欲作滞下也[3]。发于气分则为白积，发于血分则为红积，气血俱病，红白相兼。邪尽立止，未止者，宜芍药汤，方见前战汗条。

愈后大便数日不行，别无他证，此足三阴不足，以致大肠虚燥。此不可攻，饮食渐加，津液流通，自能润下也[4]。觉谷道夯闷[5]，宜作蜜煎导，甚则宜六成汤。

注释

① 至死不结：到死的时候大便也不会硬结。

② 下证自除：需要泻下的证候，都自然消退了。

③ 欲作滞下也：想要成为痢疾。滞下，古称痢疾为滞下，又称之为"肠辟"。

④ 自能润下也：自然能够滋润下行，排出体外。

⑤ 谷道夯闷：肛门的部位有憋闷实滞的感觉。谷道，肛门。

译文

所谓"大肠胶闭"的证候，就是病人平常的大便就溏软不成形，假如遇到瘟疫邪气向里传变，疫热之气将肠中的大便蒸腾变化为极其臭秽的物质，形状就像黏腻的胶质物，这种粪便，即使病人热极至死，也不会变成硬结的粪块。只是热邪越盛，肠道壅闭越甚，甚至造成胃气不能向下运行，疫毒没有排出的道路，不使用泻下的治疗方法，病人就会死亡。只要排出胶状的粪便，泻下的各种证候也会自然消失，病证就会立即消失达到痊愈。瘟疫病愈后的三到五天，或者几天之后，又出现了腹部疼痛，里急后重，这不是此前的瘟疫病原造成的，而是另有别的伏邪所引发，是想发作成被称为"滞下"的痢疾病。病发于气分，就会成为泻下白色黏液的白痢，又叫白积；发于血分，就会成为泻下杂有红色血液的红痢，又叫红积；如果气血都有病，则大便之中既有白色，也有红色。如果邪气被清除之后，滞下就会停止。如果泻下赤白不止，应当使用芍药汤进行治疗（方剂见"战汗"条下）。

疫病治愈之后，大便几天不解，也没有其他的不舒服的证候，这是由于三阴经的阴液不足，造成了大肠的津液不足、大便干燥。这类病证不能使用泻下的承气汤治疗，疫病已愈饮食逐渐增加，体内的津液得到流通，自然就能够滋润肠道，大便得以顺利排出。如果觉得肛门的部位憋胀窒闷，大便不畅，可以作蜜煎导进行治疗，严重的也可以使用六成汤进行治疗。

原典

病愈后，脉迟细而弱，每至黎明，或夜半后，便作泄泻，此命门真阳不足，宜七成汤。或亦有杂证属实者，宜大黄丸，下之立愈。

六成汤

当归一钱五分、白芍药一钱、地黄五钱、天门冬一钱、肉苁蓉①三钱、麦门冬一钱。

照常煎服。日后更燥者，宜六味丸②，少减泽泻。

七成汤

破故纸③炒，锤碎，三钱。熟附子一钱、辽五味八分、白茯苓一钱、人参一钱、甘草炙，五分。

照常煎服。愈后更发者，宜八味丸④，倍加附子。

注释

①肉苁蓉：别名疆芸、寸芸、苁蓉、查干告亚（蒙语）。肉苁蓉味甘、性温，具有补肾壮阳、填精补髓、养血润燥、悦色延年等功效。

②六味丸：有滋补肝肾的功效。用于神经衰弱、头晕心悸、耳鸣目眩、夜尿频数。

③破故纸：又名补骨脂、婆固脂、胡韭子。

种子入药有补肾壮阳、补脾健胃之功能，并可治牛皮癣等皮肤病。

④ 八味丸：出于张仲景《金匮要略》，共有八味药物组成：附子、肉桂、地黄、山萸肉、山药、丹皮、泽泻、茯苓。钱乙《小儿药证直诀》去掉了其中的附子、肉桂，就变成了著名的六味地黄丸。

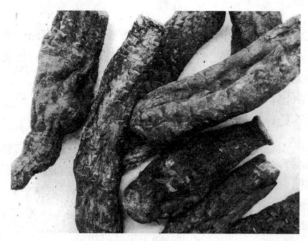

肉苁蓉

译文

疫病治愈之后，脉搏缓慢而且细弱无力，每当到了后半夜，或者到了黎明，就发生泄泻，这是由于命门之火的"真阳"不足，应当使用七成汤治疗。也有的病人属于杂病之中的实证，应当使用大黄丸治疗，泻下之后疾病就会立即痊愈。

六成汤的方剂组成

当归一钱五分（4.5克）、白芍药一钱（3克）、地黄五钱（15克）、天门冬一钱（3克）、肉苁蓉三钱（9克）、麦门冬一钱（3克）。

按照常用的煎药方法煎药和服用。此后大便更加干燥的，应当使用六味丸进行治疗，而且要减少泽泻的用药分量。

七成汤的方剂组成

破故纸炒，打碎，三钱（9克），熟附子一钱（3克）、辽五味八分（2.4克）、白茯苓一钱（3克）、人参一钱（3克）、甘草炙，五分（1.5克）。

按照常用的煎药方法煎药和服用。治愈之后又复发的患者，应当使用八味丸进行治疗，方剂之中要把附子的用量加倍。

小　便

原典

热到膀胱，小便赤色[①]；邪到膀胱，干于气分，小便胶浊，干于血分，溺血蓄血[②]；留邪欲出，小便数急[③]；膀胱不约，小便自遗[④]；膀胱热结，小便闭塞。

热到膀胱者，其邪在胃，胃热灼于下焦，在膀胱但有热而无邪，惟令小便赤色而已，其治在胃。

邪到膀胱者，乃疫邪分布下焦，膀胱实有之邪，不一于热也[⑤]。从胃家来，治在胃，兼治膀胱。若纯治膀胱，胃气乘势拥入膀胱，非其治也[⑥]。若肠胃无邪，独小便急数，或白膏如马遗，其治在膀胱，宜猪苓汤。

注释

① 热到膀胱，小便赤色：热势影响到膀胱，尿色加深，发黄发红。如果热伤膀胱的血络，就会尿血。

② 溺：即尿的异体字，尿血是由于邪热灼伤了膀胱的脉络，血液外溢而成尿血。蓄血：热邪聚集在膀胱部位的血脉之中，没有外溢，所以不出现尿血，而是见到精神症状"其人如狂"，少腹疼痛，小便自利。

③ 留邪欲出，小便数急：留在膀胱的热邪，向下排泄欲出体外，所以小便的次数多，而且每一次解小便都很急迫。

④ 膀胱不约，小便自遗：膀胱不能约束尿液，小便不受控制地自行流出来。小便自遗，往往属于肾虚。

⑤ 膀胱实有之邪，不一于热也：膀胱的部位有实邪存在，不是单一的热势较盛。

⑥ 非其治也：主谓倒装句，也即"其治非也"，这种治疗方法是错误的。

译文

热邪传导到膀胱，尿色就会加深，发黄发红。瘟疫邪气传导到膀胱的时候，冒犯到气分，病人的小便就变得浑浊黏稠。瘟疫邪气影响到病人的血分，可以因为邪热灼伤了膀胱的脉络，血液外溢而成尿血；假如热邪聚集在膀胱部位的血脉之中，没有外溢，就不出现尿血，而可以见到"其人如狂"的精神症状，同时还有少腹疼痛、小便自利。如果留在膀胱的邪气，想要排出体外，就会见到病人的小便次数明显增多，而且小便急迫不适。膀胱不能约束尿液，就会发生小便失禁。膀胱之中有热邪，影响气机的运行就会出现小便闭塞不通。

病邪的热势影响到膀胱的时候，瘟疫邪气还停留在胃部，胃部的热邪烧灼影响到下焦，而膀胱的部位只有热势，并无瘟疫邪气在膀胱停留，只是影响了小便的性状，使尿色加深，变成赤色罢了，这种病证治疗的重点，在于清解胃热。

瘟疫邪气到达膀胱的时候，这是瘟疫邪气深入到下焦，膀胱的部位既有热气，又有瘟疫邪气，不是单一的无邪热气。邪气从胃部传染而来，其治疗重点还是在胃，兼顾膀胱的治疗。假如单纯治疗膀胱，胃中的邪气就会乘机进入膀胱，这种治疗方法是错误的。假如胃肠之中没有瘟疫邪气，只有小便急迫和尿的次数多，或者尿液呈现出白膏状的性状像马尿一样，其病证的治疗重点在膀胱，应当使用猪苓汤进行治疗。

原典

猪苓[①]汤，邪干气分者宜之

猪苓二钱、泽泻一钱、滑石[②]五分、甘草八分、木通[③]一钱、车前[④]二钱、灯芯煎服。

桃仁汤，邪在血分者宜之

桃仁三钱、研如泥、丹皮一钱、当归一钱、赤芍一钱、阿胶二钱、滑石二钱。

照常煎服。小腹痛，按之硬痛，小便自调，有蓄血也，加大黄三钱，甚则抵当汤。药分三等[⑤]，随其病之轻重而施治。

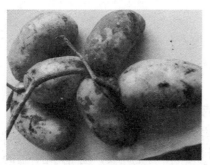

木 通

注释

① 猪苓：非褶菌目多孔菌科树花属药用真菌。其地下菌核黑色、形状多样，是著名中药，有利尿治水肿之功效。

② 滑石：一种常见的硅酸盐矿物，非常软且具有滑腻的手感。有利尿通淋、清热解暑、祛湿敛疮的功效，用于小便不利、淋漓涩痛等症。

③ 木通：为双子叶植物药木通科植物白木通或三叶木通、木通（五叶木通）的木质茎。性味苦、凉，是利水化湿中药。主治胸中烦热、喉痹咽痛、尿赤、五淋、水肿、周身挛痛、经闭、乳少等症。

④ 车前：又名车前草、五根草、车轮菜。性味甘、淡、性微寒。有清热利尿、渗湿止泻、明目、祛痰的功效。主治小便不利、淋浊带下、水肿胀满、暑湿泻痢、目赤障翳、痰热咳喘等症。

⑤ 药分三等：膀胱蓄血证治疗的方剂分三等情况，有抵当汤、抵当丸、桃核承气汤。

译文

猪苓汤，治疗邪气在气分的病证最适宜，其方剂的药物组成为

猪苓二钱（6克）、泽泻一钱（3克）、滑石五分（1.5克）、甘草八分（2.4克）、木通一钱（3克）、车前二钱（6克），应当用灯芯草一起煎汤服用。

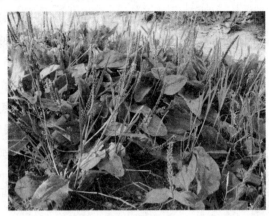

车 前

桃仁汤，适宜治疗邪气在血分的病证，其方剂的药物组成为

桃仁三钱（9克），研细如泥一般。丹皮一钱（3克）、当归一钱（3克）、赤芍一钱（3克）、阿胶二钱（6克）、滑石二钱（6克）。

按照常规的煎药方法煎服。

如果小腹疼痛，按压时腹部坚硬疼痛，小便调和如常，这是膀胱的部位有蓄血造成的，可以加大黄三钱（9克），病情严重的就应当使用抵当汤进行治疗。膀胱蓄血证治疗的方剂分三等情况：有抵当汤、抵当丸、桃核承气汤，需要根据疾病病情的轻重，使用不同的方药进行治疗。

前后虚实

原典

病有先虚后实者[①]，宜先补而后泻[②]；先实而后虚者，宜先泻而后补。

假令先虚后实者，或因他病先亏，或因年高血弱，或因先有劳倦之极，或因新产下血过多，或旧有吐血及崩漏[③]之证，时疫将发，即触动旧病，或吐血，或崩漏，以致亡血过多，然后疫气渐渐加重，以上并宜先补而后泻[④]。

注释

① 病有先虚后实者：疫病的病证，有的属于先是虚证，后来才转变为实证。

② 宜先补而后泻：治疗的时候，应当先用补益的方法治疗他的虚损，然后随着病证转为实证，再使用泻

邪的方法治疗。

③ 崩漏：是指妇女非周期性子宫出血，其发病急骤，暴下如注，大量出血者为"崩"；病势缓，出血量少，淋漓不绝者为"漏"。崩与漏虽出血情况不同，但在发病过程中两者常互相转化，如崩血量渐少，可能转化为漏，漏势发展又可能变为崩，故临床多以崩漏并称。

④ 以上并宜先补而后泻：以上几种病证都应当先使用补法治疗病人的虚损，然后再使用泻法治疗病人的瘟疫邪气。

译文

瘟疫病人有的患病之前就有正气的虚损，患病之后成为邪气盛的实证，治疗上应当先补其虚，然后才能治疗病人的邪气实的问题；有的病人刚患病时属于邪气盛的实证，然后在患病过程中转换成正气夺则虚的虚证，对于此类病证应当先泻邪气盛的实证，然后随着病证转为正气夺则虚的虚证，治疗也因之以补虚为主。

假如病人患病之前就有虚损后来才转为实证，或者患瘟疫之前因为得过其他的疾病已经存在着正气的亏虚，或者因为年龄大，气血已经衰弱，或者是患瘟疫之前疲劳倦怠已经接近极点，或者是由于刚生过孩子出血过多，或者平素就患有吐血以及子宫出血的病证，在时行瘟疫即将发作的时候，就引动了旧有疾病虚损的因素参与其中，比如有的吐血，有的子宫出血加重，导致血液丢失过多，后来使瘟疫病逐渐加重，上述所说的这些虚证瘟疫患者，都应当在治疗的时候先用补法，治疗其存在的虚损，然后再使用泻的方法，治疗其邪气盛的病证。

妇女崩漏可引发的并发症

青春期和更年期妇女多见崩漏现象发生，且其发生会引发的并发症有：

（1）贫血：崩漏失血过多，就会出现面色苍白、唇色淡白、头晕目眩、精神倦怠、气短无力、心悸怔忡、失眠多梦、脉象细弱等一系列贫血症象。

（2）虚脱：崩漏病起，如来势猛，出血量多，崩下不止，常可引起虚脱，出现神昏面白、四肢冰冷、汗出淋漓、气短喘促、脉浮大无根或沉伏不见的危重症状，如不及时抢救则有生命危险。

（3）邪毒感染：表现为下腹疼痛拒按，腰痛，带下稠黏，色黄气秽或五色并见，伴有烦躁口渴、小便黄、大便干、舌苔黄腻、脉象细滑等。

原典

泻者谓疏导之剂[①]，并承气下药，概而言之也[②]。凡遇先虚后实者，此万不得已而投补剂一二贴后，虚证少退，便宜治疫。若补剂连进，必助疫邪，祸害随至[③]。

假令先实而后虚者，疫邪应下失下，血液为热抟尽[④]，原邪尚在，宜急下之，邪退六七[⑤]，急宜补之，虚回五六[⑥]，慎勿再补。多服则前邪复起。下后必竟加添虚证者方补，若以意揣度其虚[⑦]，不加虚证，误用补剂，贻害不浅。

注释

①泻者谓疏导之剂：瘟疫病所使用的泻法，说的是使用具有疏通引导作用的方剂，而不是单纯的泻下。

②并承气下药，概而言之也：将具有疏通引导作用的方剂，与承气汤一类的具有泻下作用的方剂，合在一起概括地称为瘟疫病的泻法。

③祸害随至：对于人体的危害，随着补益药物的连续使用就产生了。

④血液为热抟尽：病人的血液被热邪搏击耗散，损失殆尽。抟，把东西捏聚成团。

⑤邪退六七：邪气消退十分之六，或者消退十分之七。

⑥虚回五六：虚损恢复到十分之五，或者恢复到十分之六。

⑦以意揣度其虚：在主观上猜测病人的虚损情况。

译文

瘟疫病所使用的泻法，说的是使用具有疏通引导作用的方剂，而不是单纯的泻下。因此将具有疏通引导作用的方剂，与承气汤一类的具有泻下作用的方剂，合在一起概括地称为瘟疫病的泻法。凡是遇到先有虚损然后才转为实证的复杂病情，不得不先使用一两服补益的药物，这只是一种权宜之计，虚证稍微减退之后，就应当积极治疗瘟疫的病证。假如连续不断地使用补益的方剂，一定会助长瘟疫邪气的气焰，给人体造成的重大损害就会随之而来。

假如病人瘟疫病的早期属于实证，后来逐渐转为虚证，治疗过程中应当使用泻下的方法却没有使用，这种过失使病人的血液被热邪搏击耗散，损失殆尽。虽然出现了虚损，但由于原来存在的瘟疫邪气还在体内存在着，应当立即使用泻下的治疗方法，等到邪气消退到十分之六七，再立即使用补益的方药进行治疗，补益的方药用了之后，虚损恢复到十分之五六，就立即停止补益，不能再补益下去。如果服用补益方药太多，此前残存的瘟疫邪气还会再一次发作起来。只有泻下之后确实添加了正气虚损的病人，才能考虑补益的问题，假如只是主观上推测病人存在体虚，而实际上病人的虚损证候并不明显，由此导致错误地使用补益方剂进行治疗，极有可能给病人的身体造成很大的危害。

脉　厥

原典

　　温疫得里证，神色不败①，言动自如，别无怪证②，忽然六脉如丝③，微细而软，甚至于无，或两手俱无，或一手先伏④。察其人不应有此脉，今有此脉者，皆缘应下失下，内结壅闭，营气逆于内⑤，不能达于四末，此脉厥也⑥。亦多有用黄连、石膏诸寒之剂，强遏其热，致邪愈结，脉愈不行。医见脉微欲绝⑦，以为阳证得阴脉为不治⑧，委而弃之，以此误人甚众。若更用人参⑨、生脉散辈，祸不旋踵⑩。宜承气缓缓下之，六脉自复。

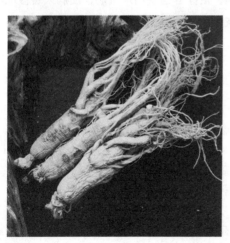

人　参

注释

　　① 神色不败：病人的神志意识、面色没有败坏、改变。败，败坏、凋残。

　　② 别无怪证：没有其他的异常表现。怪证，不合乎常规的复杂证候。

　　③ 六脉如丝：两个手的寸关尺六部脉搏，都像细丝线一样细弱。

　　④ 两手俱无，或一手先伏：两个手的脉搏都摸不到，或者一只手的脉搏先摸不到了。伏，藏匿、隐藏。

　　⑤ 营气逆于内：营气郁阻在体内的脉道之中。

　　⑥ 此脉厥也：这是脉搏的阴阳之气不相顺接造成的。

　　⑦ 脉微欲绝：脉搏微弱，几乎要到摸不到的地步。绝，断，断绝。脉微欲绝，往往代表病人阳气与阴血极度衰微的危重症状。

　　⑧ 阳证得阴脉为不治：以发热为主的阳证，却见到了脉微欲绝的阴脉，这种病证与脉象截然相反的现象，是一样病情深重的表现。浮洪滑数为阳脉，沉迟细涩为阴脉。

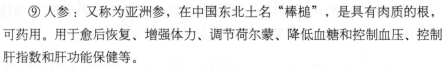

⑨ 人参：又称为亚洲参，在中国东北土名"棒槌"，是具有肉质的根，可药用。用于愈后恢复、增强体力、调节荷尔蒙、降低血糖和控制血压、控制肝指数和肝功能保健等。

⑩ 祸不旋踵：祸患很快就会到来。踵，脚后跟。旋踵，一转身，比喻时间极短。

译文

瘟疫病发展到里证阶段，病人的精神与面色，没有败坏的改变，言语行动都能够自如，也没有其他的特殊证候出现，两个手的六部脉搏，却突然变得像丝线一样细软，极为微弱，难以摸到，甚至于两个手同时摸不到脉搏，或者是一个手的脉搏先隐伏起来摸不到。仔细观察病人，不应当出现这样无脉的现象，现在却出现了这种脉微欲绝的症状，都是应当使用泻下的治疗方法，却没有使用，造成了病人体内气机壅遏闭阻，营气郁结在脉道之内，不能向四肢输送营卫之气，这种阴阳之气不能顺接的无脉现象，就叫脉厥。也有许多医生使用黄连、石膏等寒凉药物组成的方剂进行治疗，强行遏制病人的热势，导致瘟疫邪气的郁结更加严重，脉搏也更加难以摸到。医生见到病人的脉搏微弱到几乎似有若无，认为瘟疫发热属于阳证，却得了脉微欲绝的阴脉，脉证相反难于治疗，推诿病人放弃治疗救助，由此错误认识耽误病人病情的不在少数。假如这种错误认识导致医生进一步使用人参、生脉散之类的方药进行治疗，所造成的损害后果很快就会到来。对于这种阳证阴脉，治疗应当使用承气汤，使病人缓慢地泻下，病人两手的六部脉搏自然都会恢复。

生脉散的服用时间

生脉散是治疗气阴两虚证的常用方。临床应用上以体倦、气短、咽干、舌红、脉虚为辨证要点。

生脉散以前常用于夏季。夏季天气太热、流汗过多，使人气阴两虚，出现心烦、四肢无力等症状时，此时用这个方子就能补气养阴，缓解症状，让身体恢复。不过，现在除了夏天，在任何时候，如果压力大、劳累过度，觉得神疲乏力、注意力难集中、提不起精神时，也可以服用生脉散。这些症状大多是心的气阴耗伤过大造成的，用生脉散可以提神、收敛心气，由于其中的五味子有兴奋的作用，因此白天服用还能振奋精神，是不错的保健方。

脉证不应

原典

表证脉不浮者，可汗而解，以邪气微，不能牵引正气，故脉不应①。里证脉不沉者，可下而解，以邪气微，不能抑郁正气②，故脉不应。阳证见阴脉，有可生者，神色不败，言动自如，乃禀赋脉也③。再问前日无此脉，乃脉厥也。下后脉实，亦有病愈者，但得症减，复有实脉，乃天年脉也④。夫脉不可一途而取，须以神气形色病证相参，以决安危为善。

注释

① 不能牵引正气，故脉不应：由于表邪轻浅，不足以引发激烈的邪正斗争，所以脉象上不见浮脉。

② 以邪气微，不能抑郁正气：由于在里的邪气比较少，不能阻遏抑制气机的运行。

③ 乃禀赋脉也：就表现出他本来的、平素的脉象。禀赋，素质、体质、遗传。

④ 乃天年脉也：这是病人能够长寿的脉象。天年，人们应当达到的自然寿命。

译文

病人有表证，却没有出现浮脉，也可以通过发汗获得痊愈，这种现象的形成，是由于外感邪气比较轻浅，不能引发激烈的邪正斗争，所以没有出现浮脉。病人有里证，却没有出现沉脉，也可以使用泻下的治疗方法，获得痊愈，这种证候的形成，是因为邪气比较微弱，不能抑制郁遏病人的气机运行，所以没有见到脉沉。阳证而见到阴脉的病人，比如高热却脉微欲绝，虽然预后不好，但也有一些病人还有生机，比如病人神志和面色都没有败坏的表现，言语和行动都能自如，病人的“脉微欲绝”属于他本来体质就脉微细，而非外感病所造成。如果再进一步询问，前几天脉搏如果不是微细的，这时的脉微细就属于脉厥证。泻下之后本应当脉虚弱，如果泻下之后脉沉实有力，虽然脉证不符预后不好，然而也有因为泻后脉实而痊愈的，只要病人的症状在泻下之后得到缓解，即使又出现了实脉也不是里证复发，而是一种可以长寿的“天年脉”。不能仅靠单一的脉象决定证候的转归，必须将病人的神志气色、形体病证互相参证，才能决断病人预后的安危状况，这种综合考虑是一种好的决断方法。

原典

张昆源，正年六旬，得滞下。后重窘急，日三四十度，脉常歇止①，诸医以为雀啄脉②，必死之候，咸不用药。延予诊视，其脉参伍不调③，或二动一止，或三动一止而复来，此涩脉也。年高血弱，下利脓血，六脉短涩，固非所能任④，喜其饮食不减，形色不变，声音烈烈，言语如常，非危证也。遂用芍药汤加大黄三钱，大下纯脓成块者两碗许，自觉舒快，脉气渐续，而利亦止。数年后又得伤风咳嗽，痰涎涌甚，诊之又得前脉，与杏桔汤二剂，嗽止脉调。乃见其妇，凡病善作此脉⑤。大抵治病，务以形色脉证参考，庶不失其大体，方可定其吉凶也。

注释

① 脉常歇止：脉搏经常有间歇、停搏。也就是经常出现结代脉。

② 雀啄脉：七怪脉之一，脉象急数，节律不调，止而复作，如雀啄食之状。

③ 脉参伍不调：脉搏跳动节律不匀，往来艰涩。

④ 固非所能任：他的体质脉象本来不能胜任泻下药物的治疗。

⑤ 凡病善作此脉：凡是得病的时候，经常出现这种脉象。

译文

患者张昆源，整六十岁的时候，患了被称为"滞下"的痢疾，肛门下坠，腹痛里急，一天之中腹泻三四十次，脉搏经常有间歇，许多医生认为他的脉象属于快而不整的"雀啄脉"，是常可以引起死亡的征候，都不给他开药方。病家请我前去诊治，我诊察他的脉搏跳动节律不匀，往来艰涩，有时跳两次就停一次，有时跳三次就停一次，然后再恢复正常的跳动，这属于一种往来艰难的"涩脉"。患者年龄较大，气血虚弱，泻下脓血，两手的寸关尺六部脉都短小艰涩，他的体质脉象本来不能胜任泻下药物的治疗，令人高兴的是他的饮食不见减少，身体与面色也没有大的变化，声音响亮，言语不乱，像往常一样，我断定他不属于危重证候。于是就使用了芍药汤，再加上大黄三钱（9克）进行治疗，服药后泻下大量的脓液状粪便，凝结成块状的约有两碗左右，病人自己感觉转为舒适畅快，脉道中的气血逐渐接续，间歇逐渐消失，泻痢也停止了。几年之后，张昆源又一次患病，伤风之后咳嗽，咳吐痰液涎沫很多，诊脉的时候又出现了上一次出现过的参伍不调、间歇频作的脉象，给他开了杏桔汤两副，服药后咳嗽停止，脉搏也恢复调匀。就询问他的夫人，才知道他过去经常出现这类参伍不调的脉象。总的说来，治疗疾病，务必要把病人的形质、面色、脉象、证候综合考虑，方能不会失误，才能更准确地判断病人的预后的吉凶。

中医十怪脉

中医古籍里有七种危险脉象，即雀啄脉、屋漏脉、弹石脉、解索脉、鱼翔脉、虾游脉、釜沸脉，称为真脏脉，又叫七绝脉，凡见七绝脉，必死无疑。

上述七绝脉再加上偃刀脉、转豆脉、麻促脉，称为"十怪脉"：

雀啄脉——脉来急速，节律不齐，止而复发，犹如雀喙啄食的脉象，表现为脉搏在连续快速跳动3~6次之后，出现一次较长时限的歇止，并反复发作，短促而不规则。是脾气已绝的表现。多见于风湿性心脏病、冠心病、心肌梗死等。

屋漏脉——脉来迟缓，许久方来，如屋漏滴水的脉象，这种脉搏为每分钟20~40次。可见于冠心病、风湿热、白喉、室间隔缺损等病证，反映了体内营养胃气的绝乏。

弹石脉——来势沉实，指下如以指弹石的脉象，由于血管高度硬化，弹性极差而伴有外周血管阻力增加所致。常见于各种心血管病证，如桡动脉粥样硬化合并冠状动脉粥样硬化及心肌梗死病证等。

解索脉——脉来如绳索之解散，节律紊乱，忽疏忽密的脉象，其脉率多在每分钟80~150次。常见于冠心病、高血压性心脏病、风湿性心脏病人。

鱼翔脉——脉来时起时伏，似有似无，如鱼之翔在河水的脉象，表现为严重的心律失常，脉率为每分钟160次以上，发作初期脉体尚清楚，持续时间长时脉搏即突然减弱，似有似无。可见于心脏实质严重损害的疾病，如心肌梗证、心肌炎、克山病等。

虾游脉——来时隐隐约约，去时一跃即逝，如虾游之状的脉象。其表现为严重心律失常，脉率快至每分钟160次以上，脉位表浅而脉搏无力，并反复隐没，血压甚至降为零。持续隐没时间为数秒至数分钟不等。常见于低钾血症、冠心病、房室传导阻滞、甲状腺功能亢进性心脏病、心肌炎等证病。

釜沸脉——脉来极快，有出无入，如锅中水沸，绝而无根，时出时灭的脉象。其表现为心率超过每分钟180次以上，脉律突发突止，常见于阳热疾病，如甲状腺功能亢进性心脏病、风湿性心脏病、电解质紊乱的低血钾等。

偃刀脉——来势弦细而紧急，如同以手摸刀刃之口的脉象。原因是诸多因素导致中小动脉血管紧张度增高。常可见于肾性高血压等动脉硬化证病人脉中。

转豆脉——脉来去捉摸不定如豆之旋转的脉象。具体原因是心脏节律过速，血液流动过快导致脉管圆滑、流利不可捉摸。常见于再生障碍性贫血，病毒性心肌炎，急性白血病，恶性淋巴肉瘤，红斑狼疮性心肌病导致的重病垂危病人。

麻促脉——急促而零乱的脉象，其脉率可达每分钟160次以上。常见于濒死病人、严重低血钾患者、洋地黄中毒等心律严重失常病人。

体 厥

原典

阳证脉阴[①]，身冷如冰，为体厥。

施幼声，卖卜颇行[②]，年四旬，禀赋肥甚[③]。六月患时疫，口燥舌干，苔刺如锋[④]，不时太息，咽喉肿痛，心腹胀满，按之痛甚，渴思冰水，日晡益甚，此下证悉备，但通身肌表如冰，指甲青黑，六脉[⑤]如丝，寻之则有，稍按则无，医者不究里证热极，但引《陶氏全生集》[⑥]，以为阴证。但手足厥逆，若冷过乎肘膝，便是阴证，今已通身冰冷[⑦]，比之冷过肘膝更甚，宜其为阴证一也；且陶氏以脉分阴阳二证，全在有力无力中分，今已脉微欲绝，按之如无，比之无力更甚，宜其为阴证二也；阴证而得阴脉之至，有何说焉？以内诸阳竟置不问，遂投附子理中汤。

注释

① 阳证脉阴：阳证，凡疾病的性质属于急性的、动的、强实的、兴奋的、功能亢进的、代谢增高的、进行性的、向外（表）的、向上的证候，中医都归于阳证。

② 卖卜颇行：为人占卜，获取钱财为卖卜。颇行，很在行，生意很好。

③ 禀赋肥甚：从小就体胖过人。禀赋，先天遗传。

④ 苔刺如锋：舌苔干而起刺，像针、刀一样锋利。

⑤ 六脉：指人体中十二经脉中的六脉，即手太阴肺经、手阳明大肠经、手少阴心经、手少阳三焦经、手厥阴心包经、手太阳小肠经。

⑥《陶氏全生集》：应为《陶氏全集》，也就是明代陶华的《伤寒六书》。

⑦ 通身冰冷：全身都冰凉。临证之时的厥证，虽然手足、身体冰冷，但腋下、阴部应当温暖，或者发热。

译文

瘟疫发热的阳证，却出现脉微欲绝的阴脉，身体也发凉如冰，这就是"体厥证"。

患者施幼声，经常为人占卜赢利，生意兴隆，年龄已经四十岁，从小就体胖过人，现在更加肥满。六月时患时行瘟疫，口腔干燥，舌头也干，舌苔起刺像针尖一样锋利，经常出现深吸气，咽喉部位红肿疼痛，心胸腹部撑胀满闷，按压时疼痛很明显，口渴想饮冰凉的水，这些证候到了下午的三到七点更加严重，这已经完全具备了使用泻下的治疗方法的指征。但是由于全身的肌肤都发凉如冰，病人的指甲发青发黑，两手的寸关尺的六部脉都细如丝线，深按则能摸到，用力小了就摸不到脉搏，诊治的医生不是深入研究，认为它属于在里的热势太盛才致如此，而是引用明初陶华的《伤寒六书》的论述，认为这就是阴证。只要手足发凉，向上超过了肘和膝，就可以认为是阴证，现在病人已经全身冰冷，比冷过肘膝的情况更严重更典型，这是应当算作阴证的一个有力的证据；而且陶华把脉象分为阴阳证两类，区分的根据完全在于脉搏的有力与无力，现在病人的脉搏已经微弱欲断，按摸的时候好像摸不到脉搏的跳动，比陶华所说的无力程度更严重，这是被认为属于阴证的第二个有力的证据。阴证又得到阴脉的旁证，还会有什么不同的说法呢？把其他的各个属于阳证的见证全都放在一边不加过问，于是就给病人开了附子理中汤。

原典

未服，延予至，以脉相参，表里互较①，此阳证之最者②，下证悉具，但嫌下之晚耳。盖因内热之极，气道壅闭，乃至脉微绝，此脉厥也。阳郁则四肢厥逆，若素禀肥盛尤易壅闭，今六阳已极，以至通身冰冷，此体厥也。六脉如无者，群龙无首之象③，证亦危矣。急投大承气汤，嘱其缓缓下之，脉至厥回，便得生矣。

其妻闻一曰阴证，一曰阳证，天地悬隔④，疑而不服。更请一医，指言阴毒，须灸丹田，其兄叠延三医续至，皆言阴证，妻乃惶惑。病者自言：何不卜之神明？遂卜得从阴则吉，从阳则凶，更惑于医之议阴证者居多，乃进附子汤，下咽如火，烦躁顿加。乃叹曰：吾已矣，药之所误也⑤。言未已，更加之，不逾时乃卒。嗟乎！向以卜谋生，终以卜致死，欺人还自误，可为医巫之戒。

注释

①表里互较：将在表的与在里的症状、体征，互相比较。

②此阳证之最者：这是阳证之中最重的，也就是"热甚厥深"。

③群龙无首之象：因为乾卦的六爻都是由阳爻所组成，属于纯阳爻的卦象，"群龙无首"出现在"上九"之上，是阳气最盛最高，至高无上的意思。吴又可借此表达病人的阳热之气，已经达到最高的极点。

④天地悬隔：差距就像天与地的相隔一样巨大。

⑤吾已矣，药之所误也：此为主谓倒装句，本来的语序应当是：药之所误也，吾已矣。错用药物造成的误治，使我必定会被治死的。已，完了、结束。

译文

在病人还没有服用附子理中汤之前，病人的家属又请我诊断，把病人的脉象与证候互相比较，再进一步将在表与在里的症状相比较，我认为这是阳证之中最为严重的病证，泻下的证候已经完全具备，只后悔泻下得太晚了。总的说起来，由于体内的热势很盛，气机运行的道路被邪气壅遏闭塞，才造成了脉搏微弱像要停止一样，这就是"脉厥"证。阳气郁滞不能达于四肢，所以四肢冰冷，如果病人平素就身体过于发胖，尤其容易引起气机的壅遏闭塞。现在病人的阳气尤盛已经达到了极点，以致出现了全身肌肤的冰冷，这就是厥证之中的"体厥"。两手的寸关尺六部脉似有若无的原因，是由于体内阳热已极，像《易经·乾卦》的"群龙无首"卦象一样，证情已经达到极为危重的地步。应立刻使用大承气汤治疗，并嘱咐其缓缓地泻下，等到脉搏重现、体温恢复的时候，就得到了生机。

然而，病人的妻子曾经听到过许多不同的说法，一名医生说病人属于"阴证"，而另一名医生却说病人属于"阳证"，两种说法的差别就像天与地的距离一样大，正犹豫不决，不知道应当听谁的而没有服药；又请了一名医生，却认为病人属于"阴毒"，并说应当灸丹田穴；病人的哥哥连续请了三个医生，都说病人属于阴证，病人的妻子听了之后，更加惶恐疑惑。病人本来是一个算命的，他自己说："为什么不占卜一下，问问神灵的意思？"于是就占卜起来，得到的结果是按照阴证治疗就是吉兆，而按照阳证治疗就是凶兆。又因为说属于阴证的医生占大多数，被这种说法所迷惑，就服用了附子汤。药物服下去的时候，就像服了火药一样热燥不适，病人心烦躁动的情况立即增加了许多。病人叹息说："我完了！误治要了我的命！"话还没有说完，病情的痛苦更加严重了，没有超过一个时辰就死去了。真是啊，这个病人过去靠给他人占卜为生，最后却因为占卜而死亡，既是用骗术欺人的骗子，也是骗术的受害人，实在是为医、为巫者的前车之鉴。

乘　除

原典

病有纯虚纯实，非补即泻，何有乘除①？设遇既虚且实者，补泻间用，当详孰先孰后，从少从多，可缓可急，随其证而调之。

医案：吴江沈青来，正少寡^②，素多郁怒，而有吐血证，岁三四发，吐后即已，无有他证，盖不以为事也。三月间，别无他故，忽有小发热，头疼身痛，不恶寒而微渴^③。恶寒不渴者，感冒风寒^④，今不恶寒微渴者，疫也。至第二日，旧症大发，吐血胜常^⑤，更加眩晕^⑥、手振^⑦、烦躁^⑧，种种虚状，饮食不进，且热渐加重。

注释

① 何有乘除：哪里用得着算计呢？乘除，本来指运算过程之中的乘法与除法，引申为算计、费心。

② 正少寡：正处在少年守寡的时期。寡，妇女丧了丈夫之后为寡。古人三十岁之前为"少"，血气未壮，所以称少。

③ 不恶寒而微渴：不出现恶寒，而且见到微有口渴，这是里热外发的瘟热病。

④ 恶寒不渴者，感冒风寒：张仲景《伤寒论》第3条云："太阳病，或已发热，或未发热，必恶寒、体痛，脉阴阳俱紧者，名为伤寒。"

⑤ 吐血胜常：吐血的量，超过了过去的情况。胜，战胜、超过另一个。常，平常、经常、固定的。

⑥ 眩晕：泛指视物旋转、头晕目眩。视物旋转、如坐舟车，不敢睁眼为"目眩"；头重脚轻、头昏眼花为"头晕"。

⑦ 手振：手足震颤，多为阴虚动风的先兆。

⑧ 烦躁：烦躁虽然经常连称，但两者是有区别的。一般说，热扰心神则心烦，神志不清则躁动不安，有心烦、肾躁之说。

译文

疾病有的属于单纯的虚损证，有的属于单纯的实证，治疗上不是补，就是泻，也很单纯，有什么需要费心思琢磨的呢？假如遇到的病人，既有正气的虚损，又有邪气造成的实证，补益与泻下的治疗方法必须兼顾使用，并且应当考虑先用什么，后用什么，补与泻是用多还是用少，应当使用缓剂还是使用急用的剂型，都应当根据病证的具体情况，做相应的调整。

病例讨论：吴江县的沈青来，正处于年轻而寡居的时候，平素常有情志郁结而易怒，有吐血的宿疾，每年发作三四次，吐血之后没有其他不适，没有引起重视。三月份，没有其他的诱因，忽然出现低热、头痛身疼，不恶寒却有轻度口渴。本来恶寒不口渴的，属于感受风寒的病证，现在却不恶寒而有口渴，这是瘟疫病的表现。患病后的第二天，沈青来的宿疾发作，吐血的量超过了以往的情况，而且与以往不同的是又增加了头晕目眩、手足震颤、心烦躁动不安等，种种虚损不足的症状，不能进食，而且热势逐渐加重。

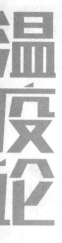

头晕的生理特征

头晕可分为两类，一为旋转性眩晕，多由前庭神经系统及小脑的功能障碍所致，以倾倒的感觉为主，感到自身晃动或景物旋转；二为一般性眩晕，多由某些全身性疾病引起，以头昏的感觉为主，感到头重脚轻。

1. 其病状可分为三大类。

（1）天旋地转——患者会感觉周围的景物在旋转，自身也可能在转。

（2）头重脚轻——没有天旋地转的感觉，但总觉得"头重重，脚浮浮"，提不起精神来。

（3）眼前一黑——感到视觉模糊，甚至暂时失去知觉。

大部分患头晕的人都会伴有作呕作闷、食欲不振甚至呕吐大作，这时要留意自己的饮食，应少食多餐、避免油腻食品，亦可在进食前先服食药丸，都有助减轻症状。

2. 若头晕持续，则须进行运动。

（1）头晕严重时应尽量卧床休息，在上下床时应慢慢进行，因平衡系统需要时间适应。相反，如果头晕情况持续（尤其情况维持一个月以上者）就应保持适当运动，因为此时不多活动，会令身体机能退化，使平衡系统失调，因此不可只躺着不动。

（2）头晕超过两周要检查。一般普通急性头晕，最多维持一至两个星期便消失，若超过的话就应尽快找医生。患者通常要进行身体血色素、血压、心跳、血糖等检查，甚至可能要检验听觉、做头部电脑扫描等。

3. 产生头晕的原因。

产生头晕的原因不一，一般有下列几种。

（1）中耳及内耳疾病。不同的耳部问题都能引起晕眩，如中耳炎、美尼氏症等，一般感冒病毒也会入侵内耳而引起问题，甚至引致呕吐等现象。

（2）药物影响。一些降血压药、心脏及糖尿病药，甚至感冒药等都可能有此副作用。

（3）心律失常。心脏疾病令脑部供氧失常而引起头晕，其中心跳过慢影响较多。

（4）慢性疾病。糖尿病、气管病、肾病等若控制不好，也会出现上述情况（如血糖过低）。

（5）贫血。怀孕期间或妇女月经量大，都会令血液含氧量减低，造成晕眩。

（6）血压过高或过低。血压过高或过低，都能对大脑造成影响而引致头晕。

原典

医者病者，但见吐血，以为旧证复发，不知其为疫也，故以发热认为阴虚，头疼身痛，认为血虚，不察未吐血前一日，已有前证[1]，非吐血后所加之证也。诸医议补，问予可否，余曰：失血补虚，权宜则可[2]，盖吐血者内有结血[3]，正血不归经，所以吐也④。结血牢固，岂能吐乎？能去其结，于中无阻，血自归经，方冀不发。若吐血专补，内则血满，既满不归，血从上溢也。

设用寒凉尤误⑤；投补剂者，只顾目前之虚，用参暂效，不能拔去病根，日后又发也。况又兼疫，今非昔比，今因疫而发，血脱为虚，邪在为实，若投补剂，始则以实填虚⑥，沾其补益，既而以实填实⑦，灾害并至。

注释

①已有前证：在吐血之前，已经有发热、头痛身痛。

②权宜则可：作为暂时的措施还可以。权宜，变通、暂时适宜。

③内有结血：体内有瘀血凝结。

④正血不归经，所以吐也：正常运行的血液，不能回到经脉之中，因此溢于脉外而吐血。

⑤用寒凉尤误：使用寒凉的药物进行治疗，是尤其错误的方法。按照中医传统的理论，血得热则行，遇寒则涩而不流，所以出血的病证，一般都首先使用凉血止血的方法治疗。

⑥始则以实填虚：开始的时候，是用补益的药物治疗虚损，属于"以实填虚"。

⑦既而以实填实：此后，再用补益的药物治疗，虚损已经不存在了，而邪气正在增长，所以属于"以实填实"。

译文

医生病人，这时只见到吐血的表现，认为是旧有的宿疾复发，不知道这就是瘟疫病。所以认为发热属于阴虚，头疼、身痛属于血虚，却不了解在没有出现吐血的前一天，就已经出现了发热、头疼身痛，这些证候不是吐血之后引发的症状。各位医生都议论着要使用补益的药物，问我是否可以应用补益的治疗方法。我说：失血之后用补益的药物，暂时可以一用。大概说来，吐血的病人多数体内有瘀血结聚，而正常流动的血液不能回归到经脉之中，所以才出现吐血。如果凝结的血液是牢固的，还能吐吗？如果能够除去病人凝结的血液，在经脉之中不再有瘀血的阻碍，人体的血液自然能够在经脉的轨道中正常运行，这样才能使吐血不再复发。假如吐血之后单纯补益，脉道之内的血液过分充满，既然血满于脉就容易发生血不归经，血液从上漫溢，形成吐血证。

假如吐血之后，单纯使用寒凉的药物，一味寒凉止血不问病因，这是更加错误的治疗方法。使用补益药物的人，只想到目前的虚损的一面，用人参取得暂时的效果，却不能去除吐血的根本原因，日后必然会复发。更何况目前还兼有感受瘟疫邪气的情况，现在的病情与以往已经不同，更不能单纯补益。现

上卷

147

在的吐血因为瘟疫而引发，血液的丢失属于虚损，瘟疫邪气属于邪实，属于虚实共存。假如使用补益的药物，一开始是用补益的药物补益虚损，属于"以实填虚"，病情因为补益而见效；此后，再用补益的药物治疗，虚损已经不存在了，而邪气正在增长，所以属于"以实填实"，瘟疫造成的损害和补药引起的副作用，将会同时显现出来。

原典

于是暂用人参二钱，以茯苓、归①、芍佐之，两剂后，虚证咸退，热减六七，医者病者皆谓用参得效，均欲速进，余禁之不止，乃恣意续进，便觉心胸烦闷，腹中不和，若有积气，求哕不得②，此气不时上升，便欲作吐，心下难过，遍体不舒，终夜不寐，喜按摩捶击，此皆外加有余之变证也。所以然者，止有三分之疫，只应三分之热③，适有七分之虚，经络枯涩，阳气内陷，故有十分之热④。分而言之，其间是三分实热，七分虚热也。

注释

①归：即当归，其根可入药，是最常用的中药之一。具有补血和血，调经止痛，润燥滑肠、抗癌、抗老防老、免疫之功效。

②求哕不得：希望通过哕逆，伸展气机，却难以如愿。

③只应三分之热：三分的疫邪，只能对应三分的热势。

④故有十分之热：所以，三分的疫热，再加上七分的虚热，共有十分的热势。

译文

由于上述的复杂病情，可以暂时使用人参二钱（6克），并同时用茯苓、当归、白芍，起到辅佐和制约的作用。两服药剂之后，病人的虚损证候减退，热势减轻了十分之六七。医生和病人都认为应用人参取得了效果，都希望进一步快用、多用人参，我劝阻他们的意见不被采纳，他们就大肆使用人参，连续服用之后就出现了心烦胸闷、腹部不适，好像其中有气机阻滞，希望通过哕逆伸展气机，却难以如愿。此时经常有气机向上冲逆，就常有欲吐的感觉，胃脘部位难受不适，全身也不舒适，整夜整夜地不能入睡，喜欢让人按摩和用拳头敲击，这都是外加的属于实证的表现。出现这些表现的原因，是由于存在三分疫邪，只能产生三分的热势，又正好有七分的虚损，经脉络脉的气血干枯涩滞，阳热之气内陷，又产生了七分的热势，所以共有十分的热势。分开来说，十分热势之中，有三分的热势属于实热，有七分的热势属于虚热。

人参的服用禁忌

人参是众所周知的名贵滋补药品。但是，人参虽补，多吃也会中毒。因为人参虽然药性平和，有益气健脾等功效，但如长期过量服用，会引起胃脘、腹部胀满、食欲减退。

（1）若没有气虚的病证而随便服用人参，是不适宜的。体质壮实的人，并无虚弱现象，则不必进服补药，妄用该品。如误用或多用，反而往往反而导致闭气，出现胸闷腹胀等症。有些人认为人参是一种补品，以为吃了对身体总有好处，这是错误的想法。无论是红参或是生晒参在食用过程中一定要循序渐进、不可操之过急，过量服食。另外，一定要注意季节变化，一般来说：秋冬季节天气凉爽，进食比较好；而夏季天气炎热，则不宜食用。

（2）忌饮茶。服人参后，不可饮茶，避免使人参的作用受损。

（3）无论是煎服还是炖服，忌用五金炊具。

（4）人参忌与葡萄同吃。与葡萄同吃，营养会受损，葡萄中含有鞣酸，极易与人参中的蛋白质结合生成沉淀，影响吸收而降低药效。

（5）服用人参后忌吃萝卜（含红萝卜、白萝卜和绿萝卜）和各种海味。古医书讲萝卜"下大气，消谷……"。现代研究表明萝卜有消食利尿之功效，与古代观点相同。人参大补元气是其最主要功能，这两者，一个大补气，一个大下气，正好抵消。故有此一忌。

原典

向则本气空虚，不与邪搏，故无有余之证。但虚不任邪，惟懊恼忱、郁冒①、眩晕而已，今投补剂，是以虚证减去，热减六七，所余三分之热者，实热也，乃是病邪所致，断非人参可除者。今再服之，反助疫邪，邪正相搏，故加有余之变证，因少与承气微利之而愈。按此病设不用利药，宜静养数日亦愈。以其人大便一二日一解，则知胃气通行，邪气在内，日从胃气下趋②，故自愈。间有大便自调而不愈者，内有宿粪，隐曲不得下③，下得宿粪极臭者，病始愈。设邪未去，恣意投参，病乃益固，日久不除，医见形体渐瘦，便指为怯证④，愈补愈危，死者多矣。

要之，真怯证世间从来罕有，今患怯证者，皆是人参造成。近代参价若金，服者不便，是以此证不生于贫家，多生于富室也。

注释

①郁冒：证名，指昏冒神志不清的病证。

②日从胃气下趋：每一天都跟着胃气的下行，而向下移动。日：名词作状语，每一天。

③隐曲不得下：大便不能通畅排出。

④怯证：原意为怯懦、胆小，此指虚损、虚证。

译文

　　病人过去正气亏虚，不能与邪气斗争、格斗，所以没有实证的表现。正气虚不能抗击邪气，只表现出心中烦闷、头痛脑涨、头晕目眩等证，现在使用补益药物，因此虚损的证候减轻，热势减去十分之六七，剩下的三分热势，属于实证的发热，是由于瘟疫病邪引起的发热，绝不是人参能够祛除的。现在继续使用人参，不仅不能祛除病邪，反而会助长瘟疫邪气，邪气与正气互相斗争，所以加重了实热的病证，因此应当使用小量的承气汤，使病人产生轻微的泻下，病邪随之排出体外而病愈。假如这个病不用泻下的药物，也应当安静地修养几天，也可以自己恢复。因为病人的大便一两天解一次，就可以知道病人的胃气还是可以通行的，邪气在病人的体内，一天一天地随着胃气的下行而向下移动，所以最终能够自行痊愈。其中也有的病人虽然排便通畅，然而病情不能痊愈，这是由于病人体内有宿粪积滞，大便不能顺利排下，只有泻下了极其臭秽的宿粪，病情才能痊愈。假如在病邪还没有祛除之前，而大量肆意地使用人参，病邪就会更加牢固，长期不能被祛除，医生只见到病人的身体逐渐消瘦，就认定这是虚证，越使用补益药物，病情就越危重，因此而死亡的患者很多。

　　总之，瘟疫病过程中，真正的虚损无邪的证候，从来就是极少有的，现在患者的虚损证长期不愈，都是使用人参不当造成的。近代以来人参的价格与黄金无异，服用的人很不容易买到，所以说误服人参造成的虚损证，不会出现在贫穷的人家里，而多见于富贵大户之中。

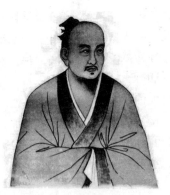

名医葛洪

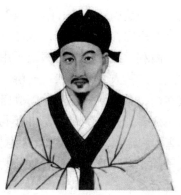

皇甫谧

下　卷

杂气论

原典

日月星辰，天之有象可睹。水火土石，地之有形可求。昆虫草木，动植之物可见。寒热温凉，四时之气往来可觉。至于山岚瘴气①，岭南毒雾②，咸得地之浊气，犹或可察。而惟天地之杂气，种种不一，亦犹天之有日月星辰，地之有水火土石，气交之中，有昆虫草木之不一也。草木有野葛、巴豆③，星辰有罗计、荧惑④，昆虫有毒蛇、猛兽，土石有雄⑤、硫、卤⑥、信，万物各有善恶不等，是知杂气之毒，亦有优劣也。

注释

① 山岚瘴气：山中的雾气和瘴疠之气。

② 岭南毒雾：秦岭之南的毒雾之气。岭南，秦岭之南，指今广东一带。

③ 巴豆：为大戟科巴豆属植物巴豆树的干燥成熟果实，其根及叶亦供药用。中医药上以果实入药，性热，味辛，有破积、逐水、涌吐痰涎的功能。有助于治寒结便秘、腹水肿胀、痰饮喘满、喉风喉痹、痈疽、恶疮疥癣等症。有小毒，须慎用。

④ 罗计：印度占星术名词。罗睺和计都的并称。荧惑：即火星，是战神。

⑤ 雄：即雄黄，又名石黄、黄金石、鸡冠石，是一种含硫和砷的矿石。加热到一定

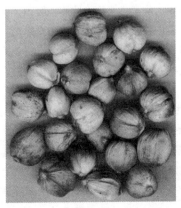

巴　豆

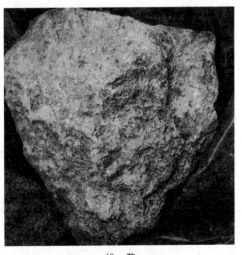

雄　黄

温度后在空气中可以被氧化为剧毒成分三氧化二砷，即砒霜。

⑥卤：即卤水，在医学上也作药用，可治疗大骨节病、克山病、甲状腺肿大三大地方病。但大量口服或误服，也可以导致严重中毒。

译文

太阳月亮星星北斗，这是天上可以见到的景象；水流火焰土地山石，这是地上可以见到的景象；飞虫走兽百草树木，是可以见到的动物植物；冬寒夏热春温秋凉，是可以察觉的四季的气温变化。甚至于山中的雾气和瘴疠之气，秦岭之南的毒雾之气，都是由于地脉有污浊之气，也还可以察觉得到。然而自然界之中使人得病的"杂气"，种类很多各不相同，也像天上有太阳月亮群星北斗、地上有泉水火光泥土石头一样种类很多。天地之间，飞禽爬虫花草林木，各种生物也不相同。野草树木中有能使人中毒的野葛、巴豆，星宿中也有让人难以琢磨的罗计星、荧惑星，动物中有可以对人造成伤害的毒蛇、猛兽，土地矿石中有可以让人中毒的雄黄、硫黄、卤水、信石，天地之间的万物都有好坏不等的属性，由此也可以知道杂气的毒性，也是有大有小的区别。

卤水入口后的急救措施

卤水虽然可以使蛋白质凝固，且在日常生活中也常用于制作豆腐。但大量吞服卤水可引起消化道腐蚀，镁离子吸收后，还会对心血管及神经系统产生抑制作用。

盐卤在医学上也被用来治疗大骨节病、克山病、甲状腺肿大三大地方病。但大量口服或误服，也可以导致严重中毒。因盐卤对皮肤及口腔、食管、胃的黏膜腐蚀作用很强烈，口服后即出现胃部烧灼感、恶心呕吐、口干、痉挛性腹痛、腹胀、腹泻，可伴有头晕、头痛、皮肤出疹等症状，临床表现主要有剧烈腹痛、烦躁、消化道出血、全身乏力、瞳孔散大、呼吸困难、发绀、血压下降、尿少、尿闭，严重者可致昏迷，甚至呼吸麻痹和休克，以致循环衰竭而死亡。故而在吞服卤水后可采取以下措施进行急救。

（1）喂入大量熟豆浆，使胃中的盐卤与豆浆发生作用，生成豆腐，解除盐卤的毒性。不要用生豆浆，生豆浆也有毒性，或者用牛奶，吸附重金属。无豆浆时，先灌入米汤，再灌入温开水，用手指刺激咽后壁，催吐洗胃，反复数次。

（2）洗胃后内服鸡蛋清、牛奶、稠米汤或面糊，保护胃黏膜。有条件的话，就近请医生静脉缓慢注射 10% 的氯化钙 10 毫升或 10% 的葡萄糖酸钙 10 毫升，有减轻毒性的作用。若病情严重的应立即送医院抢救。

原典

　　然气无形可求，无象可见，况无声复无臭，何能得睹得闻？人恶得而知其气，又恶得而知其气之不一也。是气也，其来无时，其著无力，众人有触之者，各随其气而为诸病焉。其为病也，或时众人发颐①，或时众人头面浮肿，俗名为大头温②是也。或时众人咽痛，或时声哑，俗名为虾蟆温是也。或时众人疟痢，或为痹气，或为痘疮③，或为斑疹④，或为疮疥疔肿，或时众人目赤肿痛，或时众人呕血暴亡，俗名为瓜瓤温⑤、探头温是也。或时众人瘿痎⑥，俗名为疙瘩温⑦是也。为病种种，难以枚举。

译文

　　尽管如此，杂气没有形质可以研究，没有形象可以观看，更何况没有声音，又没有气味可以让我们听到、嗅到，怎么才能看到它、感觉到它的存在？人们怎能知道它属于邪气，又怎能进一步知道这一类邪气是品种不一的？这一类邪气，它的到来是不定时的，它附着在人体的时候是没有力度的，人群中有感受了这类邪气的，分别根据感染邪气的不同而表现为不同的疾病。邪气引发的疾病，有时是很多人患下颌肿胀；有时许多人都头部、面部虚浮肿胀，也就是俗话所说的"大头瘟"；有时许多人都嗓子痛；有时许多人都声音嘶哑，也就是俗话所说的"虾蟆瘟"；有时许多人都患疟疾，或者都患痢疾；或者很多人都患气血不通的"痹气病"；或者很多人都患水痘、痘疮；或者很多人都发斑、出疹；或者许多人都患疮证、疥疮、疔毒、肿胀；有时很多人都患眼睛发红、肿胀疼痛；

注释

　　①众人发颐：许多人患了颊腮肿胀的传染病。颐，颊、腮。此病似腮腺炎。

　　②大头温：病证名，又名大头风、大头痛、时毒、大头伤寒、蛤蟆瘟、捻头瘟、大头天行、疫毒等。以头面部红肿为特征，多因天行邪毒侵及三阳经络所致。

　　③痘疮：也叫天花，是由天花病毒引起的一种烈性传染病，患者在痊愈后脸上会留有麻子，"天花"由此得名。

　　④斑疹：多由热郁阳明，迫及营血而发于肌肤。

　　⑤瓜瓤温：病名，瘟疫症见胸高胁起，呕血如汁似瓜瓤者。证情多属危重，治疗宜用生犀散、加味凉膈散等。

　　⑥瘿痎：瘿，中医指多因郁怒忧思过度，气郁痰凝血瘀结于颈部，或生活在山区与水中缺碘有关的病。可分为"气瘿""肉瘿"及"石瘿"等。痎，是指隔日发作的疟疾。如痎疟，是疟疾的通称，亦指经久不愈的老疟。

　　⑦疙瘩温：病名，遍身红肿发块如瘤，红肿遍身流走，病情危重。

有时许多人都吐血、突然死亡，也就是俗话所说的"瓜瓤子瘟""探头瘟"；有时许多人都患粗脖子病，也就是俗话所说的"疙瘩瘟"。邪气造成的疾病种类很多，不能一一列举。

原典

大约病偏于一方，沿门合户，众人相同者，皆时行之气，即杂气为病也。为病种种，是知气之不一也。盖当时适有某气，专入某脏腑某经络，专发为某病，故众人之病相同，是知气之不一，非关脏腑经络或为之证也。夫病不可以年岁四时为拘，盖非五运六气所印定者[①]，是知气之所至无时也。或发于城市，或发于村落，他处截然无有，是知气之所著无方[②]也。

疫气者，亦杂气中之一，但有甚于他气，故为病颇重，因名之厉气[③]，虽有多寡不同，然无岁不有。至于瓜瓤温、疙瘩温，缓者朝发夕死，急者顷刻而亡，此在诸疫之最重者，幸而几百年来罕有之证，不可以常疫并论也。至于发颐[④]、咽痛、目赤、斑疹之类，其时村落中，偶有一二人所患者，虽不与众人等，然考其证，其合某年某处众人所患之病，纤悉相同，治法无异，此即当年之杂气，但目今所钟不厚[⑤]，所患者稀少耳。此又不可以众人无有，断为非杂气也。况杂气为病最多，而举世皆误认为六气[⑥]。

注释

① 盖非五运六气所印定者：不是五运六气所决定的事。五运六气是古人根据干支纪年，所推演的气候变化的学说，主旨是自然界气候变化过于激烈则容易引起疫病流行。

② 所著无方：它所停留的地方，是不一定的。著，着，接触、停留。

③ 厉气：邪恶之气、瘟疫之气。

④ 发颐：中医病名，是热病后余毒结于颐颌间引起的急性化脓性疾病。

⑤ 目今所钟不厚：眼下所伤害人的邪气还不强烈。钟，集中。

⑥ 六气：指影响身体健康的六种致病因素，即阴、阳、风、雨、晦、明，最早由秦国名医医和提出的"六气病源"学说。

译文

大概说来，病情主要集中在一个地区，挨门挨户都患病，而且众人所患的病情基本一样，这都是时下流行的邪气引发的疾病，也就是杂气引起的疾病。根据不同时间地点的时行疾病证候不相同的特点，可以推测病原的邪气是不一样的。大约当时正好有某种邪气存在，这种邪气又专门侵犯某一脏腑、经络，引发专门的疾病，所以许多人的疾病都相同。由此我们知道引发疾病的邪气，可以有种种不同特性，不

古法今观——中国古代科技名著新编

是只有一种邪气，这不是脏腑经络失调引起的病证。瘟疫病不能被每一年的气运、四季的主气所限定，因为瘟疫病不是五运六气所主宰的季节病，由此我们就可以知道瘟疫邪气到来的时节是不一定的。瘟疫病有时发生在城市，有时发生在农村，而其他的地方却没有这样的病人，由此我们就知道了瘟疫邪气停留的地方是不固定的。

瘟疫邪气，也是各种杂气中的一类，只是比其他的邪气致病性强，造成的疾病比较严重，所以又被称为厉气。虽然每年的发病率，有的年份多，有的年份少，却没有哪一年是完全没有发病的。甚至于所说的瓜瓤瘟、疙瘩瘟的病人，病情发展慢的早晨发病晚上死，病情发展迅速的顷刻之间就会死亡。这是各种瘟疫中最为严重的，有幸的是几百年中很少发生这种瘟疫病，这种瘟疫病不能与寻常的瘟疫病相提并论。至于所说的下颌肿胀的"发颐"、咽喉疼痛、眼睛红肿、发斑出疹之类的病证，当时村落中，偶尔有一两个人患有这一类病证，虽然不和许多人患病的情形相同，但是仔细考察他们的证候，与某一年、某一处许多人同时患病的症状完全相同，治疗方法也没有区别，这就是当年的杂气引发的疾病，只是眼下邪气还不是那么强烈，所以发病的患者比较稀少罢了。对于这种情况，不能因为发病的人数少，就诊断不是瘟疫杂气致病。况且杂气造成的疾病是最多见的，然而普天下的人都把它说成是六淫邪气造成的疾病。

如何确诊为发颐

发颐的临床特点是常发生于热病后期，多一则发病，颐颌部肿胀疼痛，张口受限，全身症状明显，重者可发生内陷。类似于现代西医学中的化脓性腮腺炎。发颐确诊的要点有以下几点：

（1）此病多见于成年人，尤多见于伤寒、瘟病等热性疾病后、大手术后或体质虚弱者，多数是单侧发病，亦可双侧同时发病。

（2）初起颐颌之间发生疼痛及紧张感，轻微肿胀，张口稍感困难。继而肿胀逐渐显著，并延及耳之前后，以耳垂下部最为显著。如压迫局部，在口内颊部导管开口处有黏稠的分泌物溢出。此时张口困难，唾液分泌大为减少，并可出现暂时性口眼歪斜之症。

（3）发病7~10天左右腮腺部疼痛加剧，按压局部有波动感，同时口内颊部导管开口处能挤出混浊黄稠脓性分泌物。若不及时切开，脓肿可在颐颌部皮肤或口腔黏膜处窥破，脓出臭秽。

（4）初起有轻度发热，严重时体温可高达40℃左右，口渴纳呆，大便秘结，舌苔黄腻，脉弦数。如患者极度衰弱，或失于调治，或因过投寒凉攻伐之品，常可使肿势漫及咽喉而见痰涌气塞、汤水难下、毒邪内陷之症。

下　卷

155

原典

假如误认为风者，如大麻风、鹤膝风、痛风、历节风、老人中风、肠风、历风[①]、痫风之类，盖用风药，未尝一效，实非风也，皆杂气为病耳。至又误认为火者，如疔疮发背，痈疽肿毒，气毒流注，流火丹毒，与夫发斑痘疹之类，以为诸痛疮疡，皆属心火，投芩、连、栀[②]、柏。未尚一效，实非火也，亦杂气之所为耳。至于误认为暑者，如霍乱吐泻，疟痢暴注，腹痛绞肠痧之类，因作暑证治之，未尚一效，与暑何与焉？

至于一切杂证，无因而生者，并皆杂气所成，从古未闻者何耶？盖因诸气来而不知，感而不觉，惟向风寒暑湿所见之气求知，是令无声无臭，不睹不闻之气，推察既错认病原，未免误投他药。《大易》[③]所谓或系之牛，行人之得，邑人之灾也。刘河间作《病原式》[④]，盖视五运六气，百病皆原于风、寒、暑、湿、燥、火，谓无出此六气为病，而不知杂气为病，更多于六气为病者百倍，良以六气有限，现在可测，杂气无穷，茫然不可测也。专务六气，焉能包括天下之病欤？

注释

① 大麻风，一种传染病，人接触病人及其衣物就有可能被传染。鹤膝风，肘膝肿痛，臂细小，因其像鹤膝之形而名之也。历节风，多数是因为肝肾不足而感受风寒湿邪，入侵关节，积久化热，气血郁滞导致的疾患。肠风，肠中出血，血色鲜红的疾病，血色暗红的肠中出血为脏毒。厉风，通癞，即麻风。

② 栀：即栀子，别名黄栀子、山栀、白蟾，是茜草科植物栀子的果实。栀子的果实是传统中药，具有护肝、利胆、降压、镇静、止血、消肿等作用。在中医临床常用于治疗黄疸型肝炎、扭挫伤、高血压、糖尿病等症。

③《大易》：即《周易》。《周易》"无妄"卦所说的："有的人把牛拴在路边，走路的人把牛牵走了，给邑人带来了灾害。"

④ 刘河间作《病原式》：金代刘完素写作了《素问玄机原病式》，他主张五运六气主病，认为各种疾病都是由于风邪、寒邪、暑邪、湿邪、燥邪、火邪所引起，尤其是注重火热致病的重要性。

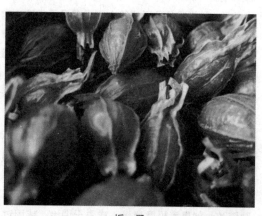

栀 子

译文

假如把瘟疫杂气错误地当成风邪致病，比如鼻烂眉落的麻风病、关节肿痛的鹤膝风、全身游走不定关节疼痛的历节风、老年人半身不遂的中风、大便出血的肠风、四肢抽搐的羊角风之类的风病，一律使用治疗风病的药物，却一点效果也没有，其实这不是一般的风病，而是瘟疫杂气造成的疾病。也有的把瘟疫杂气误认为六淫之火，比如体表的疔疖疮疡、后背的痈疽肿毒、火毒走窜、皮肤丹毒以及发斑出痘出疹等疾病，都被认为属于"各种疼痛疮疡，都是心火过盛"的经典学说，就给予黄芩、黄连、栀子、黄柏进行治疗，没有一次取得效果，其实这本不属于火邪为病，而是瘟疫杂气所造成的疾病。也有的被错误地认为是夏季的暑病，比如上吐下泻的霍乱、发冷发烧出大汗的疟疾、泻下脓血的痢疾、暴注下迫的腹泻、腹部剧烈疼痛的绞肠痧等病证，当作中暑证进行治疗，一点效果也没有，这与中暑有什么关系呢？

至于其他的一切杂证，凡是没有明确是六淫邪气引起的，都是因为杂气造成的，这种说法从古至今没有听说过，是什么原因呢？这大概是因为各种杂气来的时候，人们不能知道它，已经感受了也不能觉察，人们在病后只是在六淫邪气之中找原因，因此让没有声音、没有气味、不能看见、不能听到的瘟疫杂气，不被人了解。在推求病因的时候，就错误地把六淫当作病原，不可避免地会造成用药错误。这就是《周易》"无妄"卦所说的："有的人把牛拴在路边，走路的人把牛牵走了，给邑人带来了灾害。"金代刘完素写作了《素问玄机原病式》，他主张五运六气主病，认为各种疾病都是由于风邪、寒邪、暑邪、湿邪、燥邪、火邪所引起，说没有疾病能够脱离开六淫邪气致病的范围，却不知道杂气造成疾病的广泛性，杂气为病远远多于六淫邪气百倍以上，这实在是因为六淫邪气有限度，当时就可以测验得知，而杂气多至不可计数，而且茫然地不能测验。只归结于六淫邪气，怎么能完全概括世界上所有的疾病呢？

论气盛衰

原典

其年疫气盛行，所患皆重，最能传染，即童辈皆知为疫。至于微疫反觉无有，盖毒气所钟有薄厚也。

其年疫气衰少，闾里所患者，不过几人，且不能传染，时师皆以伤寒为名[①]，不知者固不言疫，知者也不便言疫，然则何以知其为疫？盖脉证与盛行之年所患之证，纤悉相同②。至于用药取效，毫无差别。是以知温疫四时皆有，长年不断，但有多寡轻重耳。

疫气不行之年，微疫亦有，众人皆以感冒为名，实不知为疫也。设有发散之剂，虽不合病原，然亦无大害，疫自愈，实非药也，即不药亦自愈。至有稍重者，误投发散，其害尚浅，若误用补剂或寒凉，反成痼疾③，不可不辨。

注释

① 时师皆以伤寒为名：当时的医师都说这是叫伤寒的病证。时师，当时的医师。

② 纤悉相同：一丝一毫都相同。

③ 若误用补剂或寒凉，反成痼疾：假如错误地使用了补益的药物、寒凉的药物，就会变成难以治愈的病证。

译文

在当时，瘟疫邪气很猖獗，所有发病的人病情都很重，传染性也最强，即便是小孩子也知道这属于瘟疫病。等到出现的属于很微弱的疫情，人们就会觉得根本没有瘟疫病，这大概是因为瘟疫的毒气，有偏于浓重和轻淡的缘故。

如果某年的疫气毒邪比较衰弱稀少，乡间患瘟疫病的人，不超过几个，并且相互之间不能传染，当时的医生都把其作为伤寒病看待。不了解

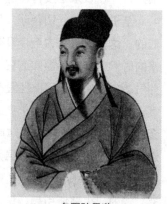

名医孙思邈

这种病的人，自然不会说这是瘟疫病，了解的医生也不方便再更正说这是瘟疫病。既然这样，根据什么能够知道病人所患的病属于瘟疫呢？大概说来，病人所表现出来的脉象、证候和流行的高发期的病人的证候、脉象，一丝一毫完全相同。甚至于用药取得效果，也与以前瘟疫盛行时完全一样，因此可以知道瘟疫病四季都可以发生，一年之中都不断散发，只是有的时候发病多，有的时候发病少罢了。

瘟疫邪气不发作的年份，轻微的瘟疫病也会出现，大多数人都认为是感冒病，却不知道这是瘟疫病。假如使用了发散解表的药物，即使是不与病原相符，也不会有什么大的危害，轻症的瘟疫自行痊愈，实际上与药物无关，即便是不用药物治疗也会自行恢复、痊愈的。至于有的病情较重的，错误地使用发散解表药，它的危害还算轻浅，如果错误地使用补益的药剂，或者使用寒凉的药方，就会形成难以治愈的顽症，不能不辨认清楚。

温疫论

古法今观——中国古代科技名著新编

论气所伤不同

原典

所谓杂气者，虽曰天地之气，实由方土之气也。盖其气从地而起，有是气则有是病，譬如所言天地生万物，然亦由方土之产也。彼植物藉雨而滋生^①，动物藉饮食而颐养^②，必先有是气，然后有是物。推而广之，有无限之气，因有无限之物也。但二五之精^③，未免生克制化，是以万物各有宜忌。宜者益而忌者损，损者制也，故万物各有所制，如猫制鼠，如鼠制象之类^④。既知以物制物，即知以气制物矣。以气制物者，蟹得雾则死，枣得雾则枯之类，此有形之气，动植之物，皆为所制也。

注释

① 彼植物藉雨而滋生：那种植物靠着雨露的滋润而生长。藉，借。

② 动物藉饮食而颐养：动物依靠饮食而得到滋养。颐养，保养。

③ 二五之精：阴阳与五行派生出的精华。二，就是两仪，也就是阴与阳。五，就是五行，是古人关于世界物质起源的另一学说。

④ 如鼠制象之类：就像老鼠制住大象之类的事情。传说老鼠钻到大象的耳朵里，制服了大象。

译文

我所说的杂气，虽然说是天地间的气体，其实主要是由当地的土地产生的气体。大约说来，瘟疫邪气从土地中升起来，有这种邪气就会有瘟疫病，就像所说的天与地能够产生万物一样，也是由当地的具体土地产生出来的。那些植物靠着雨露的滋润而生长，动物则依靠饮食而得到营养，一定要先有了这种气体，然后才有这种物体。由此可推想，有无限多的气体，再由这些气体产生无限多的物质。只是由阴阳二气和金木水火土五种元素的精华组成的世界，不可避免地互相之间产生一定的影响，比如相生相克，也就是相互制约、相互化生。因此说世间万物，都有适合自己和不适合自己生存的因素。适合的因素就是有益的东西，不适合的因素就是有损害的东西，损害的因素就是制约的因素。所以说世间万物，都有自己的克星。比如猫制约老鼠，老鼠却能制约大象，这一类的现象很多。既然知道了可以用一种物质制约另一种物质，就能够理解用气体制约物质的道理。用气体制约物体的例子，比如蟹见到雾气就会死，大枣见到雾气就会枯萎等现象，雾气是可以看见的有形的气体，动物与植物都受雾气的制约。

现代人对五行相克的理解

五行作为古代汉族人民朴素的辩证唯物的哲学思想，多用于哲学、中医学阵法等方面，五行学说是汉族文化的重要组成部分。现代人对五行相克的理解如下：

金克木，因为金属铸造的割切工具可锯毁树木（有矿的土地不长草）。

木克土，因为树根吸收土中的营养，以补己用，树木强壮了，土壤如果得不到补充，自然削弱。

土克水，因为土能防水（兵来将挡，水来土掩）。

水克火，因为火遇水便熄灭。

火克金，因为烈火能熔解金属。

相生相克，是生态学的基本规律之一，是指在生态系统中每一物种都占据一定的位置，具有特定的作用，它们相互依赖、彼此制约、协同进化。

物种保护、野生动植物保护、动植物检疫方面的法律是相生相克规律在环境与资源保护法中的运用。

原典

至于无形之气，偏中于动物者[①]，如牛温、羊温、鸡温、鸭温，岂但人疫而已哉！然牛病而羊不病，鸡病而鸭不病，人病而禽兽不病[②]，究其所伤不同，因其气各异也。知其气各异，故谓之杂气。夫物者气之化也[③]，气者物之变也[④]。气即是物，物即是气。知气可

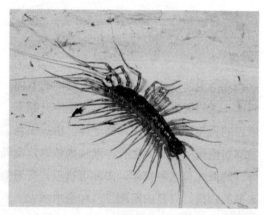

蚰蜒

以制物，则知物之可以制气矣。夫物之可以制气者，药物也。如蜓蚰[⑤]解蜈蚣之毒，猫肉治鼠瘘之溃[⑥]，此受物气之为病，是以物之气制物之气，犹或可测。

至于受无形杂气为病，莫知何物之能制矣。惟其不知何物之能制，故勉用汗吐下三法以决之[⑦]。嗟呼！即三法且不能尽善，况乃知物乎？能知以物制气，一病只有一药[⑧]，药到病已，不烦君臣佐使[⑨]，品味加减之劳矣。

注释

① 偏中于动物者：正好只伤害某一种动物。中，正好，受到。

② 人病而禽兽不病：人患的瘟疫病，飞禽走兽不发病。现代科学证明，许多致病性的微生物，是有种属差异的，属于人病而禽兽不病。也有属于人畜或者人禽共患病的致病微生物。

③ 物者气之化也：物质是由精气变化而产生的，古人称之为有生于无，无生于有，"有无相生"。

④ 气者物之变也：气是由物变化之后产生的。

⑤ 蜓蚰：即蚰蜒，性温味辛，有破积解毒的功效，治症瘕痞满，痈肿噎膈，口吐涎沫。

⑥ 猫肉治鼠瘘之溃：猫的肉可以治愈老鼠疮破溃疮口。老鼠疮，多指淋巴结核，破溃之后久不收口，很难痊愈。

⑦ 故勉用汗吐下三法以决之：所以勉强使用汗法、吐法、泻下法来驱逐病邪。决，河堤被水冲出缺口。决之，使病邪排出体外。

⑧ 一病只有一药：一种瘟疫病只使用一种药物治疗，也就是专病专药，特效药。

⑨ 不烦君臣佐使：不用烦琐地使用由君药、臣药、佐药、使药组成的复杂处方。君药是针对主要病证的药物，臣药是辅助君药的药物，佐药佐制处方中药物的毒副作用，使药为引导药物直达病所的药物。

译文

至于所说的无形可见的气体，能够只侵犯一种动物，比如只伤害牛的牛瘟，只伤害羊的羊瘟，只伤害鸡的鸡瘟，只伤害鸭的鸭瘟。岂止是人类的瘟疫有这种偏中现象！然而有的时候，牛生了瘟疫病，同样吃草的羊却不发病；鸡有瘟病的时候，鸭子却不生病；人类流行瘟病的时候，家中的飞禽走兽却不患病。仔细研究他们所受的伤害是不相同的，因此也就知道了他们所受的邪气，是各不相同的病因物质。知道了瘟疫邪气各有不同的特点，所以称其为不同的杂气致病。物质是由精气变化而产生的，气是由物变化之后产生的。因为气根源于物，所以可以说气就是物；物能产生气，所以也可以说物就是气。知道了气可以制约物体，就可以知道物体可以制约气了。所谓的物可以制约气，指的就是药物制约邪气。比如蜓蚰这种物质，可以解除蜈蚣的毒气伤害；猫的肌肉这种物质，可以治疗被称为老鼠疮的毒气造成的溃疡。这些都是由于受到了物体的毒气产生的疾病，进一步使用另一种物质的气，去制约致病的毒气，这些都是容易观测到的。

至于人体受到无形的邪气引发疾病，却不知道什么物质能制约这种邪气。也只是因为还不知道什么药物能够制约邪气，所以才勉强使用发汗、涌吐、泻下这三种治疗方法，来祛除病邪。遗憾得很！即便是这三种治疗方法，也不能都是十分恰当、有效的，更何况对于治疗物质的了解如何才是很深入的呢？假如能够知道了什么物质可以制约住病邪之气，一种疾病只能有一种药物可以治愈，药一用上疾病就痊愈了，不用再烦琐地使用由君药、臣药、佐药、使药组成的复方药物了，也不用操心费力地加减方剂的药味了。

蛔 厥

原典

疫邪传里，胃热如沸[1]，蛔动不安，下既不通，必反于上，蛔因呕出，此常事也。但治其胃，蛔厥[2]自愈，每见医家，妄引经论，以为脏寒，蛔上入膈，其人当吐蛔，又云胃中冷必吐蛔之句，便用乌梅圆[3]，或理中安蛔汤。方中乃细辛、附子、干姜、桂枝、川椒[4]，皆辛热之品，投之如火上添油。殊不知疫证，表里上下皆热，始终从无寒证者，不思现前事理，徒记纸上文辞，以为依经傍注[5]，坦然用之无疑，因此误人甚众。

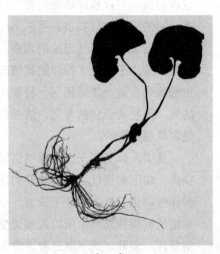

细辛

注释

① 胃热如沸：胃中的热气就像沸腾的热水一样热。

② 蛔厥：中医病名，症状有腹痛、呕吐、四肢冰凉等。为比较厉害的蛔虫感染症，因为可以发生神经症状，如脑膜炎一样的症状，故有"厥"之称。

③ 乌梅圆：处方名，可治脏寒虫动作，上入膈中，烦闷呕吐，时发时止，得时即呕，常自吐有此证候，谓之厥，此药主之。又治久痢。

④ 此句：细辛，别名华细辛、盆草细辛，可用为解热、利尿、镇痛、镇静药。可治头痛，有发汗、祛痰之效。干姜，为姜科多年生草本植物姜的干燥根茎。干姜温中散寒，回阳通脉，燥湿消痰。用于脘腹冷痛，呕吐泄泻，肢冷脉微，痰饮喘咳。川椒，中药名，为芸香科植物青椒或花椒的干燥成熟果皮。味辛性温，有小毒。

有增加食欲、降低血压、除湿止痛、杀虫解毒、止痒解腥的功效。

　⑤ 依经傍注：依据经文，依赖注释。

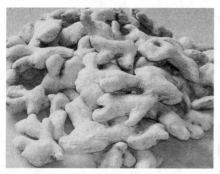

干　姜

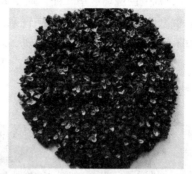

川　椒

译文

　　瘟疫邪气传变到里，胃中的热气如同沸腾的热水一样，肠胃之中的蛔虫躁动不安，蛔虫闭阻肠道之后，向下的道路既然不能畅通，必然会向上逆返，肠中的蛔虫因此而被呕吐出来，这是经常可以见到的事情。只要治疗病人的胃热，因蛔虫造成的四肢厥逆将自行痊愈。我经常见到一些医生，乱引张仲景的经典论述，认为属于"内脏虚寒，蛔虫因为虚寒而向上到膈的部位，病人因此而吐蛔虫"。还引用《伤寒论》的"病人胃中寒冷，一定会呕吐蛔虫"的句子，就使用乌梅丸，或者使用理中安蛔汤进行治疗。这类方剂中都使用细辛、附子、干姜、桂枝、川椒之类的药物，都是药性很热的药物，使用这类药物就像在火焰上浇油一样，使热势更高。一点也不知道瘟疫证属于表里上下都热的证候，从始至终都没有寒的证候。这些医生不思考目前证候的机理，只惦记着书上的说法，认为依靠经典、依赖注释就不会有错误，所以就公然应用，一点疑惑也没有，由此造成的误治很多。

呃　逆

原典

　　胃气逆，则为呃逆[①]。吴中称为冷呃，以冷为名，遂指为胃寒，不知寒热皆令呃逆。且不以本证[②]相参，专执俗语为寒，遂投丁、茱[③]、姜、桂，误人不少。吾愿执辞害义④者，临证猛省。

治法各从其本证而消息之。如见白虎证，则投白虎。见承气证，则投承气。膈间痰闭⑤，则宜导痰。如果胃寒，丁香柿蒂散宜之⑥，然不若四逆汤，功效殊捷。要之，但治本证，呃自止，其他可以类推矣。

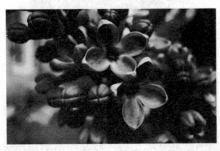

丁　香

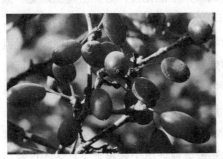

茱　萸

注释

①呃逆：是气逆上冲，喉间呃呃作声，连续不断的症状。

②本证：基本病变所表现的证候。

③此句：丁，即丁香，为双子叶植物药桃金娘科植物，味辛性温，气味芳香。功效为温中、暖肾、降逆。主治功效为呃逆、呕吐、反胃、痢疾、心腹冷痛、疝癖、疝气、癣症等。茱，即茱萸，又名"越椒""艾子"，是一种常绿带香的植物，具备杀虫消毒、逐寒祛风的功能。

④执辞害义：拘泥于文辞的表面意义，却损害了事情的本质。

⑤膈间痰闭：胸膈之间被痰浊阻滞、气机不畅。

⑥丁香柿蒂散：其组成部分为丁香、柿蒂、青皮、陈皮各等分。主治伤寒阴证呃逆及胸中虚寒、呃逆不止者。

译文

胃的气机向上逆行，就会变为呃逆的病证。江苏一带称呃逆为冷呃，把冷作为病名的一部分，于是就认为本病属于胃部寒冷，却不了解寒邪与热邪都可以让人患呃逆病。并且也不将本病的基本病理与证候互相参考，专门拘泥于俗称的"冷呃"，定为寒性，于是就使用丁香、茱萸、干姜、肉桂进行治疗，误治的人不在少数。我希望那些专门拘泥于文辞名称，而不管病人具体证候的人，在临床治疗的时候要赶快醒悟过来。

具体的治疗方法，要分别按照病人的基本证候进行相应的加减。比如见到白虎汤的证候，就使用白虎汤治疗；见到承气汤的证候，就使用承气汤治疗；如果病人胸膈之间被痰浊阻滞、气机不畅，就应当使用导痰汤进行治疗；如果病人属于胃部虚寒，可以使用丁香柿蒂散治疗，当然丁香柿蒂散不如四逆汤更温热，散寒获效更快。总之，只要治疗病人的基本证候，呃逆自然就会停止，其他病证的治疗方法也可以类比推理出来。

呃逆的非药物治疗

正常人发生呃逆时多数不需特殊治疗就可自行停止，对持续时间长且不缓解的病人可试用以下非药物方法治疗。

（1）一般疗法：对呃逆持续时间长且不缓解的病人可试行屏气、饮冷开水或采用重复呼吸等方法。

（2）针刺疗法：此方法目前国内报道较多，如分别针刺少商穴、迎香穴、双侧膈俞穴，1次有效率可达90%以上，也可同时针刺足三里、三阴交，配内关、太冲穴，缓解率可明显提高。

（3）艾灸法：按中脘、关元，然后灸膻中穴的顺序，每穴温和施灸15分钟，1天1次，此法1次治愈率为69%，重复艾灸一周内治愈率达100%。

（4）按摩及指压法：治疗者双手拇指按压患者双侧眼眶上，相当于眶上神经处，以患者耐受为限双手拇指交替旋转2～4分钟，并嘱患者间断屏气，常收到较好效果；也可按摩膈中穴10分钟。

（5）掌击法：患者取坐位或站立位，医者立其背后，将手指伸直，五指并拢，腕部伸直，用手掌根部趁其不备时，击打背部膈俞和胃俞穴，左、右各击1～2掌。

似表非表似里非里

原典

时疫初起，邪气盘踞于中，表里阻膈[1]，里气滞而为闷，表气滞为头疼身痛，因见头身痛，往往误认为伤寒表证，因用麻黄、桂枝、香苏、葛根、败毒、九味羌活[2]之类，此皆发散之剂，强求其汗，妄耗津液，经气先虚，邪气不损，依然发热也。

更有邪气传里，表气不能通于内，必壅于外，每至午后潮热，热甚则头涨痛，热退则已。此岂表实者耶？以上似表，误为表证，妄投升散之剂，原邪愈

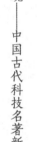
实，火气上升，头疼转甚，须下之，里气一通，经气降而头疼立止。若果感冒头疼，无时不痛，为可辨也。且有别证相参，不可一途而取。

注释

①表里阻膈：体表与内里互相阻隔，气机不通。

②t 香苏，又名鸡苏、龙脑薄荷、芥苴、水苏。气味辛、微温、无毒。主治吐血、下血、鼻血不止、风热头痛、头生白屑和突然耳聋等症。九味羌活，即九味羌活汤，为解表剂，具有辛温解表，发汗祛湿，兼清里热之功效。主治外感风寒湿

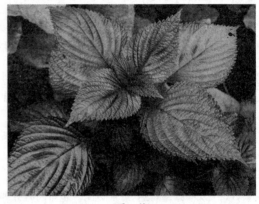

香　苏

邪，内有蕴热证。临床常用于治疗感冒、急性肌炎、风湿性关节炎、偏头痛、腰肌劳损等属外感风寒湿邪，兼有里热证。

译文

在瘟疫病的发病早期，邪气结聚在体内，使体表与内里互相阻隔，气机不通，在里的气机郁滞，就会出现胸闷；在表的气机郁滞，就会出现头部疼痛、身体疼痛。由于出现头痛与身体疼痛，经常被人当作伤寒病的表证，于是就用麻黄汤、桂枝汤、香苏饮、葛根汤、败毒散、九味羌活汤之类的药物进行治疗，这些都是发散解表的方剂，强力追求发汗解表，过度地耗散病人的津液，人体经脉的经气首先虚损，外邪之气却不损耗，仍然还会发热。

还有的邪气向里传变，在表的气机不能向里通行，必然会在外壅滞，因此每到午后就会出现发热，像涨潮一样准确，热重的时候就会头部发胀疼痛，热势消退之后，胀痛也随之消失。难道这属于表实证吗？以上的证候好像是表证的证候，如果错误地当成表证进行治疗，错误地使用发散解表的方剂，使原先的邪气更加盛大，火热之气上升，头部的疼痛也会更加严重，必须使用泻下治疗，在里的气机一旦通畅，经络的气机下行，头痛就会立即停止。假如是真的感冒引起的头痛，往往持续疼痛不会停止，这是可以鉴别的。并且还有其他的伴随证候，不能只看到头痛一个症状，就认为是感冒。

原典

若汗若下后，脉静身凉，浑身支节反加痛甚，一如被杖，一如坠伤，少动则痛苦号呼，此经气虚，荣卫行涩也。三四日内，经气渐回，其痛渐止，虽不药必自愈。设妄引经论，以为风湿相搏，一身尽痛，不可转侧①，遂投疏风胜湿之剂，身痛反剧，以此误人甚众。

伤寒传胃，即便潮热谵语，下之无辞②。今时疫初起，便作潮热，热甚亦能谵语，误认为里证，妄投承气，是为诛伐无辜。不知伏邪附近于胃，邪未入腑，亦能潮热。午后热甚，亦能谵语，不待胃实而后能也。假令常疟热甚，亦作谵语。瘅疟不恶寒，但作潮热，此岂胃实者耶？以上似里，误投承气，里气先虚，及邪陷胃，转见胸腹胀满，烦渴益甚，病家见势危笃，以致更医，医见下药病甚，乃指大黄为砒毒，或投泻心，或投柴胡、枳、桔③，留邪在胃，变证日增，神脱气尽而死。向则不应下而反下之，今则应下而反失下，盖因表里不明，用药前后失序之误④。

注释

① 不可转侧：病人不能随意转身、侧身、翻身。

② 下之无辞：对泻下治疗没有争议的言辞。

③ 此句：枳，又称枸橘、枳壳、臭橘，属于芸香科枳属植物。枳味苦，可作中药，治疗胃脘胀痛、消化不良、睾丸肿痛、跌打损伤、闪腰岔气、淋巴结炎、牙痛、咽喉痛、扁桃体炎、下利脓血等症。桔，即桔梗，别名包袱花、铃铛花、僧帽花，是多年生草本植物，其根可入药，有止咳祛痰、宣肺、排脓等作用。

④ 用药前后失序之误：使用泻下的药物的时机，发生了过早过晚的时序错误。

译文

假如病人经过发汗或者泻下的治疗，脉搏由紊乱转为安静，身体由发热转为凉爽，全身的肢体关节却反而疼痛加重了，就像被人痛打过，或像从高处坠落一般，稍微一动就会引发出痛苦的呻吟、叫喊，这是因为经脉气虚，荣气与卫气的运行涩滞难行而形成的证候。此后的三四天之内，经脉中的气机逐渐恢复，病人的疼痛也将逐渐停止，即使不用药物，也必定会自行痊愈的。假如乱引圣人的经典，认为是风气与湿气互相搏结，全身都会疼痛，不能转身翻身，因此使用祛风除湿的方剂，病人的身痛就会因此加剧，由此错误认识耽误的病人不在少数。

伤寒病邪气传变到胃部，就会定时出现下午发热，神昏谵语，使用泻下治疗不会出现争议的言辞。现在属于瘟疫病的初期阶段，就产生了定时的潮热，热的程度严重的时候也可以产生谵语，如果错误地认为属于里热证，乱用承气汤进行治疗，这就是攻伐那些没有病的脏腑，属于误治。他们不了解疫邪伏藏在接近于胃的部位，还没有进入胃腑之中，也能产生潮热；下午热势高了之后，也可以出现谵语，不必等待胃部有了实质性的邪气，才产生潮热谵语。假如常见的疟疾，热势很高，也可以产生谵语；瘅疟病不恶寒，只有定时发潮热，这难道属于胃部有实邪吗？以上的症状，好像属于里证，如果错误地使用了承气汤，在里的气机首先虚损了，等到瘟疫邪气陷入胃部，就会见到胸腹部位的胀满，心烦口渴更加严重，病人发现病情传变得更加严重，因此而换请别的医生治疗，新来的医生见到此前用泻下药物使病情加重的情况，就说大黄像砒霜一样有大毒，然后或者使用泻心汤，或者使用柴胡、枳实、桔梗等药物进行治疗，使邪气停留在胃部，各种变化难测的证候一天天地增多，病人精神衰竭气血耗尽，最终死亡。前边治疗时不应使用泻下的方法，却反而用了此法，现在应当使用泻下的治疗方法，却不知道采用，这都是因为对瘟疫的表证与里证认识不清，用药治疗的程序前后混乱造成的结果。

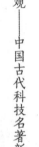

论 食

原典

时疫有首尾皆能食者，此邪不传胃，切不可绝其饮食，但不宜过食耳。有愈后数日，微渴微热，不思食者，此邪在胃，正气衰弱，强与之即为食复①。有下后一日便思食，食之有味，当与之。先与米饮②一小杯，加至茶瓯，渐进稀粥，不可尽意③，饥则再与，如忽加吞酸，反觉无味，乃胃气伤也，当停谷④一日，胃气复，复思食也，仍如渐进法。有愈后十数日，脉静身凉，表里俱和，但不思食者，此中气不苏，当与粥饮迎之，得谷后即思食，觉饥久而不思食者，一法人参一钱，煎汤与之，以唤胃气，忽觉思食，余勿服。

注释

① 食复：外感病痊愈之后，由于过食或食肉引起病证复发，称为食复。

② 米饮：即米汤。

③ 不可尽意：不能任意多食。

④ 停谷：即禁食。

译文

时行瘟疫病，有的患者自始至终都食欲很健旺，这是邪气没有传变到胃的表现，千万不能断绝病人的饮食，只是不应当过多地进食。有的病人痊愈之后几天，稍微的口渴，发低热，不想进食，这是邪气停留在胃部，正气虚弱的表现，勉强让病人进食，就可能造成病情的复发，称为食复。有的病人泻下后一天就想进食，吃东西有滋有味，应当及时给病人进食。先给病人喝米汤一小杯，逐渐加量到一茶碗，然后再喝稀粥，不能任意进食。病人感到饥饿时，再给他一些食物，如果病人突然出现泛酸，饮食反而没有滋味，这是胃气受伤的表现，应当停止进食一天，等到胃气恢复，病人才会想进食，仍然要像瘟疫病愈后的饮食，用渐进的方法逐渐加量。有的病人痊愈后十几天，脉搏已经安静，身体也已退烧，体表与内里的气机已经调和，只是不想进食，这是中焦的气机还没有复苏，应当给病人稀粥米汤迎接胃气的复苏，病人得到进食就想吃东西了。病人感觉饥饿已经很久了，但不想进食，可以使用一个方法，就是用人参一钱（3克），熬成汤给病人喝，用来唤醒胃气，病人可能忽然觉得想吃东西，不要给病人服其他的药物。

米汤的营养价值

米汤中含有大量的烟酸、维生素 B_1、维生素 B_2 和磷、铁等无机盐，还有一定的碳水化合物及脂肪等营养素。米汤性味甘平，有益气、养阴、润燥的功能，经常喝米汤对孩子的健康和发育有益，有助于消化和对脂肪的吸收。另外，用米汤给婴儿作为辅助饮料，也是比较理想的。

论 饮

原典

烦渴思饮，酌量与之，若饮食过多，自觉水停心下，名停饮[①]，宜四苓散最效。如大渴，思饮冰水及冷饮，无论四时，皆可量与[②]。盖内热之极，得冷饮相救甚宜，能饮一升[③]，止与半升，宁使少顷再饮，至于梨汁、藕汁、蔗浆、西瓜，皆可务不时之需[④]，如不欲饮冷，当易白滚汤[⑤]与之，乃至不思饮，则知胃和矣。

注释

① 停饮：水停为饮，饮凝成痰。

② 皆可量与：都应当尽量满足供给。

③ 升：容量单位，公制一升为 1000 毫升，合一市升。今公制与市制相同。十合为一升，十升为一斗。

四苓汤

白茯苓一钱、泽泻⑥一钱五分、猪苓一钱五分、陈皮⑦一钱。

取长流水煎服。古方有五苓散，用桂枝者，以太阳中风表证未罢，并入膀胱。用四苓以利小便，加桂枝以解表邪，为双解散，即如少阳并于胃，以大柴胡通表里而治之。今人但见小便不利，便用桂枝，何异聋者之听宫商？胃本无病，故加白术以健中。今不用白术者，疫邪传胃而渴，白术性壅，恐以实填实也。加陈皮者，和中利气也。

④ 务不时之需：供应病人不定时的需要。

⑤ 白滚汤：非汤，而是说汤缺盐少油、寡淡似水，此处指白开水。

⑥ 泽泻：多年生水生或沼生草本。主治肾炎水肿、肾盂肾炎、肠炎泄泻、小便不利等症。

⑦ 陈皮：又称为橘皮，为芸香科植物橘及其栽培变种的成熟果皮。性温，味辛、苦。有理气健脾，调中，燥湿，化痰的功效。主治脾胃气滞之脘腹胀满或疼痛、消化不良；湿浊阻中之胸闷腹胀、纳呆便溏；痰湿壅肺之咳嗽气喘；胸脘胀满，食少吐泻，咳嗽痰多等症。

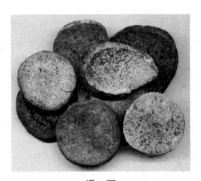

泽 泻

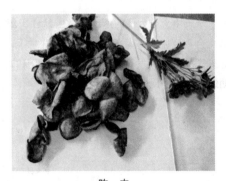

陈 皮

译文

病人心烦口渴，想喝水，应当斟酌给予，假如饮水太多，病人自己觉得心口的下边有水气停留，就叫停饮证，最好使用四苓散治疗。如果病人口渴很严重，想喝冰镇的水，或者是冷饮，不论四季任何时候，都应当尽量满足给予。大概病人体内的热势达到极盛的时候，得到冷饮的帮助是很合适的。一般能喝一杯的，只能给予半杯，宁肯过一小会儿再给，也不要过量。至于梨汁、藕汁、甘蔗汁、西瓜汁，都可以满足病人不定时的需要。如果病人不想喝凉的水，应当换成白开水给予饮用。等到病人不再想喝的时候，就可以知道他的胃气已经调和了。

四苓汤的药物组成

白茯苓一钱（3克）、泽泻一钱五分（4.5克）、猪苓一钱五分（4.5克）、陈皮一钱（3克）。

最好取用江河中的长流水来煎药服用。古代的方剂有五苓散，其中使用桂枝这味药，这是由于伤寒太阳中风，表证还没有解除，邪气进入膀胱。需要用四苓来使小便通利，加上桂枝达到解表散邪的作用，作为双解散，就像是少阳的邪气进入胃部一样，可以使用大柴胡汤，使表里通畅而治愈病人。现今的人只要见到病人小便不顺畅，就使用桂枝，这与聋子听音乐分五音有什么区别呢？胃部本来没有疾病，所以五苓散中只加白术一味药，用来保健中焦。现在不使用白术，是因为瘟疫邪气传变到胃部出现口渴，白术的药性壅滞，恐怕会造成误补的错误。方剂中加上陈皮，是为了调和中焦以利气机的运行。

损　复

原典

邪之伤人也，始而伤气，继而伤血，继而伤肉，继而伤筋，继而伤骨。邪毒既退，始而复气，继而复血，继而复肉，继而复筋，继而复骨，以柔脆者易损[①]，亦易复也。

天倾西北，地陷东南[②]，故男先伤右，女先伤左。及其复也，男先复左，女先复右[③]。以素亏易损，以素实易复也。

严洪甫正年三十，时疫后，脉证俱平，饮食渐进，忽然肢体浮肿，别无所苦，此即气复也。盖大病后血未盛，气暴复，血乃气之依归，气无所依，故为浮肿，嗣后饮食渐加，浮肿渐消，若误投行气利水药，则谬矣。

注释

①柔脆者易损：柔弱、脆弱的部位容易受损害。

②天倾西北，地陷东南：古人认为，天的支柱倾折之后，天空向东南方倾斜，土地向西北方倾斜，形成了我国的特殊地貌：天不足西北，地不满东南。

③男先复左，女先复右：男人属阳，而左半身为阳位，所以男人左边先恢复；女人属阴，而右边属阴，所以女人右边先恢复。

译文

瘟疫邪气伤害人体的时候，开始伤害气，紧接着伤害血，再往后就是伤害肉，伤害筋，伤害骨。邪毒已经退却后，最开始恢复的是气，紧接着是血恢复，然后是肉恢复，再往后是筋恢复，最后是骨骼恢复。因为柔弱、脆弱的部位容易受损害，也容易恢复。

古人认为，天的支柱倾折之后，天空向东南方倾斜，土地向西北方倾斜，形成了我国的特殊地貌：天不足西北，地不满东南。男人属阳而阴气不足，而右边属阴，所以先伤属阴的右边；女人属阴而阳气不足，而左半身为阳位，所以先伤害属阳的左边。等到恢复阶段，男人属阳，所以男人左边先恢复；女人属阴，所以女人右边先恢复。这是因为人体平素不足的地方，容易受伤害；平素比较充实的地方，容易首先恢复。

患者严洪甫，正当年龄三十岁时，患时行瘟疫后，脉搏与证候都已恢复，饮食逐渐增加，突然出现四肢、身体浮肿，而没有其他的痛苦，这就是人体的气机开始恢复了。总的说来，人体患大的疾病，血液还不太强盛，而阳气突然开始恢复，就会出现不协调，因为血液是阳气的依靠，阳气没有旺盛的血液做依靠，就会出现浮肿。此后只要逐渐增加饮食，浮肿就会慢慢消退，假如使用行气利水的药物治疗，就会形成误治。

类似男左女右的习俗

在中国封建社会中，许多事物都有尊卑高低之分，就连东西南北、前后左右也不例外。

古代把南视为至尊，而把北象征为失败、臣服。如宫殿和庙宇都面朝正南，帝王的座位都是坐北朝南，当上皇帝称"南面称尊"；打了败仗、臣服他人称"败北""北面称臣"。正因为正南这个方向如此尊荣，所以过去老百姓盖房子，谁也不敢取子午线的正南方向，都是偏东或偏西一些，以免犯忌讳而获罪。

除了南尊北卑之外，在东、西方向上，古人还以东为首，以西为次。皇后和妃子们的住处分为东宫、西宫，而以东宫为大为正，西宫为次为从；供奉祖宗牌位的太庙，要建在皇宫的东侧。现代汉语中的"东家""房东"等也由此而来。

除了东西南北之外，表示方向的前后左右也有尊卑高低之分。古代皇帝是至尊，他面南背北而坐，其左侧是东方。因此就在崇尚东方的同时，"左"也随着高贵起来。三国时期的东吴占据江东，也称江左。文左武右的仪制、男左女右的观念等，都是尊左的反映，有些习俗甚至延续至今。

原典

张德甫年二十，患禁口痢①，昼夜无度，肢体仅存皮骨，痢虽减，毫不进谷，投人参一钱，煎汤入口，不一时身忽浮肿，如吹气球之速，自后饮食渐进，浮肿渐消，肿间已有肌肉矣。

若大病后，三焦受伤，不能通调水道，下输膀胱，肢体浮肿，此水气也，与气复悬绝②，宜金匮肾气丸③及肾气煎，若误用行气利水药必剧。凡水气足冷，肢体常重，气复足不冷，肢体常轻为异。

俞桂玉正年四十，时疫后，四肢脱力，竟若瘫痪，数日后右手始能动，又三日左手方动。又俞桂岗子室④，所患皆然。

注释

①禁口痢：不能进食的痢疾。古语有"饿不死的伤寒，撑不死的痢疾"之说，如果不能进食，再加上腹泻、脱水酸中毒，病情就容易转危重。

②与气复悬绝：和气复的病证，有天地之别。悬绝，悬隔、阻绝。

③金匮肾气丸：其作用是温补肾阳，化气行水。用于肾虚水肿，腰膝酸软，小便不利，畏寒肢冷。

④子室：儿子的内室、妻子。

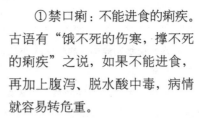

下 卷

译文

患者张德甫，当时年龄二十岁，患了不能进食的痢疾病，一天中泻下的次数不可计数，肢体消瘦得皮包着骨头，痢疾虽然已经减轻，丝毫也不能进食，就给予病人人参一钱（3克），煎好汤药后，下咽，不足一个时辰，病人的身体忽然浮肿起来，就像吹气球一样快。后来随着饮食的不断增加，浮肿也逐渐消退，此间病人的肌肉已经有所恢复。

假如病人患大病后，三焦的部位受到伤害，不能疏通水液运行的道路，使水液向下输送到膀胱，而产生肢体浮肿，这属于水气病，这和瘟疫病的气复证有天壤之别。水气病应当使用金匮肾气丸，以及肾气煎进行治疗。假如错误地使用了行气利水的方药，病情必然会加剧。凡是患水气病的人，他的足部都是发凉的，肢体也经常是沉重的，而气复的瘟疫病人，足部不凉，肢体经常因为消瘦而减重，这是它们的显著差别。

患者俞桂玉，在四十岁时，患时行瘟疫病后，四肢一点力气也没有了，简直就像患了瘫痪一样，几天后右手开始能活动，又过了三天，左手也能活动了。还有俞桂岗的儿媳妇，所患的病证与此完全相同。

173

水气病的分类

水气病按照病因、病机和病变部位的不同可分为五种类型，即风水、皮水、正水、石水和黄汗。

风水主要因为风邪外袭，肺失宣化，水停外溢所致，其病位在表，可见太阳表证又可见水气症状。故临床多见脉浮，发热，恶风，汗出而骨节疼痛等症。因其病位在表，故汗之则愈。

皮水主要因脾失运化或肺失通调，水湿内停，里水外溢而致。皮水并非中风，而独病水，其病位不在皮外而在皮中，视风水为较深。其水行皮中，内合肺气，故可影响肺气宣发而津不上承，故有口渴且不恶寒。若其水邪主要在肺，见咳嗽气喘，小便短少，浮肿，无汗。若皮水主要在脾，兼见乏力气短，饮食不消等脾虚证，可以看作病位比上方更为入里，则不用汗发，而用利小便之法。

正水为肾阳虚弱，失于温化，水停于里，为肾脏之水自盛也。故可见腹满，脉沉迟，若水气上逆，影响于肺，还可见气喘。

石水亦与肾关系密切。石水为肾阳衰微，不能蒸化水液，水液聚而不行，寒水凝结于少腹。其肾阳较正水更虚，寒水阴寒更盛，故水液被寒凝于少腹，见腹满如石，且不喘。

黄汗为水湿外袭，郁于肌肤，故四肢头面浮肿，脉象沉迟；湿郁化热，蕴蒸于肌肤，则身热、汗出色黄。若病久不治，不愈，则湿热之邪内入营血，波及血分。

标　本

原典

诸窍，乃人身之户牖也①。邪自窍而入，未有不由窍而出。《经》曰②：未入于腑者，可汗出已，已入于腑者，可下而已。麻征君复增汗吐下三法③，总是导引其邪，打从门户而出，可为治法之大纲，舍此皆治标云尔。

今时疫首尾一于为热，独不言清热者，是知因邪而发热，但能治其邪，不治其热，而热自已。夫邪之与热，犹形影相依，形亡而影未有独存者，

注释

① 户牖：门与窗。户，单扇的门；牖，窗子。

②《经》曰：此应指《伤寒例》而言。

③ 麻征君复增汗吐下三法：麻知己又增加了发汗、涌吐、泻下的三种治病方法。麻征君，金代医学家，河北易水人，名九畴，字知己，从师张子和，参与撰写《儒门事亲》，

若以黄连解毒汤、黄连泻心汤，纯乎类聚寒凉，专务清热，既无汗吐下之能，焉能使邪从窍而出？是忘其本，从治其标，何异于小儿捕影？

其认为，通过发汗、涌吐、泻下的三种治病方法，可以治疗所有的疾病。征君，古人为把受到过朝廷征招的贤能人士尊称为征君。

译文

人身体的眼目口鼻等九窍，就像身体对外开设的门窗。邪气可以从此进入身体，邪气被排出时，也必须通过九窍，才能把邪气清除出去。医经《伤寒例》就说过，邪气还没有进入六腑的，可以使用发汗的方法治疗，使邪气排出体外而痊愈；邪气已经进入六腑中，可以通过泻下的方法，治愈疾病。麻知己先生在《儒门事亲》中又增加说，通过发汗、涌吐、泻下的三种治病方法，可以治疗所有的疾病。总的思路是引导邪气，从可以出去的门路出去，这可以说是治疗的总纲，其他的治疗措施，大多都属于治标的方法罢了。

现在的瘟疫病，自始至终都属于热证，我却唯独不说清热的方法，这是为什么呢？是由于知道有邪气才发热，只要能够治疗他的邪气，不用治疗他的发热，发热必然自行消失。邪气与发热，就好像形体与影子一样，形体消失之后，依附于形体的影子是不能存在的。假如用黄连解毒汤、黄连泻心汤这样的方剂，单纯地将几种寒凉药聚在一起，专门去清热，既然不能有发汗、涌吐、泻下的作用，怎么能够使邪气从九窍排出体外呢？这是遗忘根本，而追求末叶的做法，与小孩抓影子有何不同？

行邪伏邪之别

原典

凡邪所客，有行邪[①]，有伏邪[②]，故治法有难有易，取效有迟有速。假令行邪者，如正伤寒，始自太阳，或传阳明，或传少阳，或自三阳入胃，如行人经由某地，本无根蒂，因其浮游之势，病形虽重，若果在经，一汗而解，若果传胃，一下而愈，药到便能获效。

先伏而后行者，所谓温疫之邪，伏于膜原，如鸟栖巢，如兽藏穴，营卫所不关，药石所不及，至其发也，邪毒渐张，内侵于腑，外淫于经，营卫受伤，诸证渐显，然后可得而治之，方其浸淫之际，邪毒尚在膜原，此时但可疏利[③]，使伏邪易出，邪毒既离膜原，乃观其变，或出表，或入里，然后可导邪而出，邪尽方愈。

注释

① 行邪：在人体之内传变不定的邪气。

② 伏邪：在人体之内潜伏、还没有发作的邪气。

③ 疏利：亦作"疎利"，为疏泄之意。

译文

凡是邪气侵犯人体，有的属于不断传变的"行邪"，有的暂时潜伏起来不立即发病，属于"伏邪"，因此治疗的方法有的难，有的容易，取得的效果有的快，有的慢。假如病人属于伤寒病的行邪，比如冬天常见的伤寒病，从太阳经开始发病，有的传变到阳明经，有的传变到少阳经，有的从三阳经脉进入到胃部，这些就像行走的人经过某一地区并不停留，本来也没有什么根基瓜葛，按着它所漂荡游动的情况，病的证形虽然很重，假如果然在经络中，往往一旦汗出病情就会缓解；假如邪气确实在胃部，也可以一泻下就痊愈，只要药物一到病所，就能够取得效果。

病邪先隐伏，然后才发作的，就是人们所说的瘟疫之邪，邪气潜伏在膜原的时候，就像鸟伏在窝里，也像野兽藏在洞里，人体的营气卫气都碍不着，药物砭石也达不到。等到病邪发动起来，它的邪毒逐渐暴露出来，向内可以侵犯内脏，向外可以充斥于经脉之中，让营气卫气受伤害，各种证候逐渐表露，这样之后才能进行治疗。在瘟疫邪气初发、进展的时候，邪毒还在膜原之中，这时进行治疗只能疏导利诱，让深伏的邪气容易出来。邪毒已经离开膜原后，再观察证候的变化，有的是向表传变，有的是向里传变，看清之后才能引导邪气，排出体外，邪气排净之后，疾病才能痊愈。

不同医家眼中的"伏邪学说"

伏邪学说首应溯源于《内经》，起于王叔和，发展于明清时代。伏邪学说这一概念，历来学者见解不一，有的本于《内经》理论，认为病邪的伏藏，都是前一季节感邪，后一季节发病；有的认为风寒无伏邪，瘟暑也有随感即发的；有的学者甚至不承认《内经》对病邪能够伏藏的认识；亦有把"伏邪"当作特有的病因或病类来认识。尤其在邪伏的部位上，医家们各执己见。

晋朝王叔和认为寒毒藏于肌肤。他指出，寒毒中而即病者为伤寒，中而不即病，寒毒藏于"肌肤"，至春变为瘟病，至夏变为暑病。宋庞安常认为邪伏少阴，他指出：

"伏气为病，谓非时有暴寒而中人，伏毒气于少阴经，始虽不病，旬月乃发。"自庞安常提出后，周禹载、叶天士、张路玉、章虚谷、王孟英、柳宝诒等都与庞氏所说一致。吴又可认为邪伏膜原，他指出，邪自口鼻而感，入于"膜原"，伏而未发，不知不觉。其后蒋问斋、俞根初亦持此说。

原典

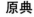

初发之时，毒势渐张，莫之能御，其时不惟不能即瘳其疾，而病证日惟加重，病家见证反增，即欲更医，医家不解，亦自惊骇，竟不知先时感受，邪甚则病甚，邪微则病微，病之轻重，非关于医，人之生死，全赖药石，故谚有云：伤寒莫治头①，劳怯莫治尾②。若果正伤寒，初受于肌表，不过在经之浮邪，一汗即解，何难治之有？此言盖指温疫而设也。所以疫邪方张之际，热不可遏，但使邪毒速离膜原，便是治法，全在后段功夫。识得表里虚实，更详轻重缓急，投剂不致差谬，如是可以万举万全，即使感受之最重者，按法治之，必无殒命之理。若夫久病枯极，酒色耗竭，耆耄风烛③，此等已是天真几绝，更加温疫，自是难支，又不可同年而语④。

注释

① 伤寒莫治头：伤寒病不要迎着开头治疗，否则不易见效。也有的人认为伤寒传经结束之后，可以不治自愈，所以不愿在开始时治疗。

② 劳怯莫治尾：虚劳的病证，不要在病人的最后阶段治疗，否则无力回天，劳而无功。劳怯，虚劳病，多属于人体气血阴阳衰竭之病。

③ 耆耄风烛：衰迈老年，就像风中的残烛，随时有熄灭的可能。六十以上的人为"耆"，八九十岁的老人为"耄耋"之年。

④ 同年而语：把不同的两个人或两件事物放在同一时间，不加区别地相提并论。

译文

瘟疫邪气初发作时，邪毒的势力逐渐高涨，没有什么能够抵御的药物，当时不仅不能立即治愈疾病，而且病情多是一天天逐渐加重，病人家属见到病证反而加重，就想立即换医生，医生不了解瘟疫病的变化规律，也深深地自我惊恐，却一点也不知道此前感受的邪气有多重，邪气重了病就重，邪气轻了病就浅。病情的轻重，往往与医生无关，而病人的生与死，全要靠医生的治疗。因此有的谚语说：对于伤寒病，医生不要在开头治；对于虚劳病，医生不要在末尾治。其实如果属于常见的伤寒病，开始属于肌表受邪，只是在经络的表面有邪气，一发汗就会痊愈，有什么难治的呢？"伤寒不可治头"说的应当是瘟疫。在瘟疫邪气刚开始发作时，热势不可遏止，只是使邪气尽快离开膜原，这是治疗的措施，关键的是在往后的病程中，采取有力措施。了解了瘟疫病的表里虚实证候，又知道治疗的轻重缓急措施，用药不至于发生错误，像这样就可以百分之百，或者万分之万地应对病证，即便是感受的邪气是最严重的，只要按照法则用药，按理说必定不会造成病人的死亡。假如病人属于久病重病，已经极度枯萎，或是酒色耗竭的身躯，或是垂暮老人就像风中的蜡烛，随时有熄灭的可能，这一类病人，已经属于真阴已竭，再加上瘟疫邪气的伤害，自然是难以支撑，这与一般的瘟疫病证是不能等类齐观的。

应下诸证

原典

舌白苔，渐变黄苔

邪在膜原，舌上白苔。邪在胃家①，舌上黄苔，苔老②变为沉香③也。白苔未可下，黄苔宜下。

舌黑苔

邪毒在胃，熏腾于上，而生黑苔。有黄苔老而变焦色者，有津液润泽者，作软黑苔。舌上干燥者，作硬黑苔。下后二三日，黑皮自脱。又有一种，舌俱黑而无苔。此经气④，非下证也。妊娠多见此，阴证也有此，并非下证⑤。下后里证去，舌尚黑者，胎皮未脱也，不可再下。务在有下证，方可下。舌上无苔，况无下证，误下舌反见离离黑色者危，急当补之。

注释

① 胃家：胃腑。

② 苔老：舌苔苍老，粗糙。

③ 沉香：一种药材名，属药瑞香科植物；也指白木香的含有树脂的木材。

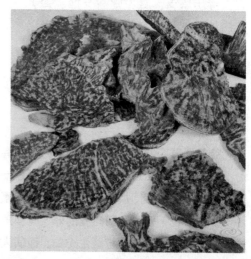

沉香

④ 此经气：这是病人的真阴外现，多属肾虚的危重症。

⑤ 阴证也有此，并非下证：阴寒的证候也可以出现黑苔，为肾虚水泛于上的表现。

译文

舌白苔，渐变黄苔

瘟疫邪气在膜原的时候，舌苔属于白色的。邪气深入传变到胃的部位，舌上的舌苔逐渐变成黄色的，黄色的舌苔时间长久后就显得苍老，如同沉香的黄色一样。白色的舌苔不能使用泻下的方法，黄色的舌苔可以使用泻下的方法治疗。

舌黑苔

瘟疫邪气在胃部，熏蒸升腾向上，从而产生黑苔。有的病人属于黄苔苍老后转变为黑苔，有的黑苔舌面上津液较多，比较润泽，就属于比较软的黑苔，如果舌上的黑苔，比较干燥就属于硬黑苔。泻下后两三天，黑苔的皮自然脱落。还有一种，满舌都黑，却没有舌苔，这是病人的真阴外现，多属肾虚的危重症，不是可以使用泻下的指征。孕妇可以有这种黑舌，阴证也可以有这种黑舌，都不是需要泻下的证候，泻下后在里的证候已经消失，舌头还是黑的，这是由于黑苔的舌皮还没有脱去，不能再使用泻下的治疗方法。一定要再一次出现需要泻下的证候，才能使用下法。舌上没有舌苔，也没有泻下的证候，错误地使用了泻下的方法，病人反而出现稀稀的黑色舌苔，属于危重证候，应当赶紧使用补益的方法治疗。

原典

舌芒刺①

热伤津液，此疫毒之最重者，急当下。老人微疫，无下证，舌上干燥，易生苔刺，用生脉散②，生津润燥，芒刺自失。

舌裂

日久失下，血液枯极，多有此证。又热结旁流③，日久不治，在下则津液消亡，在上则邪火毒炽，亦有此证。急下之，裂自满④。

注释

① 舌芒刺：舌上的舌苔像芒和刺一样。芒，某些禾本植物籽实的外壳上长有针状物，被称为芒。

② 生脉散：孙思邈《备急千金方》的方子，由人参、麦门冬、五味子组成，益气生津。

③ 热结旁流：肠道内有硬结的类便，同时还有泻下臭粪稀水，就叫"热结旁流"。

④ 裂自满：裂开的舌面自然就会长平、长满。

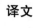

译文

舌面上长出芒刺一样的舌苔

热邪伤害了病人的津液，出现芒刺舌，这是瘟疫毒邪最为严重的表现，应当立即使用泻下的治疗方法。老年人即使患的瘟疫病比较轻浅，无下泻证候，由于舌上干燥，容易形成如刺一样的舌苔，可以使用生脉饮治疗，用来益气养阴，产生津液润滑干燥，芒刺自然就会消失。

舌裂

瘟疫病日久不愈，病人的血液极度干枯，多可见到舌裂的现象。又比如肠道内有硬结的粪便，同时还有泻下臭粪稀水的"热结旁流"，日久不愈也会造成在下边的津液消亡，在上边的邪热毒火炽盛，也可以出现舌裂的症状。应当立即使用泻下的治疗方法，病人的舌裂自然就会长平、长满。

生脉饮的食用注意事项

生脉饮具有益气、养阴生津的功效，因而并非每个人都适宜食用。食用生脉饮有以下几点需要注意。

（1）忌吃不易消化的食物；感冒发热病人不宜服用。

（2）糖尿病患者及有高血压、心脏病、肝病、肾病等慢性病严重者应在医师指导下服用；儿童、孕妇、哺乳期妇女应在医师指导下服用。

（3）心悸气短严重者在服药 4 周后症状无缓解，应去医院就诊。

（4）对本品过敏者禁用，过敏体质者慎用；本品性状发生改变时禁止使用；儿童必须在成人监护下使用。

原典

舌面裂开

舌短①，舌硬②，舌卷③。

皆邪气胜，真气亏，急下之。邪毒去，真气回，舌自舒。

白砂苔

舌上白苔，干硬如砂皮④。一名水晶苔。乃自白苔之时，津液干燥，邪虽入胃，不能变黄，宜急下之。若白苔润泽者，邪在膜原也。邪微苔亦微，邪气盛，苔如积粉⑤，满布其舌，未可下。久而苔色不变，别有下证，服三消饮，次早舌即变黄。

注释

① 舌短：舌头短缩，不能伸出口外。

② 舌硬：舌头僵硬，说话不利。

③ 舌卷：舌头卷缩，不能伸展。

④ 干硬如砂皮：舌苔干硬如同砂纸一样。

⑤ 苔如积粉：舌苔就像堆积的面粉一样。

译文

舌面裂开

舌头短缩、舌头僵硬、舌头卷缩。

这些都是瘟疫病过程之中，邪气太盛，真气亏虚的表现，当立即使用泻下的治疗方法。邪毒被除去，正气得到恢复，舌头自然就运用自如了。

白色砂子一样的舌苔

舌面上的舌苔是白色的，却干硬的如同砂纸一样。有的把这种白砂苔称为像水晶一样的舌苔。这乃是白苔时，津液干燥匮乏，邪气虽然进入胃部，舌苔不能变黄，应当立即使用泻下的治疗方法。假如白苔比较润泽，这是邪气在膜原的征兆。邪气少的人舌苔就少，邪气盛的人，舌苔就厚，如同堆积的面粉一样布满整个舌头，这还不能使用泻下的治疗方法。患病日久却见不到舌苔颜色的变化，另外具有泻下的证候，可以服用三消饮，往往第二天舌头的舌苔就变为黄色。

舌苔变化可知胃病

中医看病讲究望闻问切，更是看重舌苔的改变。透过舌象的观察来了解和认识疾病的本质和发展。胃病的治疗也是，舌苔变化确实能反映一些脾胃病的规律。

若胃病患者仔细留意自己的舌苔，会发现一些与众不同之处，即有的特别厚腻、有的发黑、有的发黄、有的剥落。这些都能反映疾病，尤其是一些脾胃病的规律。

胃病患者的常见舌象为：

薄白苔——病初起，病轻浅，胃气未伤。

舌苔由薄变厚，颜色由白渐有点黄色，舌边舌尖由淡红变红，而且舌边有齿印——病情加重，提示消化不良、胃肠积滞有宿食等。

舌苔由白变黄，舌边尖红——有热象。

舌苔由黄变棕，或者由棕变黑，而且干燥少津，舌边、舌尖变深红——热盛，多伴大便干结。

舌苔白厚腻，舌表面有一层白黏液——痰湿。

舌苔黄厚腻，舌边、舌尖红——痰热。

舌边、舌尖红绛色，甚至变紫色——痰浊血瘀。

舌红无苔，舌面光滑如镜——胃阴虚。

舌苔光剥，舌质淡——气阴两虚。

根据以上不同的舌象表现，再结合望、闻、问、切等其他诊断手法，中医就可做出综合分析，进行个体化的辨证施治。

原典

唇燥裂，唇焦色，唇口皮起，口臭，鼻孔如烟煤①。

胃家热，多有此证，固当下。唇口皮起，仍用别证互较，鼻孔煤黑，疫毒在胃，下之无辞。

口燥渴

更有下证者，宜下之。下后邪去胃和，渴自减，若服花粉、门冬②、知母，冀其生津止渴，殊谬。若大汗，脉长洪而渴，未可下，宜白虎汤。汗更出，身凉渴止。

注释

① 烟煤：煤的一类，是一种相对软的煤，包含类似焦油的沥青物质。燃烧时火焰较长而有烟、煤化程度较大的煤。外观呈灰黑色至黑色，粉末从棕色到黑色。

② 门冬：即麦门冬，为百合科沿阶草属植物麦冬，以块根入药。性甘、微苦、凉，有滋阴生津、润肺止咳、清心除烦的功效。主治热病伤津、心烦、口渴、咽干肺热、咳嗽、肺结核。

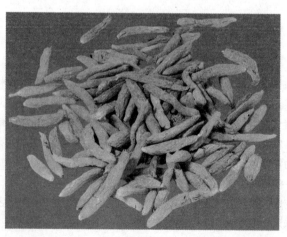

麦门冬

译文

口唇干燥裂开，口唇焦干变色，口唇起皮，口气臭秽，鼻孔颜色黑如煤烟熏过，这都属于胃部有热，可以见到这种证候，本来应当使用泻下的治疗方法。如果病人的口唇起皮，应当参照其他的伴随证候来决定治疗；鼻口像煤熏黑一样，属于邪毒在胃部，使用泻下的治疗方法不用多说。

口干燥、口渴

还有其他的泻下指征，应当使用泻下的治疗方法。泻下之后，邪气驱除，胃气和利，口渴自然减轻。假如服用花粉、麦门冬、知母之类的药物治疗，希望因此而产生津液制止口渴，这是很荒谬的。假如病人出大汗，脉长而且洪大，口渴，不能泻下，应当使用白虎汤。汗进一步出来，身体转凉爽，口渴就会停止。

降低胃火的常用方法

（1）随时补充水分。常喝温水可以解决许多问题，如冷却体内燥热，促进皮肤新陈代谢还能冲刷口腔中的细菌菌落，抑制细菌生长，比较不会口臭。即使常待在冷气房的人，水分蒸发较少，一天也要喝1300毫升左右水，流汗时更要多喝。上火时适合喝柠檬水，多吃柑橘类等酸味的水果。不喜欢水淡无味，也可多喝舒缓茶饮，例如薄荷、苦丁茶、菊花、金银花等花草茶。

（2）提高睡眠品质。睡不好会造成身体过度使用，容易上火，日夜颠倒更是大忌。从事脑力工作的人，血液会集中在头部，导致疲累却睡不稳，这时可用足浴把火气往下带，让人睡好。

其做法如下：先用温水浸泡（女性水要淹到小腿三分之二处近三阴交穴，男性到脚踝即可），再慢慢加热水，泡到脚热、微微出汗就可以休息。足浴对改善皮表很有帮助，泡一个星期就会发现愈来愈容易出汗，即使在冷气房，皮肤也不会干燥。

（3）增加体表散热。中暑时刮痧，可促进微血管扩张，强迫散热，减轻不适。

（4）饮食清淡。高热量食物会提升火气，上火时不宜多吃水分低的食物，如油炸类、饼干、花生等坚果，改以蔬菜、清汤等低热量饮食为主。

原典

目赤，咽干，气喷如火[①]，小便赤黑，涓滴作痛[②]，小便极臭，扬手掷足，脉沉而数，皆为内热之极，下之无辞。

潮热，谵语

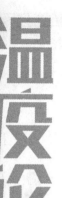

邪在胃，有此证宜下。然又有不可下者，详载"似里非里"条下，又"热入血室"条下，又"神虚谵语"条下。

善太息③

胃家实，呼吸不利，胸膈痞闷，每欲引气下行故然。

注释

①气喷如火：出气如喷火一样热。

②涓滴作痛：小便极少，而且疼痛。涓滴，极少的水滴。

③善太息：经常深吸气，长出气。

译文

眼睛发红，嗓子干，出气如喷火一样热，小便黑红，量少点滴而出，尿时疼痛，小便气味极臭秽，病人不时扬手掷足，躁动不安，脉搏沉而快数，这都是内热达到极点的表现，使用泻下的方法不用多说。

发热如潮水一样准时，谵语神昏

这是邪气在胃部的表现，有这样的证候出现，应当使用泻下的治疗方法。但是有潮热和谵语的病人，有的也不能使用下法，详细的情况可以参见本书似里非里条目、热入血室条目、神虚谵语条目下的有关论述。

瘟疫病人经常深吸气，长出气

这是由于胃部有实邪，使呼吸不能顺畅，从胸部到膈间痞塞满闷，经常想深吸气，使气机得以向下行，所以才出现这种证候。

原典

心下满①，心下高起如块，心下痛，腹胀满，腹痛，按之愈痛，心下胀痛

以上皆胃家邪实，内结气闭，宜下之，气通则已。

头胀痛

胃家实，气不下降，下之，头痛立止。若初起头痛，别无下证，未可下。

小便闭

大便不通，气结不舒，大便行，小便立解，误服行气利水药，无益。

大便闭，转屎气极臭

更有下证，下之无辞。有血液枯竭者，无表里证，为虚燥，宜蜜煎导及胆导②。

注释

①心下满：病人的心窝部经常满闷。

②宜蜜煎导及胆导：应当使用蜂蜜或者猪胆汁做成的肛门栓剂治疗。方出于《伤寒论》。

译文

心窝部满闷，高起一个块状的东西并且疼痛，腹部胀满且疼痛，按压腹部更加疼痛，心下的部位胀痛

这些证候的出现，都与胃部有实邪有关，体内的气机郁结、闭塞不通，应当使用泻下的治疗方法，气机畅通之后，这些证候就消失了。

头部涨痛

这也与胃部有实邪有关，因为气机不能下降，使用泻下的治疗方法，头痛就会立即停止。假如瘟疫初起，发生头痛，没有别的可以泻下的证候，不能使用泻下的治疗方法。

小便闭阻不通

有时因为大便不通，影响气机也郁结不能舒展；如果大便解下之后，气机得以畅行，小便立时也能解出来。假如因此错误地使用行气利水的药物，是不利于本病治疗的。

大便不通，放出的矢气很臭秽

这就是应当泻下的证候，使用泻下不用多说。有的病人属于血液枯竭，肠道干燥，没有表证里证，这就是虚证的干燥便秘，应当使用蜂蜜或者猪胆汁做成的肛门栓剂治疗。

原典

大肠胶闭①

其人平素大便不实，设遇疫邪传里，但蒸作极臭，状如粘胶，至死不结，但愈蒸愈粘，愈粘愈闭，以致胃气不能下行，疫毒无路而出，不下即死，但得粘胶一去，下证自除，霍然而愈。

协热下利②，热结旁流③

并宜下，详见大便条下。

四逆④，脉厥⑤，体厥⑥

并属气闭，阳气郁内，宜下之。有虚烦似狂，有因欲汗作狂，并详见本条，忌下。

注释

① 大肠胶闭：瘟疫邪气与肠中的糟粕黏着在一起阻闭肠道，造成大便不通。

② 协热下利：热邪影响肠道的泌别作用，造成腹泻叫协热下利。胃肠型感冒与此相似，既有表证，又有腹泻。

③ 热结旁流：肠中有热邪与宿食残渣形成的结块，不能便出，却有稀的粪便排出，这种情况叫热结旁流。

④ 四逆：四肢发冷，向上超过肘部与膝部。

⑤ 脉厥：无脉证，摸不到脉搏。

⑥ 体厥：身体发凉，体内的热气不能排出来，又叫热甚厥深。

发狂

胃家实，阳气盛也，宜下之。有虚烦似狂，有因欲汗作狂，并详见本条。

译文

大肠胶闭证就是瘟疫邪气与肠中的糟粕黏着在一起阻闭肠道，造成大便不通。这是因为病人平素大便溏薄，假如遇到瘟疫邪气传变到里边，与肠道的糟粕郁蒸在一起，气味极为臭秽，大便的形状黏滞如胶，直到病死，病人的大便也不会发硬，只是稀薄的大便越被热邪蒸腾，性状就越黏滞，而越黏滞就越阻闭肠道，因此造成胃气不能下行，瘟疫毒邪没有出路，不使用泻下的治疗方法，病人只有死路一条。只要黏滞被清除，需要泻下的证候也就消失，病人往往因此豁然痊愈。

热邪影响肠道的泌别作用，造成腹泻叫协热下利；肠中有热邪与宿食残渣形成的结块，不能便出，却有稀的粪便排出，这种情况叫热结旁流。

这两种情况都需要泻下治疗。详细的论述参见本书《大便》一节。

四逆就是四肢发冷，向上超过肘部与膝部。脉厥就是无脉证，摸不到脉搏。体厥就是身体发凉，体内的热气不能排出来，又叫热甚厥深。

这三种证候都属于气机郁闭，体内的阳气郁滞不出，造成本证，应当使用泻下的方法治疗。有的病人心中烦躁不安，好像要发狂一样，有的是因为想要出汗又出不来造成这种证候。都可以参见本书的有关论述。

病人发狂

这是由于瘟疫病人胃中有实邪，阳气太盛造成的，应当使用泻下的治疗方法。有的病人因为虚火扰动心神，造成虚烦像发狂一样；有的病人想出汗而又出不来，从而发狂，都应当参阅本条。

食疗降火法

出现眼睛红肿涩痛，或喉咙肿痛、牙龈肿痛、口腔溃疡及舌尖糜烂等"上火"症状时，可通过饮食独特的效果进行调节。

（1）莲子汤去心火。表现症状分虚实两种，虚火表现为低热、盗汗、心烦、口干等；实火表现为反复口腔溃疡、口干、小便短赤、心烦易怒等。

食疗法：莲子30克（不去莲心），栀子15克（用纱布包扎），加冰糖适量，水煎，吃莲子喝汤。

（2）吃猪肝可去肝火。表现症状为干咳无痰或痰少而黏、潮热盗汗、手足心热、失眠、舌红。

食疗法：猪肝 1 付，菊花 30 克（用纱布包好），共煮至肝熟，吃肝喝汤。

（3）喝绿豆粥去胃火。表现症状分虚实两种，虚火表现为轻微咳嗽、饮食量少、便秘、腹胀、舌红、少苔；实火表现为上腹不适、口干口苦、大便干硬。

食疗法：石膏粉 30 克（切忌过量），粳米、绿豆各适量，先用水煎煮石膏，然后过滤去渣，取其清液，再加入粳米、绿豆煮粥食之。

（4）喝梨水去肺火。表现症状为头痛、头晕、耳鸣、眼干、口苦口臭、两肋胀痛。

食疗法：川贝母 10 克捣碎成末，梨 2 个削皮切块，加冰糖适量，清水适量炖服。

应补诸证

原典

向谓伤寒无补法者，盖伤寒时疫，均是客邪，然伤于寒者，不过风寒，乃天地之正气，尚嫌其填实而不可补，今感疫气者，乃天地之毒气，补之则壅裹其毒①，邪火愈炽，是以误补之为害，尤甚于伤寒，此言其常也。及言其变，则又有应补者，或日久失下，形神几脱②，或久病先亏，或先受大劳，或老人枯竭，或当补泻兼施，或既下而增虚证者，宜急峻补。详见散在诸篇，此不再赘。

注释

①壅裹其毒：壅遏包裹瘟疫邪。

②形神几脱：形体与精神都接近枯竭。

译文

过去说治疗伤寒，没有使用补益方法的证候，这大约是因为伤寒与时行瘟疫邪气都是外来的邪气，不需要补益。但是伤于寒邪，只不过是受到风寒的侵袭，风寒都是天地间的正常气候，尽管如此还怕是用补益的方法，治疗实证会有所妨碍，而不能补益。现在感受的瘟疫邪气，是天地间的毒气，用补益的方法就会壅遏包裹邪毒，使瘟疫的邪火更加炽热，因此瘟疫误补的危害，比伤寒更为严重，这是常有的事情。说到瘟疫病的变证，也有需要用补益方法治疗的情况，比如有的是患病日久，失于泻下治疗，造成的形体与精神都接近枯竭；也有的是久病体虚；或者是先有大的劳伤；或者是老人气血已经枯竭；这些人或者需要补泻兼用；或者已经使用了泻下的治疗方法，却增加了虚损的程度，都应当立即大剂补益。详细的情况，可以参见分散的有关各篇，这里不再多说。

原典

补之虚证稍退，切忌再补。补后虚证不退，反加变证者危。下后虚证不见，乃臆度其虚[①]，辄用补剂，法所大忌。凡用补剂，本日不见佳处，即非应补，盖人参为益元气之极品，开胃气之神丹，下咽之后，其效立见，若用参之后，元气不回，胃气不转者，勿谓人参之功不捷，盖因投之不当耳。急宜另作主张，若恣意投之，必加变证，变证加而更投之者死。

注释

① 臆度其虚：推测病人的虚损情况。

译文

补益后，病人的虚证稍微减退，千万不要再补益。补益后，虚证不见减轻，或者反而加重的，属于危证。泻下后没有见到虚损，就推测病人已经虚损，轻易使用补益，在治疗方法上是非常忌讳的。凡是使用补益，当天见不到效果，就不是应当补的病证。总的说来，人参是大补元气的最有力的药物，也是开胃的神丹妙药，服用后应当立即见效，假如使用人参后，元气不见恢复，胃气不见好转，不要说人参的作用不大，这大概是使用不当的结果。应当立即改做其他的治疗方法，假如肆意使用人参，一定会增加其他的变证；增加了变证，还继续使用人参，就会引起死亡。

人参的食用方法

（1）炖服：将人参切成2厘米厚片，放入瓷碗内加满水，密封碗口，放置于锅内蒸架上，蒸炖4~5小时即可服用。

（2）嚼食：以2~3片人参含于口中细嚼，生津提神，干凉可口，为最简单的服用之法。

（3）磨粉：将人参磨成细粉，每日吞服，用量视体质而定，一般每次服1~1.5克。

（4）冲茶：将人参切成薄片，放在碗内或杯中，用开水冲之，闷盖约5分钟后即可服用。以同样的方法重复冲服，直至没有参味为止。

（5）泡酒：将整个人参或切成薄片装入瓶内，用50~60度白酒浸泡，每日服之。

（6）炖煮食品或小菜：不喜爱参之苦味者，亦可伴以瘦肉、鸡、鱼等烹炖，除滋补强身外，更美味可口。人参的精华可被肉类吸收，显有人参之甘香及肉类的香甜味，为高级保养佳肴。

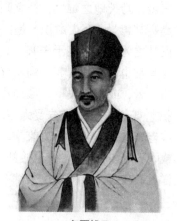

名医钱乙

论阴证世间罕有

原典

伤寒阴阳二证，方书皆以对待言之。凡论阳证，即继以阴证。读者以为阴阳二证，世间均有之病，所以临诊之际，先将阴阳二证在于胸次，往来踌躇①，最易牵人误端。甚有不辨脉证，但窥其人多蓄少艾②，或适在妓家③，或房事后得病，或病适至行房，医问及此，便疑为阴证。殊不知病之将至，虽僧尼寡妇，室女童男，旷夫阉宦，病势不可遏，于房欲何与焉？即使多蓄少艾，频宿娼妓，房事后适病，病适至行房，此际偶值病邪，发于膜原，气拥火郁，未免发热，到底终是阳证，与阴证何与焉？

注释

① 往来踌躇：犹豫不定。
② 少艾：年轻美貌的人。
③ 妓家：即妓院。

译文

伤寒病的阴证与阳证，各个方书都当作一对证候进行论述。凡是说到阳证的，紧接着就提阴证。读者认为阴证与阳证伤寒，在社会上都是很常见的病证，所以临证治疗时，首先想到的就是阴阳两证，犹豫不定，最容易把人引入歧途。甚至有的人不去辨别脉象与证候，只是偷看人家养着多少美色，或者是正在妓院中，或者是在房事后患病，或者得病的时候正在房事，医生问到这些情况，就疑心属于阴证伤寒。一点也不了解疾病来的时候，即使是没有婚配的僧尼鳏夫寡妇，未婚男女，宦官阉臣，也不能幸免于患病，这与房事有什么关系呢？即使病人有许多内宠，频繁地出入妓院，房事后患病，病时行房，此时正赶上病邪来犯，从膜原发病，气被壅阻，火也壅滞，不免会发热，说到底也是阳证，与阴证有什么关系呢？

原典

况又不知阴证，实乃世间罕有之病。而阳证似阴者，何日无之？究其所以然者，盖不论伤寒温疫，传入胃家，阳气内郁，不能外布，即便四逆，所谓阳厥是也。又曰：厥微热亦微，厥深热亦深。其厥深者，甚至冷过肘膝，脉沉而微，剧则通身冰冷，脉微欲绝，虽有轻重之分，总之之为阳厥，因其触目皆是，苟不得其要领，于是误认者良多。况且温疫，每类伤寒，又不得要领，最为混淆。

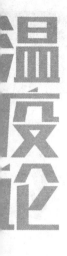

古法今观——中国古代科技名著新编

夫温疫热病也，从无感寒，阴自何来，一也。治温疫数百人，才遇一正伤寒，二也。及治正伤寒数百人，才遇一真阴证，三也。前后统论，苟非历治万人，乌能一见阴证①，岂非世间罕有之病耶！验今伤寒科盛行之医，历数年间，或偶得遇一真阴证者有之，奈之何才见伤寒，便疑阴证，况多温疫又非伤寒者乎！

注释

① 乌能一见阴证：怎能见到一个阴证呢？乌，疑问代词，哪里。

译文

何况也不知道阴证，实在是世界上少有的病证。而阳证像阴证的证候，哪一天不发生呢？为什么会这样呢，大概不论是伤寒还是瘟疫，邪气传变到胃部，阳气在体内郁滞，不能向外发散，就会造成四逆证，也就是人们说的阳厥证。又有的说法是：厥逆轻的，病人的热度就轻；厥逆深重的，病人的热度就深重。厥逆深的病人，手足寒冷的向上超过肘膝，脉象沉而微弱，严重的全身都冰凉，脉象微弱欲绝。即使有轻与重的差异，也都是阳厥，由于一睁眼就能见到这种情况，假如不能很好的鉴别，因此而诊断错误的也不在少数。何况瘟疫病总与伤寒相似，如果不会鉴别，最容易混淆。

瘟疫就是热病，从来就没有感受寒邪，阴证从何而来呢？这是第一点。治疗瘟疫几百人，才可能遇到一个真正的伤寒，这是第二点。等到治疗常见的伤寒几百人，才能遇到一个真正的阴证，这是第三点。前后总起来说，假如不是治疗上万人，怎么能够见到一个阴证呢？这种阴证难道不是社会上很少有的病证吗？考察现在社会上治疗伤寒最有名的医生，经历几年中，可能偶尔见过一个真正的阴证，可是有的人刚一见伤寒病，就疑心这是阴证伤寒，何况社会上多数属于瘟疫而不是伤寒呢！

论阳证似阴

原典

凡阳厥手足厥冷，或冷过肘膝①，甚至手足指甲皆青黑，剧则遍身冰冷如石，血凝青紫成片，或六脉无力，或脉微欲绝，以上脉证，悉见纯阴，犹以为阳证何也？盖审内证，气喷如火，龈烂口臭，烦渴谵语，口燥舌干，舌苔黄黑，或生芒刺，心腹痞满，小腹疼痛，小便赤涩，涓滴②作痛，非大便燥结，即大肠胶闭，非协热下利，即热结旁流，以上内三焦悉见阳证，所以为阳厥也。

下 卷

注释

① 肘：是上臂与前臂相接处向外凸起的部分。膝：大腿和小腿相连的关节的前部。

② 涓滴：一点一点地流淌。

译文

凡是阳厥证，病人的手足都逆冷，有的向上超过肘和膝，甚至指甲都发青紫，严重的全身冰冷如石头，瘀血凝聚成一片青紫，有的六部脉都无力，或者脉搏微弱像要断绝一样，以上的脉证都属于纯粹的阴证表现，仍然说这是阳证这是为什么？主要是深入观察病人的内在证候，比如出气如喷火一样热，齿龈溃烂，口气臭秽，烦躁口渴，谵语神昏，口干舌燥，舌苔黄黑，有的舌生芒刺，心胸腹部痞满，小腹疼痛，小便涩滞，点滴而下，尿时作痛；不是大便干燥硬结，就是大肠被热邪胶着闭阻不通；不是热邪迫使肠道腹泻，就是热邪与糟粕结聚在肠道，粪水从旁边流淌而出。以上所说体内三焦范围都见到阳证的表现，所以说这是阳厥证的表现。

原典

粗工①不察内多下证，但见表证脉体纯阴，误投温剂，祸不旋踵②。凡阳证似阴者，温疫与伤寒适有之。其有阴证似阳者，此系正伤寒家事，在温疫无有此证，故不附载。详见《伤寒实录》。温疫阳证似阴者，始必由膜原以渐传里，先几日发热，以后四逆。伤寒阳证似阴者，始必由阳经发热，脉浮而数，邪气自外渐次传里，里气壅闭，脉气方沉，乃至四肢厥逆，盖非一日矣。其真阴者，始则恶寒而不发热，其脉沉细，当即四逆，急投附子③回阳，二三日失治即死。捷要辨法④：凡阴证似阳者，格阳⑤之证也。上热下寒，故小便清白，但以小便清白为据。以此推之，万不失一。

注释

① 粗工：技能低下的医生、庸医。

② 旋踵：转瞬之间。踵，脚后跟。

③ 附子：毛茛科植物乌头的子根。根据加工方法不同而分成盐附子、黑顺片、白附片和炮附子等。属温里药，是中药中"回阳救逆第一品"。

④ 捷要辨法：简捷主要的辨别方法。

⑤ 格阳：内有寒邪凝聚，格阳于外，虚阳外越。

译文

　　技术低下的医生不细心观察病人体内多是可下的证候，只是见到体表的证候与脉象属于阴证表现，就错误地使用温燥药，祸患立即就会出现。凡是阳证像阴证的，瘟疫病与伤寒病都可以出现。那种阴证像阳证的复杂现象，属于正规伤寒病才有的事，在瘟疫病中没这种证候，所以不再论述。阳证像阴证的详见《伤寒实录》。瘟疫病如果阳证像阴证，必定是由膜原开始逐渐向里传变，先头的几日发热，以后逐渐发生四肢逆冷。伤寒病的阳证似阴证的证候，必定是由阳经首先发热，脉象浮而且数，邪气自体表逐渐依次向里传变，造成里气壅遏闭阻，脉象才会出现沉象，逐渐导致四肢厥冷，总之不是一天形成的。真正的阴证，开始的时候恶寒怕冷而不发热，脉象沉细，随之发生四肢逆冷，应立即用附子急救回阳，两三天得不到治疗就会死亡。简单而主要的辨别方法是：凡是阴证像阳证的证候，都属于格阳于外的证候。病人上部热而下部寒，所以小便清澈色白，主要依据小便清白，就可确定诊断。用这个方法推断病情，万无一失。

附子服用的注意事项

　　附子虽属温里药，在中药中也有"回阳救逆第一品"的美称，但也不是人人都适合食用。附子服用时应注意以下事项：

　　（1）孕妇禁用。

　　（2）不宜与半夏、栝楼、天花粉、贝母、白蔹、白及同用，且需要根据自己的具体情况用药，用量适当，过犹不及。因附子含有毒性成分乌头碱，主要对心肌、迷走神经、末梢神经有兴奋麻痹作用，中毒症状如舌尖麻木、肢体麻木、有蚁走感、头晕、视力模糊、恶心、呕吐等，最严重至危及生命。

舍病治弊

原典

　　一人感疫，发热烦渴，思饮冰水，医者以为，凡病须忌生冷，禁止甚严，病者苦索勿与，遂至两目火迸，咽喉焦燥，不时烟焰上腾，昼夜不寐，目中见鬼无数，病剧苦甚，自谓但得冷饮一滴下咽，虽死无恨。于是乘隙，匍匐窃取井水一盆，置之碗旁，饮一杯，目顿清亮，二杯鬼物潜消[1]，三杯咽喉声出，四杯筋骨舒畅，饮至六杯，不知盏落枕旁，竟尔熟睡，俄而大汗如雨，衣被湿透，脱然而愈。盖因其人瘦而多火，素禀阳藏，始则加之以热，经络枯燥，既而邪气传表，不能作正汗而解，误投升散，则病转剧，今得冷饮，表里和润，所谓除弊，便是兴利，自然汗解宜矣[2]。更有因食、因痰、因寒剂、因虚陷[3]，致疾不愈者，皆当舍病求弊，以此类推，可以应变于无穷矣。

注释

① 潜消：暗中消除。

② 宜矣：是合乎道理的。

③ 虚陷：因体虚而外邪陷入体内。

译文

有一个病人，感受了瘟疫邪气，出现发热心烦口渴，想喝冰水，医生认为所有的病证必须禁止饮食生冷，管得很严格。病人苦苦要求也不给他，因此导致两眼如同火焰向外冒，咽喉焦燥干渴，经常如火焰向上升腾一样难受，白天黑夜不能入睡，眼前如见鬼魂，病情严重，痛苦不堪，自己说只要得到凉水一滴咽下去，就是死了也不遗憾。因此他乘人不备，爬着偷取来一盆冷水，放在药碗的旁边，喝了一杯，两眼顿时清亮；喝了两杯，眼中的鬼魂全无；三杯之后喉中可以出声；四杯下咽全身筋骨舒畅，饮至六杯时，不知不觉地扔掉了水杯，倒头就睡，不久大汗出来，像淋过雨一样，衣服被子都湿透了，豁然痊愈。这主要是因为病人消瘦而属于多火的体质，平素阳气盛，开始患病时又加上热邪，使经络内干燥涩滞，不久邪气传变到体表，不能通过出汗痊愈，又错误地使用了升散的药物，引起病情加剧。后来得到冷饮，使表与里都得到和顺、滋润，这就是常说的，除去弊病就是兴利之举，病人自然会汗出而愈。还有因为伤食，因为有痰，因为服凉药，因为体虚邪气深陷入里，导致疾病不能痊愈，都应当舍弃表面的病证，努力寻求病人的弊端，像这个病历一样推理，就可以应对无尽的变化。

舍病治药

原典

尝遇微疫，医者误进白虎汤数剂，续得四肢厥逆，病势转剧，更医，谬指为阴证，投附子汤病愈，此非治病，实治药也[1]。虽误认病原，药则偶中，医者之庸，病者之福也。盖病本不药自愈之证，因连进白虎，寒凉慓悍②，抑遏胃气，以致四肢厥逆，疫邪强伏，故病增剧。今投温剂，胃气通行，微邪流散，故愈。若果直中无阳，阴证误投白虎，一剂立毙，岂容数耶？

注释

① 实治药也：其实是治疗前药误治的。

② 寒凉慓悍：寒凉的属性太猛烈。

译文

曾经遇到一个患有轻微瘟疫病的人，医生错误地使用白虎汤，连续几服药使用下去，紧接着出现了四肢发冷，上至肘膝，病情变得更加严重，换了一个医生继续治疗，错误地诊断为阴证，使用附子汤治疗却获得痊愈。这本来不是治疗的病症，而是治疗的药误。虽然医生错认了病证的根源，用的药物却有幸命中证候。有时医生的庸俗，却成就了病人的幸福。总的说来，这个病本来属于不用药也会自愈的病，由于连续使用白虎汤，寒凉性质很强，阻遏伤害了胃气，所以造成四肢厥逆，瘟疫邪气被迫强行隐伏，所以病证加重。现在使用热药，胃气得以通行，微弱的瘟疫邪气得到消散，所以病证痊愈。假如病人原来真是寒邪直中阴经，属于无阳的证候，阴证而使用白虎汤治疗，一剂误治就会毙命，哪里能够等到连续几剂？

白虎汤的临床应用

白虎汤是治疗阳明经证和气分热盛的主方。方中石膏甘寒，泻胃火而透肌热，以为主药；知母苦寒以清泄肺胃之热，质润以滋胃燥、用为辅药。知母与石膏相配伍，则清热除烦的作用更强；甘草、粳米益胃生津，共为佐使药，有清热除烦、生津止渴的功效。

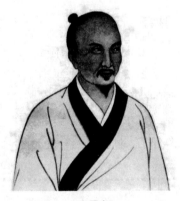

朱震亨

大热、大渴、大汗、脉洪大等凡热性病有上述症状者，均可使用白虎汤，出现气分实热者均可应用，可酌加芦根、大青叶之类，以加强清热泻火的作用；外感已解，热盛于里，津气两伤，以及夏月中暑，身热而渴，汗多，脉大无力，可于本方加太子参（孩儿参）或明参或党参，名白虎加人参汤；消渴证见烦渴引饮、多食善饥、脉象有力者，可用本方加天花粉，以清热生津；牙龈肿痛，口干而渴，属胃热者，亦可用本方。

论轻疫误治每成痼疾

原典

凡客邪皆有轻重之分，惟疫邪感受轻者人所不识，往往误治而成痼疾①。假令患痢昼夜无度，水谷不进，人皆知其危痢也。其有感之轻者，昼夜惟行四五度，饮食如常，起居如故，人亦知其轻痢。未尝误以他病治之者，凭有积滞②耳。

至如温疫，感之重者，身热如火，头疼身痛，胸腹胀满，苔刺谵语，斑黄狂躁，人皆知其危疫也。其有感之浅者，微有头疼身痛，午后稍有潮热，饮食不甚减，但食后或觉胀满，或觉恶心，脉微数，如是之疫，最易误认，即医家素以伤寒温疫为大病，今因证候不显，多有不觉其为疫也。且人感疫之际，来而不觉，既感不知，最无凭据，又因所感之气甚薄，发时又现证不甚，虽有头疼身痛，而饮食不绝，力可徒步，又乌得而知其疫也。

注释

①痼疾：一般指日久不愈的顽、难疾病，此处则指深重难于治愈的外感热病。

②积滞：此处指病人泻下不爽，大便不尽，肛门坠重的感觉。

译文

凡是外来的邪气都有轻重的差别，只有轻微的瘟疫邪气伤人时，不容易被人察觉，经常会造成误治，变成严重的痼疾。假如患的痢疾，属于白天黑夜连续不断腹泻，饮食不下，人人都知道这是危重的痢疾病。也有的是感受轻微的邪气，一天中只有三四次腹泻，吃饭如常，活动自如，人们也都知道这是轻症的痢疾。不曾按其他的疾病治疗，是因为有体内的积滞可凭依。

至于瘟疫病，感受邪气较重的，身体发热像着火一样，头疼身痛，胸腹胀满，舌苔起刺，时有谵语，发斑黄疸，发狂烦躁，人们都知道这是瘟疫的重症。有的感受的邪气比较轻，稍微有些头痛，身体疼痛，午后稍有潮热，饮食不甚减少，但是食后或觉胀满，或觉恶心，脉微数，像这样轻微的瘟疫病，最容易被误诊。即便是医生，平素认为伤寒、瘟疫属于大病，比较重视，但是现在是证候轻微，多数认为不属于瘟疫。并且人们感受瘟疫时，初来不知，感受了也不知，最是没有根据的事。又因为受的邪气很少，发的证候很轻微，即使有头疼身痛，然而饮食不少，体力可以徒步行走，又怎么知道是瘟疫呢？

原典

病人无处追求，每每妄诉病原，医家不善审察，未免随情错认，有如病前适遇小劳，病人不过以此道其根由，医家不辨是非，便引东垣①劳倦伤脾，元气下陷，乃执"甘温除大热"之句，随用补中益气汤，壅补其邪，转壅转热，转热转瘦，转瘦转补，多至危殆。或有妇人患此，适逢产后，医家便认为阴虚发热，血虚身痛，遂投四物汤及地黄丸②，泥滞其邪，迁延日久，病邪益固，邀遍女科，无出滋阴养血，屡投不效，复更凉血通瘀，不知原邪仍在，积热自是不除，日渐尪羸，终成废痿。

凡人未免七情劳郁，医者不知为疫，乃引丹溪五火相煽之说，或指为心火上炎，或指为肝火冲击，遂乃类聚寒凉，冀其直折，而反凝住其邪，徒伤胃气，疫邪不去，瘀热何清，延至骨立而毙。

或向有宿病淹缠，适逢微疫，未免身痛发热，医家病家同认为原病加重，仍用前药加减，有妨于疫，病益加重，至死不觉者，如是种种，难以尽述，聊举一二，从是推而广之，可以应变于无穷矣。

注释

① 东垣：即李杲，元代著名医学家，祖籍今河北省正定，因正定在秦代属秦国的东垣之地，故李杲晚年自号"东垣老人"。其著《内外伤辨惑》《脾胃论》阐发气虚发热的机理，创甘温除热方法，影响深远。

② 四物汤：是元代著名医学家朱丹溪所创的补血养血的代表方剂。地黄丸：宋代医家钱乙所创，是滋阴补肾的代表方剂。

译文

病人没有明确的病因，往往错指病原，医生也不仔细审察，难免误诊其证。有的正好此前有点劳累，病人不过说说而已，医生就认为是病因，并且误引李东垣"劳倦伤脾"的论述，认作元气下陷，就按照"甘温除大热"的说法，使用补中益气汤治疗。壅塞补益其邪气，越补越热，越热越瘦，越瘦越补，恶性循环，多会造成病情危重。或者有的是妇人患这种病，正赶上产后，医生就认为是"阴虚发热"，血虚不能滋润而身痛，于是就使用四物汤，以及地黄丸治疗，壅滞其邪气，使病情迁延，日久不愈，病邪更加顽固，邀请遍了妇科的医生，也不过就是用滋阴养血的药物治疗，久治不见效，又加上凉血通瘀的药物。不了解原先有的邪气还存在，积累的热邪自然不被驱除，身体日益消瘦，最终成为废人痿证。

平常的人，不可避免地有七情劳欲，医生不知道这是瘟疫病，仍然错误地引用朱丹溪的有关论述，认为属于相火妄动，或者说是心火上炎，或者说是肝火上冲，于是就加用了大量的寒凉药，希望能够挫折病热，却反而凝滞了病邪，白白伤害了胃气，瘟疫邪气不被驱除，郁积的热邪怎么能够得到清理？病人逐渐消瘦，甚至皮包骨头而死。

有的病人，原先有旧病缠绵不愈，又赶上有轻微的瘟疫邪气侵袭，不可避免地出现身体疼痛发热，医生与病人都认为是原来的病情加重了，仍然使用原来的药物加减治疗，因为有碍于瘟疫病情，使病证加重，直到死亡也不觉得错误。如此种种，难以枚举，只是聊述一二罢了。从这里推广开去，可以应对无穷变化。

四物汤的"灵活性"

四物汤最大的特点是，可以随着四味药物比例的不同发挥广泛的功能。如重用熟地、当归，轻用川芎，则是一个补血良方；当归、川芎轻用或不用时，可以帮助孕妇保胎；重用当归、川芎，轻用白芍则能治疗月经量少、血瘀型闭经等等。此外，四物汤衍生出的无数"子方""孙方"在治疗妇科病方面也功不可没。

比较著名的有桃红四物汤。该方剂是由四物汤加桃仁、红花而成，专治血虚血瘀导致的月经过多，还能治疗先兆流产、习惯性流产；四物汤加艾叶、阿胶、甘草后取名为阿艾四物汤，用来治疗月经过多，是安胎养血止漏的要方；四物汤加四君子汤后，名"八珍汤"，能气血双补；在八珍汤的基础上再加上黄芪、肉桂，则成为老百姓非常熟悉的十全大补汤。

肢体浮肿

原典

时疫潮热而渴、舌黄、身痛、心下满闷、腹时痛、脉数，此应下之证也①。外有通身及面目浮肿，喘急不已，小便不利，此疫兼水肿，因三焦壅闭，小道不行②也，但治在疫，水肿自已，宜小承气汤。

向有单腹胀而后疫者，治在疫，若先年曾患水肿，因疫而发者，治在疫，水肿自愈。病人通身浮肿，下体益甚③，胳凸阴囊及阴茎肿大色白，小便不利，此水肿也。继又身大热，午后益甚，烦渴，心下满闷，喘急，大便不调，此又加疫也。因下之，下后胀不除，反加腹满，宜承气加甘遂④二分，弱人量减。盖先肿胀，续得时疫，此水肿兼疫，大水在表，微疫在里也，故并治之。

注释

①此应下之证也：上述这些证候，都是应当使用泻下治疗方法的证候。

②小道不行：小便通行的道路不顺畅。小道，指尿道，此与谷道（大道）大肠相对而言，故云小道。

③下体益甚：下部的肢体更加严重。水属阴邪，其性趋下，所以水肿多下部为重。

④甘遂：多年生草本，别名主田、重泽、甘泽、苦泽、白泽、鬼丑、陵泽，为大戟科大戟属的植物，为中国的特有植物。味苦、性寒、有毒。主治水肿、腹水、留饮结胸、癫痫、喘咳、大小便不通等症。

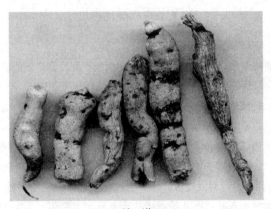

甘 遂

译文

时行疫气，出现潮热、口渴、舌苔变黄、身子疼痛、心下的胃脘部满闷、腹部间断性疼痛、脉搏数等，这些属于应当使用泻下治疗方法的证候。病人体表有全身和面部、眼睑的浮肿，喘促气急，小便不利，这是瘟疫兼有轻度浮肿。由于三焦气机壅塞闭阻，小便不能通行产生水肿，对此只治疗瘟疫病，水肿自然就会消退，应当使用小承气汤。

病人过去有气滞引起的"单腹胀"，治疗的重点是瘟疫；假如早年曾经患有水肿病，因为瘟疫病又引发水肿病，只要治疗好瘟疫，水肿自然也会痊愈。病人全身水肿，下肢水肿的程度更加严重，病人的肚脐向外突起，阴囊以及阴茎都肿胀粗大，皮色发白，小便不通畅，这是水肿病。紧接着又出现了身体发热很高，下午以后更加突出，伴有心烦口渴，心口以下满胀痞闷，喘促气急，大便不正常，这是在水肿的基础上又引起了瘟疫病。因此使用泻下的方法进行治疗，泻下之后，病人的腹部胀满不见减轻，反而加重，应当在承气汤中再加上甘遂二分（0.6克）进行治疗，体弱的人适当减量。总的说来，先有肿胀，然后又得了时行疫气，这属于水肿兼有疫气，主要的是水肿在体表，较轻的疫气在体内，表里同病，故同时治疗它们。

原典

时疫愈后数日，先自足浮肿，小便不利，肿渐至心腹而喘，此水气也，宜治在水。时疫愈后数日，先自足浮肿，小便如常，虽至通身浮肿而不喘，别无所苦，此气复也①。盖血乃气之依归，夫气先血而生，无所归依，故暂浮肿，但静养节饮食，不药自愈。

时疫身体羸弱，言不足以听②，气不足以息③，得下证少与承气，下证稍减，更与之，眩晕欲死，盖不胜其攻也。绝谷期月④，稍补而心腹满闷，攻不可，补不可，守之则元气不鼓⑤，余邪沉匿膜原，日惟水饮而已，以后心腹忽加肿满烦冤者，向来沉匿之邪，方悉分传于表里也，宜承气养荣汤，一服病已。设表肿未除，宜微汗之自愈⑥。

时疫得里证失下，以至面目浮肿及肢体微肿，小便自利，此表里气滞，非兼水肿也，宜承气下之。里气一疏，表气亦顺，浮肿顿除。或见绝谷期月，指为脾虚发肿，误补必剧，妊娠更多此证，治法同前，则子母俱安，但当少与，慎无过剂共七法。

注释

① 此气复也：这是阳气恢复的表现。复，回复、恢复。

② 言不足以听：病人的语言声音低微，不能听清楚。中医认为，肺主气，属金，金叩则鸣。肺气虚损，叩而不鸣。

③ 气不足以息：病人气虚，不能维持呼吸。息，呼吸。

④ 绝谷期月：断绝水谷饮食已经满一个月。期，周年、周月。

⑤ 守之则元气不鼓：不补不泻地保守治疗，就会造成元气不振。鼓，振动。

⑥ 宜微汗之自愈：应当使病人微微地汗出，就会逐渐地自然痊愈。微汗，微微地发汗，可以使汗出水去，而不伤津耗气。

译文

时行疫气治愈之后才几天，就出现了足部水肿、小便不通畅，水肿逐渐向上到达上腹心下的部位，出现气喘，这是水气凌心，应当治疗水气。如果时行疫气痊愈之后几天，首先出现脚部肿胀，小便像平常一样，虽然浮肿遍及全身，然而不气喘，也没有其他的疾苦，这是阳气来复的现象。概括地说，血液是阳气的依托，阳气比血液先产生，而先产生的阳气没有依附，所以暂时出现浮肿，只要安静保养节制饮食，不用服药也可以自然痊愈。

　　如果时行疫气的患者，身体消瘦虚弱，语声低微难以听清，气虚不足难以维持呼吸，出现需要泻下的证候时，给予少量的承气汤，需要泻下的证候稍微减轻，当再一次给予泻下时，出现头目眩晕，痛苦欲死的现象，这是由于体虚不能胜任泻下药物的攻伐。病人不能进食一个月，稍微使用补益的药物，就出现心下至上腹部胀满痞闷，既不能使用攻下的治疗方法，也不能使用补益的治疗方法，保守治疗则不能使元气恢复，残存的瘟疫邪气潜藏在膜原，一天一天的只是饮水，此后心下至腹部，忽然增加肿胀满闷，这是过去潜藏的邪气，正分别向表里传变造成的，应当使用承气养荣汤进行治疗，一般一剂汤药就可以治愈。假如用药之后，体表的浮肿还没有消除，应当使用少量的发汗药，使病人微微汗出就会痊愈。

　　时行疫气出现了里实的证候，治疗时没有使用泻下，造成病人面目浮肿，以及肢体轻微水肿，小便仍然通畅，这属于在表在里的气机阻滞，不是兼有水肿病，应当使用承气汤使病人泻下。在里的气机阻滞一旦下行，在表的气机也会顺畅，浮肿就会立即消失。也有的医生见到病人不能进食已经一个月，认定是脾虚引发的浮肿，如果因此而错误地使用补益的药物，病情一定会加剧，怀孕期间这一类的证候更为多见。孕妇患此证的治疗方法，与上述所说相同，泻下之后母子都可以获得平安，但是应当注意承气汤的药量要相应减少，不要过量使用（共论述了七种治疗方法）。

对付浮肿的饮食小技巧

　　正常来说，由食物和饮料中吸收的水分经血液和淋巴循环后会由汗腺和尿道排出体外，而容易浮肿的人可能是这两个系统出了毛病。

　　（1）摄取过量的盐会令水分滞留体内，也会出现浮肿现象。所以要维持水分平衡，就必须将多余的水排出体外，多吃加强水分循环的食物可帮助消肿。

　　（2）平时要减少摄取使身体易受寒冷的食物、冷饮或增加肠胃负担的食物。此外，要对付浮肿，温和或有利尿作用的食物要均衡摄取，而要使胃部得到休息，晚上也应减少饮食，不应大量摄入水分。

　　（3）多吸收钙质也能帮助排出体内由盐分产生的多余水分。含丰富钙质的食物有苹果、粟米、扁豆和硬豆腐等。

　　此外，以下能促进水分循环和有利尿作用的食物也不妨多吃。如蒜头、红酒、提子、辣椒、鸡肉、粟米等。

　　一些能够摄取身体热量的食物，虽有消暑作用，但吃得太多会使体温下降。冰冻

温疫论

古法今观——中国古代科技名著新编

的乳制品，多吃也会增加肠胃的负担，甚至酸的食物也会导致体内积水，如啤酒、番茄、牛奶、乳酪、醋、梨等。

服寒剂反热

原典

阳气通行，温养百骸[①]；阳气壅闭，郁而为热[②]。且夫人身之火[③]，无处不有，无时不在，但喜通达耳。不论脏腑经络、表里上下、血分气分，一有所阻，即便发热[④]。是知百病阻发热，皆由于壅郁。然火郁而又根于气，气常灵而火不灵[⑤]，火不能自运，赖气为之运，所以气升火亦升，气降火亦降，气行火亦行。气若阻滞，而火屈曲，惟是屈曲热斯发矣，是气为火之舟楫也。

注释

① 温养百骸：温暖滋养四肢的所有骨骼。骸，骨骼。

② 阳气壅闭，郁而为热：阳气被邪气壅滞闭塞，郁阻不通就会发热。

③ 人身之火：人身体之中的生理之火为少火，而病理之火为壮火。

④ 一有所阻，即便发热：人体的阳气在体内运行不息，一旦有阻滞，就会因为这种郁阻而产生发热。

⑤ 气常灵而火不灵：气机经常运动而火不能自主运动。灵，灵巧、灵活、灵动。

译文

人的阳气在体内畅通运行，温暖和滋养四肢百骸；阳气如果壅遏闭塞、郁滞就会产生热量。说起来人身体内充满了阳热之气，这种阳热之气又被称为少火，它在人体内运行，没有一个地方不去，也没有一个地方不存在少火，它只喜通顺畅达。不管是脏腑经络，在表在里，血分气分，一有阻滞，就会发热。因此可知道，各种疾病的发热都是由于壅遏郁滞。然而少火的郁滞又根源于气机不畅，气机经常运动而火不能自主运动。少火不能自己运行，需要依靠阳气推动其运行，因此气升火也跟着向上升，气降火也随着降，气行火也跟着行。气机如果发生阻滞，少火也因此而屈曲，而且只有这种屈曲，才能形成发热，因此可以说气是运载火的舟船。

原典

今疫邪透出于膜原，气为之阻①，时疫到胃，是求伸而未能遽达也。今投寒剂，抑遏胃气，气益不伸，火更屈曲，所以反热也。往往服芩②、连、知、柏之类，病人自觉反热，其间偶有灵变者，但言我非黄连证，亦不知其何故也。窃谓医家终以寒凉清热，热不能清，竟置弗疑，服之反热，全然不悟，虽至白首终不究心，悲夫！

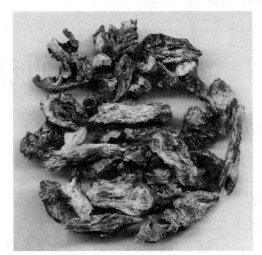

黄芩

注释

① 气为之阻：人体的气机被瘟疫邪气阻滞。

② 芩：即黄芩，为唇形科植物，以根入药，有清热燥湿，凉血安胎，解毒的功效。

译文

现在瘟疫邪气，从膜原向外透达发散，气机因此而阻滞。时行疫气到达胃部，这是希望伸展，却没有能够立即畅达。现在使用寒凉的方剂，抑制阻遏胃的气机，气机更加不能伸展，火热之气更加郁屈，因此更增加热势。经常见到病人服用黄芩、黄连、知母、黄柏之类的寒凉药物之后，自己觉得热得更严重，其中偶尔有患者见到好转，病人也会说我不属于黄连证，也不知道这是什么原因。我个人认为医生始终使用寒凉药物清解热

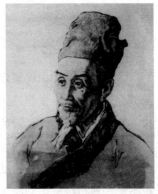

李时珍

势，不仅热势不能清除，而且还照用不疑，即使病人服用后热势增加，也全然不醒悟；即使白了头发，也始终不用心思考，实在可悲啊！

知　一

原典

　　邪之着人，如饮酒然。凡人醉酒，脉必洪而数，气高身热，面目俱赤，乃其常也。及言其变，各有不同：有醉后妄言妄动，醒后全然不知者；有虽沉醉而神思终不乱者；醉后应面赤而反刮白[1]者；应萎弱而反刚强者；应壮热而反恶寒而战栗者；有易醉而易醒者；有难醉而难醒者；有发呵欠及嚏喷者；有头晕眼花及头痛者。因其气血虚实之不同，脏腑禀赋之各异[2]，更兼过饮少饮之别，考其情状，各自不同，至于醉酒一也，及醒，一时诸态如失。

注释

　　[1] 刮白：苍白。树木刮皮之后，白而无光泽，呈一种苍白的颜色。

　　[2] 脏腑禀赋之各异：病人的脏腑先天的素质各不相同。禀赋，人体的体质、智力等方面的素质。

译文

　　邪气侵袭人体，就像饮酒一样，凡是喝醉酒的人，脉搏必然洪大而数，病人气促、身体发热、面红目赤，这是经常见到的现象。说到醉酒的复杂变化，则各有不同情况：有的醉后胡言乱语，轻举妄动，清醒之后却一点也不知道当时的情况；有的虽然也已经醉了，但是始终不乱说乱动；有的醉酒后应当面目发红，却变为苍白；有的本来应当醉后肢体萎软，却出现肢体刚强有力；有的应当在醉后发热，反而了恶寒战栗；有的人既容易醉倒，也容易清醒过来；也有的人难于醉倒，也难于清醒过来；有的醉酒后连发哈欠，或常打喷嚏；有的醉酒后头晕眼花，或者头痛。这都是由于人的气血虚实的不同、脏腑的先天遗传不同，再加上饮用过多或者饮用较少的区别。详细考察他们的情况，表现各有不同的地方，至于饮酒至醉则是相同的。等到他们从醉酒中醒来，他们在醉酒中的不同表现就完全消失了。

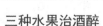

三种水果治酒醉

　　喝酒前先吃些东西，如含高蛋白的菜类或食品，或喝些豆浆等，使这些食物在胃内和酒精结合发生反应，就能减少对酒精的吸收。另外，吃一些水果对于防治醉酒也有比较好的效果。

（1）西瓜利尿加速酒精排泄。西瓜味甘性寒，有清热解暑、除烦止渴、利小便、降血压的功效。酒后来杯西瓜汁对预防醉酒十分有益，因为它进入人体后，可以对酒精的吸收产生竞争性抑制，减少酒精进入血液的数量。另一方面，西瓜汁具有明显的利尿作用，可以促进酒精更快地排出体外。

（2）新鲜葡萄治酒后反胃、恶心。葡萄中含有丰富的酒石酸，能与酒中的乙醇相互作用形成酯类物质，达到解酒目的。如果在喝酒前吃，还能有效预防醉酒。

（3）香蕉治酒后心悸、胸闷。酒后吃一些香蕉，能增加血糖浓度，降低酒精在血液中的比例，达到解酒目的。同时，它还能消除心悸、胸闷等症状。

人喝酒后面部潮红，是因为皮下暂时性血管扩张所致，因为这些人体内有高效的乙醇脱氢酶，能迅速将血液中的酒精转化成乙醛，而乙醛具有让毛细血管扩张的功能，会引起脸色泛红甚至身上皮肤潮红等现象，也就是我们平时所说的"上脸"。

原典

凡人受邪，始则昼夜发热，日晡[1]益甚，头疼身痛，舌上白苔，渐加烦渴，乃众人之常也。及言其变，各自不同者：或呕、或吐；或咽喉干燥；或痰涎涌甚；或发热而兼凛凛[2]；或先凛凛而后发热；或先恶寒而后发热；或先一日恶寒而后发热，以后即纯纯发热；或先恶寒而后发热，以后渐渐寒少而热多，以至纯热者；或但潮热[3]，余时热稍缓者。

有从外解者，或战汗，或狂汗、自汗、盗汗，或发斑；有潜消者；有从内解者，或胸膈痞闷，或心腹胀满，或心痛腹痛，或胸胁痛，或大便不通，或前后癃闭[4]，或协热下利，或热结旁流。有黄苔黑苔者，有口燥舌裂者；有舌生芒刺、舌色紫赤者，有鼻孔如烟煤之黑者；有发黄及蓄血、吐血、衄血、大小便血、汗血、嗽血、齿衄[5]血；有发颐、疙瘩疮者，有首尾能食者；有绝谷一两月者，有无故最善反复者；有愈后渐加饮食如旧者；有愈后饮食胜常二三倍者；有愈后退爪脱发者。

注释

① 日晡：即申时，下午3～5点。

② 发热而兼凛凛：发热的同时兼有恶寒，多为邪热在表。凛凛，寒冷。

③ 潮热：像潮水一样定时发热，往往是体内有实热的象征。

④ 前后癃闭：大便小便都闭阻不畅。一般来说，小便点滴而出为癃；小便完全不出为闭。

⑤ 此句：汗血，出汗的颜色发红，又叫血汗，外感病过程之中的鼻衄称为红汗，是邪气从血络外出的表现。齿衄，以牙龈齿缝出血为主证的病证，又称牙宣。多由胃火上炎、灼伤血络或肾阴亏虚，虚火内动，迫血妄行所致。

译文

凡是人体受到邪气的侵犯，一开始则白天和夜晚都发热，下午三点到七点的"日晡之时"热势更重，头疼身体痛，舌上有舌苔，逐渐出现了心烦和口渴，这是多数人的表现。说到病情的复杂变化，各自的表现也有所不同：有的干呕；有的呕吐；有的咽干口燥；有的痰多涎涌；有的发热而兼有凛凛恶寒；有的先恶寒而后才出现发热；也有的先恶寒一天然后再发热，以后则单纯发热而不恶寒；有的也是先恶寒然后才发热，所不同的是恶寒逐渐减少，而最后则只发热不恶寒；有的病人只在某一时刻热势高，像潮水一样，其他的时候则为低热。

有些患者病邪向体外解散，而表现却有不同：有的表现为先寒战，然后才汗出的"战汗"；有的则表现为先烦躁不安，然后才汗出的"狂汗"；有的则表现为自然汗出的"自汗"；有的却是白天无汗，入睡之后才有汗出的"盗汗"；也有的是瘟疫邪气从血脉外出，表现为肌表大片皮疹的"发斑"。有些患者病情消退时，没有特殊的表现，属于"潜消"。有些患者的病情是从内部消散的，其表现也是各有区别：有的表现为胸部以及膈肌部位的痞塞满闷；有的则见到心下和上腹部的胀满；有的则表现为心痛和腹痛；有的则为胸部和两胁的疼痛；有的出现大便不通畅；有的大便小便都闭而不通；也有的表现为邪热下迫肠道，发生泄泻的"协热下利"；或者出现肠道内有硬结的粪便，同时泻下臭粪稀水的"热结旁流"。有的病人舌苔发黄，或者发黑；有的出现口干舌燥、舌生裂纹；有的则舌苔干燥粗硬，状如芒刺，舌质的颜色发紫、发红；有的病人的鼻孔发黑，像被煤被烟熏过一样。有的病人身体肌肢发黄，发为黄疸；有的少腹硬痛、其人如狂，小便自利，发为"蓄血"；有的病人邪热伤及阳络，而见到吐血、鼻衄、齿衄等衄血；有的病人邪热伤及阴络，而出现便血、尿血；有的病人出现汗毛孔出血的红汗或叫"汗血"；有的病人则有咳嗽痰中带血；有的病人齿龈出血；有患瘟疫病的人，开始和后期能够进食，中间不能进食；有的病人不能进食，可以长达一两个月；有的病人的病情，没有什么原因却经常反复加重；有的病人痊愈之后，饮食逐渐增加，恢复到原来的饮食情况；有的痊愈之后，饮食大为增加，超过原先饮食的两三倍。有的病人痊愈之后，指甲和毛发都脱落。

原典

至论恶证，口噤①不能张，昏迷不识人，足屈不能伸，唇口不住牵动，手足不住振战，直视，上视，圆睁，目瞑，口张，声哑，舌强，遗尿，遗粪，项强发痉，手足俱痉，筋惕肉𬌗，循衣摸床，撮空理线等证，种种不同，因其气血虚实之不同，脏腑禀赋之有异，更兼感重感轻之别，考其证候，各自不同，至论受邪则一也。及邪尽，一任诸证如失。所谓知其一，万事毕，知其要者，一言而终，不知其要者，流散无穷，此之谓也。

以上止举一气，因人而变。至有岁气稍有不同者。有其年，众人皆从自汗而解者，更有其年，众人皆从战汗而解者，此又因气而变，余证大同小异，皆疫气也。至又杂气为病，一气自一病，每病各又因人而变。统而言之，其变不可胜言矣，医者能通其变，方为尽善。

译文

至于瘟疫病的凶险证候，牙关紧闭不能张口，昏迷不醒不认识人，腿足屈曲不能伸展，口唇不停地抽动，手足不停地震颤战抖，两眼直视，两眼向上翻，两眼瞪得圆圆的，或两眼什么也看不见，口张不能合，声音嘶哑，舌头僵硬言语不利，尿床，大便不自知，脖子硬而抽搐，手足都抽搐，筋肉都不自主跳动不安，无自主意识地在床上乱摸，或者凭空无物地做整理丝线的动作，以及其他一些证候。上述证候都各不相同，多种多样，都是由于病人的气血有虚实的不同情况、脏腑的素质有强弱的差异造成的，再进一步加上感受的瘟疫邪气有轻与重的区别，所以尽管考察他们的证候，各有不同的地方。但是说到他们感受的瘟疫邪气，却是完全一致的，都是外邪所引发的。等到瘟疫邪气被清除干净之后，所有的与之相关的证候也就会消失得无影无踪。这就是人们常说的，只要知道瘟病的关键点，其他千头万绪的事情都会迎刃而解；知道要领的人，一句话就可以概括全部，不得要领的人，永远也说不到点子上，说的就是这种情况。

上面说的只是一种瘟疫邪气，由于不同的病人就可以出现如此众多的变化。至于说到每年的气运有所不同，邪气也会因之而不同，情况也会更复杂。比如有的年份，多数的瘟病患者都可以从汗出而痊愈，而别的年份，绝大多数的患者都从战汗获得痊愈，这就是由于气运不同造成的差异，其他的临床表现都是大部分相同，一小部分稍微有些区别，归根结底都是瘟疫邪气造成的。至于更复杂的则是"杂气"引起的患病的情况，一种杂气就会引起一种瘟疫病，每一种瘟疫病又会因为不同的患者而产生不同的变化。总而言之，瘟疫病的变化很多，说也说不尽，医生能够深刻地了解其中的变化，才是最好的。

注释

① 口噤：证名，牙关紧闭，口不能张开的症状。

四损不可正治

原典

凡人大劳、大欲，及大病、久病后，气血两虚，阴阳并竭，名为四损①。当此之际，忽又加疫，邪气虽轻，并为难治，以正气先亏，邪气自陷②，故谚有云：伤寒偏死下虚人，正谓此也。

盖正气不胜者，气不足以息，言不足以听，或欲言而不能，感邪虽重，反无胀满痞塞之证，误用承气，不剧即死。以正气愈损，邪气愈伏③也。

若真血不足者，面色萎黄，唇口刮白，或因吐血崩漏，或因产后亡血过多，或因肠风脏毒④所致，感邪虽重，面目反无阳色，误用承气即死，以营血愈消，邪气益加沉匿也。

注释

①四损：气、血、阴、阳的严重不足，合称为四损。

②邪气自陷：外来的邪气自然深陷入里。陷，被攻占，凹进。

③邪气愈伏：邪气的潜伏更加深沉。伏，隐藏、潜伏。

④肠风脏毒：便血鲜红为肠风，便血黑暗为脏毒。肠风为近血，属阳；脏毒为远血，属阴。

译文

凡是人体过度劳累，欲望过于强烈，以及得了大病、长期患病之后，气与血都会亏损虚弱，严重的阴与阳都能衰竭，这种病证的名称就叫"四损"。在这种阴阳气血都不足时，突然又感受了瘟疫邪气，邪气虽然很轻微，病证却因为四损而难于治疗，这是因为病人的正气亏损在先，瘟疫邪气自然就会向里深陷，所以有谚语说："伤寒邪气引起的病证，专门会导致下焦虚损人的死亡"，说的正是这种情况。

概括地说，人体正气不充盛的人，气虚不能够保证呼吸的畅通，语声低微不能保证让人听清楚，或者想要说话而不能顺利完成，感受的瘟疫邪气虽然很重，却不会出现胸腹部胀满、痞塞不通的实证，假如错误地使用承气汤治疗，不是病情加重就是死亡。这是由于正气进一步虚损，邪气进一步深重造成的结果。

假如病人体内的血液不足，面部的颜色就会发黄而没有光泽，口唇也苍白没有血色，这是由于吐血、妇女子宫出血过多，或者是因为生孩子的过程中失血过多，或者由于肠道出血、痔疮出血过多，造成这种血液严重亏虚的局面，他们所受的瘟疫邪气虽然很重，却不会出现面红目赤的阳盛证候，如果错误地使用承气汤进行治疗，就会使病情加重而死亡，这是因为营血越消耗，瘟疫邪气就更加深重难治。

哪些食材可补血

（1）南瓜。清代名医陈修园赞誉为"补血之妙品"的南瓜，富含植物性蛋白质、胡萝卜素、维生素、必需氨基酸、钙、锌、铁、钴、磷等。其中，钴是构成维生素 B_{12} 的重要成分之一，可以帮助血液中的红细胞正常运作；锌则会直接影响成熟红细胞的功能；铁质则是制造血红蛋白的基本微量元素。南瓜所含有的全都是补血的优良营养素。

（2）葡萄。葡萄含有丰富的钙、磷、铁以及多种维生素和氨基酸，是老年、妇女、体弱贫血者和过度疲劳者的滋补佳品。怀孕的妇女也建议可以多食用，不但对宝宝营养有益，也能使孕妇面色红润，血脉畅通。如果有时买不到葡萄，吃葡萄干也行。

（3）甘蔗。冬季水果中，相当受到人们喜爱的甘蔗含有多种微量元素，包括铁、锌、钙、磷锰等，其中以铁的含量最高，每千克可以高达9毫克，位居水果之冠，因而有了补血果之称。不过，从中医的角度来看，甘蔗性寒，脾胃虚寒者应少食用。

（4）龙眼肉。即桂圆肉，每到夏季就有新鲜的龙眼上市。龙眼含有A、B族维生素、葡萄糖和蔗糖等，而且具有丰富的铁质。龙眼汤、龙眼酒等食物，大力推荐孕妇和产妇食用。

（5）红枣。红枣含有丰富的维生素、果糖和各种氨基酸。中医认为红枣性暖，养血保血，可改善血液循环，而药理研究则发现，红枣所含的某些成分可以增加血液中红细胞的含量，增强骨髓造血功能，使脸色红润。和桂圆搭配，不但补血养气，还可以养颜美容。

（6）胡萝卜。也称日本人参，胡萝卜含有丰富的 β 胡萝卜素，这种营养素对补血有极佳的益处。

原典

若真阳不足者，或四肢厥逆；或下利清谷；肌体恶寒，恒多泄泻，至夜益甚；或口鼻冷气。感邪虽重，反无发热、燥渴、苔刺等证。误用承气，阳气愈消，阴凝不化，邪气留而不行，轻则渐加委顿[1]，重则下咽立毙。若真阴不足者，自然五液干枯，肌肤甲错[2]，感邪虽重，应汗无汗，应厥不厥。误用承气，病益加重，以津液枯涸，邪气涩滞，无能输泄也。

下 卷

凡遇此等，不可以常法正治，当从其损而调之，调之不愈者，稍以常法治之，治之不及者，损之至也。是故一损二损，轻者或可挽回，重者治之无益，乃至三损四损，虽卢扁亦无所施矣③！更以老少参之：少年遇损，或可调治；老年遇损，多见治之不及者，以枯魄独存，化源已绝，不复滋生也。

注释

① 委顿：萎靡困顿，精神衰惫的样子。

② 肌肤甲错：皮肤粗糙、干皱皲揭，像一块块的甲片一样遍布全身，多为瘀血阻滞、肌肤失养的征象。

③ 虽卢扁亦无所施矣：即使是卢医扁鹊也没有什么治疗的方法了。扁鹊，春秋末期著名医学家，姓秦，名越人，一曰字少齐，因为居卢日久，又被称为卢医。

译文

假如病人肾中的元阳不足，就会见到四肢冰凉向上超过肘膝，或者出现腹泻清水，泻出的东西多是不消化的食物。病人体表怕冷，常有腹泻，这种证候在夜间更加明显。也有的病人阳气虚时，口鼻出的气都是凉的。这类病人感受的瘟疫邪气虽然很重，却不出现发热、舌燥口渴、舌苔起刺等证候。如果错误地使用承气汤进行治疗，病人的阳气就会更加损耗，阴液凝滞而不转化，瘟疫邪气也会留滞在体内而不能移行变化，轻症的病人就会逐渐加重，重症的病人则汤药一咽下去就会立即死亡。假如病人肾中的真阴不足，自然就会造成体内各种阴液的枯竭干燥，体表的皮肤也会见到粗糙变硬，像甲片一样一片一片地堆积在一起，这种病人感受的邪气虽然很重，应当汗出的也常无汗出，应当四肢厥逆的也常不出现肢体发凉。治疗时如果错误地使用承气汤，病情就会加重，因为津液干燥枯涸，邪气凝滞不行，没有什么阴液可以输送排泄，造成病情加重。

凡是遇到上述四种虚损病证，不能用常规的治疗方法进行治疗，而应当根据病人的虚损情况，做相应的调节治疗，当单纯调节虚损不能奏效的时候，再稍用瘟疫病常规治疗措施进行治疗，治疗不能达到预期的效果的原因，是病人原有的虚损太严重了。因此说，病人的虚损程度属于一种虚损至两种虚损的，轻症还可以挽救，重症患者即使治疗也不能逆转病势、有益于病情。等到三种虚损和四种虚损都出现了，这样的瘟疫病患者，即使卢医扁鹊也不能有救治的方法了！再根据病人的年龄大小，作为一种参考，三十岁以下的青少年，遇到虚损兼瘟疫病，或许可以调整治疗；老年瘟疫病患者，再加上虚损的情况，多数情况下治疗措施不能奏效，这是因为他们的生化源泉已经枯竭，只有干枯的魂魄精神还存在着，再受到瘟疫邪气的损耗之后，不能滋长生命必需的物质。

劳复、食复、自复

原典

疫邪已退，脉证俱平，但元气未复，或因梳洗沐浴①，或因多言妄动，遂至发热，前证复起，惟脉不沉实为辨，此为劳复②。盖气为火之舟楫，今则真气方长，劳而复折，真气既亏，火亦不前。如人欲济，舟楫已坏，其可渡乎？是火也，某经气陷，则火随陷于某经，陷于经络则为表热，陷于脏腑则为里热，虚甚热甚，虚微热微。

治法：轻则静养可复，重则大补气血，候真气一回，血脉融和，表里通畅，所陷之火，随气输泄，自然热退，而前证自除矣。若误用承气及寒凉剥削之剂，变证蜂起，卒至殒命，宜服安神养血汤。

注释

① 梳洗沐浴：古人对于不同部位的洗浴，有不同的称谓，比如洗头为沐，洗脚为洗或叫濯，洗手洗脸为盥，洗澡为浴。

② 劳复：瘟疫病因劳累而复发为劳复。

译文

瘟疫邪气已经消退，病人的脉搏、证候也恢复至正常状态，只有元气还没有完全恢复，有的病人在这个时候，由于梳头、洗头、洗澡，或者由于说话过多、动作活动太过，而引起发热，此前消失的各种证候又出现了，只有病人的脉搏不是那么沉实有力，这是一个辨别的关键点，这种因劳作而复发的现象叫"劳复"。总括起来说，气机是推动人体少火运行的动力，就像载物的舟船，现在病人身体的正气才开始生长，由于过度的劳累使其再一次受到挫折，正气既然亏损，少火也不能向前运动，就好像有人想过河，船只已经损坏，难道能够如愿过河吗？这种存在于体内的少火，当某一经的气机由于瘟疫邪气的影响而深陷入里的时候，少火也就随着气机的陷落而深陷入里，火气陷于经络就会表现为体表发热，陷于内在脏腑则形成里热，虚损的程度重则发热的程度就重，虚损的程度轻则发热的程度也轻。

治疗方法：轻病可以安静保养，这样就可以恢复；病情重的就要大剂补益气血，等到病人的正气一旦恢复，血液和脉搏就充满柔和，表与里也会通畅无阻，此前所陷入的少火，也能随着气机的运行而得到疏通开泄，发热也自然会消退，进而此前的各种证候也自行消除。假如错误地使用承气汤，以及误用寒凉药，或是损耗病人正气的药方，各种因误治而形成的症状就一起涌现出来，最终会导致病人不可挽救的后果，这种虚损劳复病人应当使用安神补血汤进行治疗。

原典

若因饮食所伤者，或吞酸作嗳，或心腹满闷而加热者，此名食复①，轻则损谷自愈，重则消导方愈。

若无故自复者，以伏邪未尽，此名自复②。当问前得某证，所发亦某证，稍与前药，以彻其余邪，自然获愈。

安神养血汤

茯神③、枣仁、当归、远志④、桔梗、芍药、地黄、陈皮、甘草。

加龙眼肉⑤水煎服。

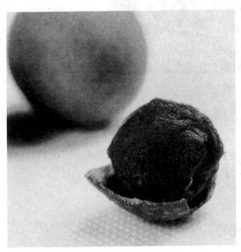

龙眼肉

译文

假如病人因为饮食不当而损伤正气，有的出现泛吐酸水、呃逆噫气；有的病人心胸腹部胀满憋闷，发热增加，这种情况

注释

① 食复：因过食伤食而造成瘟疫复发为食复。

② 自复：没有诱因而瘟疫病自行复发，叫作自复，多为余邪未尽，死灰复燃。

③ 茯神：多孔菌科卧孔属植物茯苓的菌核，原物种为低等植物，是寄生在松树上的真菌。药用部分为干燥菌核体中间包有松根的白色部分。性味甘、淡、平。有渗湿、健脾、宁心等功能。用于痰饮、水肿、小便不利、泄泻、心悸、眩晕。

④ 远志：常用中药，性温，味苦、辛，具有安神益智、祛痰、消肿的功能。用于心肾不交引起的失眠多梦、健忘惊悸、神志恍惚、咳痰不爽、疮疡肿毒、乳房肿痛等症。

⑤ 龙眼肉：为无患子科植物龙眼的假种皮，又名益智、蜜脾、桂圆。龙眼味甘、性温。入心、脾经，具有补益心脾、养血宁神、健脾止泻、利尿消肿等功效。适用于病后体虚、血虚萎黄、气血不足、神经衰弱、心悸怔忡、健忘失眠等病证。

就叫"食复"。食复的轻症，减少进食就会自行痊愈，重症患者需要使用消食导滞的药物才能痊愈。

假如病人属于没有明确原因而自行复发的情况，这是由于潜伏在体内的瘟疫邪气还没有完全清除，这种情况的复发叫作"自复"。对于这类病人，应当询问他此前的症状，现在所复发的症状与以前相同，就可以再一次使用一些以前的有效方药，用来彻底消除残余的邪气，自然就会痊愈。

安神养血汤的药物组成

茯神、枣仁、当归、远志、桔梗、芍药、地黄、陈皮、甘草。

上述药物再加上龙眼肉，用水煎服。

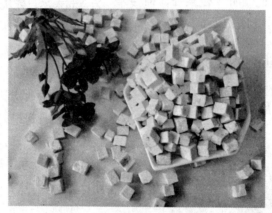

茯　神

感冒兼疫

原典

疫邪伏而未发，因感冒风寒[1]，触动疫邪，相继而发也。既有感冒之因由，复有风寒之脉证[2]，先投发散，一汗而解[3]，一二日续得头疼身痛，潮热烦渴，不恶寒，此风寒去，疫邪发也[4]，以疫法治之。

注释

① 因感冒风寒：由于感受、冒犯风寒邪气。此处的"感冒"不是病的名称，而是感受、冒犯之意。《素问》《灵枢》之中的"伤寒"，也是伤于寒之意，后来伤寒与感冒，逐渐由病因变为了病证的名称。

② 有风寒之脉证：有了中风与伤寒的脉象与症状。

③ 先投发散，一汗而解：首先使用发表散邪的药物，一旦汗出表邪就可解除。

④ 此风寒去，疫邪发也：这是风寒邪气散去，瘟疫邪气发作了。

译文

瘟疫邪气深伏在体内还未发动，由于感受了风寒邪气，触动了潜伏于体内的疫邪，使瘟疫邪气紧跟着感冒伤寒就发作出来。病人既有感冒的原因，又有风寒病的脉象与证候，首先使用了发散的方药，一出汗就使病情缓解，一两天之后又出现了头疼身体疼痛，定时发潮热，心烦口渴，不恶寒怕冷，这是风寒邪气已经离去，瘟疫邪气发作起来，应当用治疗瘟疫的方法进行治疗。

疟疫兼证

原典

疟疾二三发或七八发后[1]，忽然昼夜发热，烦渴不恶寒[2]，舌生苔刺，心腹痞满，饮食不进，下证渐具，此温疫著，疟疾隐也[3]，以疫法治之。

温疫昼夜纯热、心腹满闷、饮食不进、下后脉静身凉，或间日、或每日时恶寒而后发热如期者，此温疫解，疟邪未尽也，以疟法治之。

注释

① 疟疾二三发或七八发后：疟疾病多为间日疟、三日疟，也就是隔一天，或者三天发作一次，发作的时候，先发冷，然后发热头痛，最后大汗出，发作过后体温正常。二三发，也就是发作过两三次之意。

② 忽然昼夜发热，烦渴不恶寒：病人的证候在短时间之内发生了很大的变化，也就是由原来的隔一天发作一次的发冷、发烧、出大汗，变成了白天黑夜不停地发热，而且心烦口渴，不恶寒。

③ 此瘟疫著，疟疾隐也：这是瘟疫病的显著证候，疟疾病的证候却隐而不见了。

译文

病人患疟疾，在发作两三次，或者发作七八次之后，忽然出现白天黑夜都发热，心烦口渴，不恶寒怕冷，舌苔粗糙生刺，心胸腹部痞闷胀满，不能饮水进食，使用泻下的证候逐渐显露出来，这是明显的瘟疫病，原有的疟疾证候已经隐退，应当用治疗瘟疫的方法进行治疗。

瘟疫病白天夜晚都发热，心胸腹部痞闷胀满，不能饮水进食，经过泻下治疗之后，脉搏由躁数转为和缓安静，身体由发热转为凉爽，却出现了隔一天，或者每天都按时恶寒怕冷，然后紧接着发热，好像按照约定如期而至，这是瘟疫病解除之后，疟疾的邪气还没有完全清除，应当使用治疗疟疾的方法进行治疗。

疟疾病的忌食食物

（1）瘟疟高热口渴，尿赤便秘者，禁忌辛辣温燥等刺激性食物，如烟、酒、大蒜、辣椒、胡椒、韭菜等。

（2）寒疟胸闷纳呆，泛恶，苔厚腻者，忌食油腻甘甜等食物，如油炸食品、肥肉、番薯、饴糖、糯米甜食等。

（3）疟疾反复发作者，忌食海腥发物及醋、糟腌食物，如橡皮鱼、黄鱼、带鱼、海虾、糟鱼、酸辣菜、南瓜等。

温 疟

原典

凡症者寒热如期而发，余时脉静身凉，此常疟也[1]，以疟法治之。设传胃者，必现里证，名为温疟[2]，以疫法治者生，以疟法治者死。

里证者下证也，下后里证除，寒热独存者，是温疫减，疟证在也。疟邪未去者宜疏[3]，邪去而疟势在者宜截[4]，势在而挟虚者宜补[5]，疏以清脾饮，截以不二饮，补以四君子，方见疟疾门，仍恐杂乱，此不附载。

注释

① 此常疟也：这是典型的疟疾病。

② 温疟：只发热不恶寒的疟疾。

③ 疟邪未去者宜疏：疟邪还没有清除的病证，应当使用疏泄疟邪的治疗方法。

④ 邪去而疟势在者宜截：疟邪已经被清除，而定期发作的热势还存在，应当使用截断的治疗方法。

⑤ 势在而挟虚者宜补：有定期发热的趋势，同时又兼有虚损的证候，应当使用补益的治疗方法。

译文

凡是属于疟疾的病证，恶寒发热都会按照一定的时间发作，其他的时间则脉搏相对和缓平静，身体凉爽，这是常见的正规疟疾，应当按治疗疟疾的方法进行治疗。假如疟疾的邪气传变到胃部，必定会表现为只发热不恶寒的里热证候，这就叫"瘟疟"，用治疗瘟疫的方法进行治疗就会痊愈，用治疗疟疾的方法进行治疗就有可能加重病情，导致死亡。

所谓里证，就是需要泻下的证候。通过泻下之后，里证消除，而恶寒发热的证候还存在，这属于瘟疫减轻，而疟疾的病证却存在。疟邪还没有驱除的，治疗应当使用疏散的方法，邪气驱除之后而疟疾病发作的趋势不见减轻的，应当使用特殊药物"截疟"治疗；疟疾病发作的趋势还存在，同时兼有虚损的，治疗应当使用有补益作用的药物。疏导疟邪应当使用清脾饮，截疟应当使用不二饮，补益应当使用四君子汤，这些方剂都在专门治疗疟疾的著作中，为了不至于杂乱，这里就不收载了。

瘟疟与瘟疫的异同点

瘟疟与瘟疫都有发热的临床表现，两者容易混淆，尤其是瘟疟证候不典型，只发热而不恶寒，更容易与瘟疫相混，但瘟疟发有定时，不发作时体温不高；而瘟疫虽然可以表现为日晡潮热，定时而高热，但其他时候也会有低热，与之不同。

疫痢兼证

原典

下痢脓血，更加发热而渴，心腹满闷，呕而不食，此疫痢兼证[1]，最为危急。夫疫者胃家事也，盖疫邪传胃，十常八九[2]。既传入胃，必从下解，疫邪不能自出[3]，必藉大肠之气传送而下，而疫方愈。

夫痢者，大肠内事也，大肠既病，失其传送之职，故正粪不行[4]，纯乎下痢脓血而已，所以向来谷食停积在胃，直须大肠邪气将退，胃气通行，正粪自此而下[5]。今大肠失职，正粪尚自不行，又何能与胃载毒而出？毒既不前[6]，羁留在胃，最能败坏真气，在胃一日，有一日之害，一时有一时之害，耗气搏血，神脱气尽而死。

凡遇疫痢兼证者，在痢尤为吃紧，疫痢俱急者，宜槟芍顺气汤，诚为一举两得。

槟芍顺气汤（专治下痢频数，里急后重，兼舌苔黄，得疫之里证者）。

槟榔[7]、芍药、枳实、厚朴、大黄。

生姜煎服。

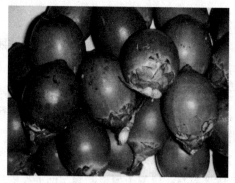

槟 榔

注释

①此疫痢兼证：这是流行性的瘟疫与痢疾同时存在的病证。

②疫邪传胃，十常八九：瘟疫邪气传变到胃部，需要使用泻下治疗的病证，经常占到十分之八九。

③疫邪不能自出：瘟疫邪气不能自己跑出体外，必须经过人体正气的清除。

④正粪不行：每天的正常粪便不能下行排出。

⑤正粪自此而下：正常的粪便这时才能下行、排出。

⑥毒既不前：瘟疫毒邪已经不能向前移行。

⑦槟榔：本种是重要的中药材，在中国南方一些少数民族还有将果实作为一种咀嚼嗜好品。

译文

腹泻大便带脓血，又加上发热、口渴，心胸腹部满闷，呕吐不能进食，这是瘟疫与痢疾同时共有，是最为危急的证候。瘟疫病，病证主要在胃腑，总的说来瘟疫邪气传变到胃腑，经常是十分之八九需要使用泻下的治疗方法。病邪已经传变到胃时，必定从泻下的治疗措施得到解散，瘟疫邪气不能自行排出体外，必须靠着大肠的传导作用，向下传导排出体外，这之后瘟疫病才能痊愈。

痢疾病，本来就属于大肠内的病证，大肠得病后，失去了传送食物糟粕的作用，所以平常的粪便不见排出，只是泻下纯属脓血的物质，所以此前的水谷食物停积在胃部，只能等待大肠中的邪气消退后，胃气能够畅通运行，平常的粪便才能由此而向下排出体外。现在大肠的职能不能发挥，正常的粪便还不能被排出，又怎么能希望胃气载着邪毒向下走呢？毒气既然不能向下行，留滞在胃部，最能让人体的正气受损，邪气在胃部一天，就会有一天的损害；在一个时辰，就会有一个时辰的损害。邪气可以伤气耗血，让病人精神流散，正气耗竭，造成死亡。

凡是遇到瘟疫兼有痢疾的病证，痢疾对人体造成的损害更为严重，如果瘟疫与痢疾都很急重，应当使用槟芍顺气汤进行治疗，这实在是一种一举两得的治疗措施。

槟芍顺气汤（专门治疗痢疾泻下次数很多，腹部疼痛，肛门后坠，兼有舌苔发黄，属于瘟疫里证的症状）的药物组成。

槟榔、芍药、枳实、厚朴、大黄。

用生姜与上述药物一起煎服。

痢疾患者的饮食保健

痢疾严重者早期应禁食，给肠道留出适当的调整时间，缓解期可食用少油腻、少渣、高蛋白、高热能、高维生素的半流质食物，如细软少油的米汤、稀粥、面条以及淡茶水、果汁等。早期可吃些清淡米汤，中期好转后最好吃面条等流质食品，这些食物既易于消化吸收，又可补充热量和维生素，并含有人体所需的大量电解质，但应注意要少吃多餐。

痢疾患者还应少吃甜食，因糖类易发酵和胀气。尽量减少吃蔬菜，许多新鲜蔬菜如小白菜、韭菜、菠菜、卷心菜等均含有亚硝酸盐或硝酸盐。一般情况下这些蔬菜对身体没有不良影响，但当人处于腹泻、消化功能失调或胃酸过低时，肠内硝酸盐还原菌大量繁殖，此时食入上述蔬菜，即使蔬菜非常新鲜，也会导致中毒而引起肠原性发绀。生冷的水果，如番石榴、梨、菠萝、杨桃、柿饼等瓜果不吃。经油煎、油炸的食物，如肉类、蛋、火腿、香肠、腌肥肉等不吃。

妇人时疫

原典

妇人伤寒时疫，与男子无二，惟经水适断适来及崩漏产后，与男子稍有不同。夫经水之来，乃诸经血满，归注于血室[①]，下泄为月水。血室者一名血海，即冲任脉也，为诸经之总任。经水适来，疫邪不入于胃，乘势入于血室[②]，故夜发热谵语。盖卫气昼行于阳，不与阴争[③]，故昼则明了，夜行于阴，与邪相搏，故夜则发热谵语，至夜止发热而不谵语者，亦为热入血室，因有轻重之分，不必拘于谵语也④。经曰：无犯胃气及上二焦，必自愈⑤。胸膈并胃无邪，勿以谵语为胃实而妄攻之⑥，但热随血下，故自愈。若有如结胸状者⑦，血因邪结也，当刺期门以通其结，治之以柴胡汤，治之不若刺者功捷。

注释

① 血室：古人对于"血室"的概念，大约是身体之内储存血液的地方可以为血室，约有三种含义，一是指子宫，二是冲任脉，三是肝脏。

② 疫邪不入于胃，乘势入于血室：瘟疫邪气不能按照寻常的传变途径进入胃腑，却乘着血室刚开比较空虚的机会进入血海。

③ 卫气昼行于阳，不与阴争：卫气在阳的部位运行的时候，不能与在阴的部位的瘟疫邪气斗争。

④ 不必拘于谵语也：热入血室之后，不一定会有谵语出现。

⑤ 无犯胃气及上二焦，必自愈：不伤害胃气以及上焦与中焦的正气，热入血室的病证就会自己痊愈。

⑥ 勿以谵语为胃实而妄攻之：不要把谵语当作是胃腑的实热证，而错误地使用攻下的治疗方法。伤寒学家认为，外感热病过程之中的神昏谵语，多是由于胃腑中热造成的。

⑦ 若有如结胸状者：假如有的病证像"结胸证"一样。结胸，多为外感热病使用泻下的治疗方法太早，造成邪热内陷，水饮与热邪结聚在胸腹部形成结胸证。

译文

妇女患伤寒与时行疫气，和男子患病没有区别，只有在月经刚来或者月经刚断，以及子宫出血过多、先兆流产、生产之后时，其症状与治疗和男子稍有不同。月经刚来就患了瘟疫，这正是各条经脉的血液充满的时候，汇流到血室，下泄排出成为月经。血室的又一个名称叫血海，也就是冲脉和任脉，它们共同构成全身各条经脉的总的调节经脉，所以被称为血海。月经刚来时，瘟疫邪气不进入胃腑，而是乘机进入血室，所以见到夜间发热、谵语。由于人体的卫气白天运行于人体的体表，也就是属阳的部位，不与体内属于阴的部位的邪气斗争，所以病人白天精神状态很好，卫气夜间运行在人体属阴的内部，与潜伏在体内的邪气斗争，所以夜间出现发热、谵语。有的病人到了夜间只有发热而没有谵语，也属于热入血室，因为症情有轻有重，不能限定于谵语的有无。张仲景的医经《伤寒论》说：热入血室，治疗时不要伤害胃气，以及中、上两焦的正气，疾病就一定会痊愈。病人的胸部、膈部以及胃部，都没有邪气，不要把谵语看作是胃有实邪，而大肆地使用攻邪的方法泻胃，只要热随着血液的下流而下行，就可以自行痊愈。假如有的病人胸满疼痛、状如"结胸"，这是邪气与血液郁结在胸部造成的，治疗时应当用针刺肝经的腧穴期门，来开通闭塞的郁结，药物治疗可以使用柴胡汤，但药物治疗不如针刺显效快捷。

原典

经水适断，血室空虚，其邪乘虚传入，邪胜正亏，经气不振，不能鼓散其邪，为难治。且不从血泄①，邪气何由即解？与适来之义有血虚血实之分，宜柴胡养荣汤。新产后亡血过多，冲任空虚，与夫素善崩漏②，经气久虚，皆能受邪，与经水适断同法。

注释

①　不从血泄：不能按照血液的外泄，而向外发散。古人认为鼻衄属于"红汗"，发斑出疹都是邪热有外散之机，邪热随月经血外散也可以作为一种散热的形式。

②　与夫素善崩漏：以及平素经常有子宫出血的病证。与夫，以及。与，连词，和、跟、同之意。夫，语气词。素，平常、善、擅长、好。

译文

患瘟疫病时月经刚断的，血室中空虚，瘟疫邪气乘虚传入血室，邪气盛而正气亏虚，经脉中的气血不够振奋，不能鼓荡驱散邪气，难于治愈。而且进入血室的邪气，不能随着血液的外泄而外出，邪气如何能够解散呢？月经刚断感受邪气与月经刚来感受邪气，有血虚与血实的区别，应当使用柴胡养荣汤进行治疗。刚生过孩子，失血过多的病人，冲脉任脉空虚，这种情况与平素就经常有月经淋漓不断的人一样，经脉中的气血亏虚已久，都容易感受邪气，这种月经过多与月经刚断感受邪气，在治疗上可以使用相同的方法。

妊娠时疫

原典

孕妇时疫，设应用三承气汤，须随证施治，切不可过虑，慎毋惑于参、术安胎之说①。病家见用承气，先自惊疑，或更左右嘈杂，必致医家掣肘②，为子母大不祥③。若应下之证反用补剂，邪火壅郁，热毒愈炽，胎愈不安，

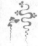

邪气搏血，胞胎何赖？是以古人有悬钟之喻④，梁腐而钟未有不落者。惟用承气，逐去其邪，火毒消散，炎熇顿为清凉，气回而胎自固。当此证候，反见大黄为安胎之圣药，历治历当⑤，子母俱安。若腹痛如锥，腰痛如折，此时未堕欲堕之候，服药亦无及矣！虽投承气但可愈疾而全母。昧者以为胎堕，必反咎于医也。

注释

① 慎毋惑于参、术安胎之说：千万注意不要被人参、白术可以安胎的说法所迷惑。白术，一种补虚药，其根茎具有一种挥发性的油类化合物，有健脾利水等多种用处。白术具有健脾益气，燥湿利水，止汗，安胎的功效。用于脾虚食少，腹胀泄泻，痰饮眩悸，水肿，自汗，胎动不安。

② 必致医家掣肘：一定会造成对于医生治疗措施的干扰。掣肘，拉住胳膊，比喻阻挠别人做事。

③ 为子母大不祥：是孩子与母亲极大的不利因素。祥，吉利、好的征兆。

④ 是以古人有悬钟之喻：因此古人有把怀孕比作像是悬挂大钟那样的事情。是以，即以是，因此。

⑤ 反见大黄为安胎之圣药，历治历当：相反地见到了大黄成为使胎儿安全的最有效的药物，每一次经过这样的治疗，都获得了痊愈。历，经过，一个一个地。

译文

妇女怀孕的时候患时行疫气，假如需要使用三承气汤，应当按着病情的需要使用，千万不能因为病人是孕妇，就顾虑重重不敢使用，不要被人参、白术可以安胎的说法所迷惑。病人家属见到使用承气汤，就先在心中引起震惊与疑虑，有时再加上其他人员的七嘴八舌，必然会干扰医生的治疗，成为不利于治疗母子病情的主要因素。假如当使用泻下治疗的证候，反而使用了补益的方剂，造成邪火之气的壅遏郁滞，体内的热毒更加炽烈，胎气也更加不安宁，邪气与血液搏结在一起，胎气靠什么来滋养呢？所以古人有一种比喻，就好像悬挂着的大钟，梁木腐朽后，大钟没有不掉落的。只有应用承气汤，驱除瘟疫邪气，火热毒邪消散之后，高热立即消散，肌体转为凉爽，正气得到恢复，胎气自然巩固。遇到这种证候时，大黄反而成为安胎的妙药，每次治疗用之都很得当，母子都因此而获得平安。假如病人腹部疼痛剧烈，像被锥子扎了一样，腰痛得像被折断一样，这是胎气想坠落还没有坠落的证候，即使服药也来不及救助了。假如使用承气汤，也只能治愈母亲的瘟疫而不能保胎了，不了解的人还以为是承气汤坠了胎气，必然会将过错归结到医生的治疗上。

孕期用药的注意事项

（1）孕妇在其他科室诊治时，应告诉医生自己已怀孕及孕期时间。而医生询问病史时须询问患者末次月经及受孕情况，以免"忽略用药"。

（2）患有急、慢性疾病时，需在孕期进行治疗，待治愈后或在医生指导监督下妊娠。孕妇患病应及时明确诊断，并给予合理治疗，包括药物的治疗和是否需要终止妊娠的考虑。

（3）避免孕妇自服药物：据报道，有92%的孕妇在怀孕妊娠期服过1种以上的药物；4%的孕妇用过10种以上的药物；65%自行购药服用。因此，需加强宣教尽量少用或不用药物，尤其在孕前三个月。烟、酒、麻醉药均属药物范畴，对孕妇和胎儿同样有害。

（4）孕期患病必须用药时，应选用对疾病有效且对胎儿比较安全的药物。一般来说，能用结论比较肯定的药物就避免使用比较新的、尚未肯定对胎儿是否有不良影响的药物。严格掌握剂量和药物持续时间，注意及时停药。

（5）如孕妇已用了某种可能致畸的药物，应根据用药量，用药时妊娠月份等因素综合考虑处理方案。早孕期间用过明显致畸药物应考虑终止妊娠。

原典

或诘余曰①：孕妇而投承气，设邪未逐，先损其胎，当如之何？余曰：结粪瘀热，胃肠间事也，胎附于脊，胃肠之外，子宫内事也，药先到胃，瘀热才通，胎气便得舒养，是以兴利除害于顷刻之间，何虑之有？但毒药治病衰去七八②，余邪自愈，慎勿过剂耳。

凡孕娠时疫，万一有四损者③，不可正治，当从其损而调之，产后同法。非其损而误补，必死四损。详前应补诸证条后。

注释

①或诘余曰：有的人责问我说。诘，追问、责问。

②毒药治病衰去七八：有毒性的药物治疗疾病，病证减去七八分就停止用药。

③万一有四损者：假如病人出现了气损、血损、阴损、阳损的四损证。

译文

有人质问我说：孕妇使用承气汤，假如邪气没有因此而被驱除，却先造成了胎气的损伤，应当怎么办呢？我说：结滞的粪便和郁结的热邪，都是存在于胃肠之中的邪气，而胎原附着在脊柱之前，在胃肠之外，位于子宫之内，治疗的药物先到胃部，淤滞和热邪得以通畅下行，胎气就会得到舒适的滋养，由此可以说是在一瞬之间驱除了有害的因素，而创立了有利于胎气生存的环境，还有什么顾虑呢？只是有毒的药物治疗疾病，病邪衰减到七八分的时候，停止用药之后，剩余的邪气也会被人体清除而获得痊愈，所以需要慎重使用，不要用药过量。

凡是孕妇患有时行疫气的疾病，如果同时有气血阴阳虚损的"四损"存在，不能单纯使用治疗瘟疫的常规方法，应当根据病人虚损的情况，进行调节治疗，产后病遇到四损，治疗的法则与此相同。不是虚损却错误地使用补法治疗，一定会因误治而死。四损的详细情况，可以参考此前的有关论述。

小儿时疫

原典

凡小儿感冒风寒、疟、痢等证，人所易知，一染时疫，人所难窥，所以耽误者良多。何也？盖由幼科专于痘、疹、吐、泻、惊、疳并诸杂证①，在伤寒时疫甚略之，一也；古人称幼科为哑科，盖不能尽罄所苦以告师②，师又安能悉乎问切之义③？

所以但知其身热，不知其头疼身痛也；但知不思乳食、心胸膨胀，疑其内伤乳食，安知其疫邪传胃也？但见呕吐、恶心、口渴、下痢，以小儿吐泻为常事，又安知其协热下利也？凡此，何暇致思为时疫④，二也。

注释

① 幼科专于痘、疹、吐、泻、惊、疳并诸杂证：儿科的常见的特殊病是水痘、麻疹、呕吐、腹泻、惊风、疳积以及各种杂病。其实水痘、麻疹、吐泻、惊风最多见于外感热病，与瘟疫伤寒同属一类。

② 不能尽罄所苦以告师：不能把全部的痛苦都告诉医生。罄，尽、穷，如罄竹难书。

③ 安能悉乎问切之义：怎能完全了解问诊、切脉的意义呢？悉，知道、全、尽。

④ 何暇致思为时疫：哪里来得及思考这就是时行疫气呢？暇，空闲。

译文

凡是小儿感冒，伤于风寒，患疟疾，痢疾等出现的证候，是人们容易了解的，一旦感染了时行疫气，人们就难于深入了解，因此而耽误的情况很常见。这是为什么呢？主要是由于幼儿科的疾病，常见到水痘、麻疹、呕吐、腹泻、惊风、疳积以及各种杂病，而对于伤寒、时行疫气很忽视，这是第一点；古人称幼儿科为哑科，主要是由于小儿不能把全部的痛苦告诉医生，医生也不是都能靠着问诊和切脉就将病情全部了解清楚。

因此只知道小儿身体发热，不知道他还会有头痛、身体疼痛；只知道他不想吃东西吃奶、胸腹部胀满，怀疑他是体内伤于乳食，怎么能知道他是感受瘟疫邪气已经传变到胃部呢？只见到了小儿呕吐、恶心、口渴、腹泻下利，认为小儿呕吐腹泻是经常有的事情，又怎能知道这属于瘟疫病的热邪下迫肠道造成的"协热下利"呢？常有这样多的不易识破的特点，医者怎能想到这是时行疫气呢？这是第二点。

原典

小儿神气娇怯，筋骨柔脆，一染时疫，延挨失治，即便二目上吊、不时惊搐、肢体发痉、十指钩曲，甚则角弓反张，必延幼科，正合渠平日学习见闻之证①，是多误认为慢惊风，遂投抱龙丸、安补丸，竭尽惊风之剂，转治转剧②。因见不啼不语，又将神门、眉心乱灸，艾火虽微，内攻甚急③，两阳相拂，如火加油，红炉添炭，死者不可胜纪，深为痛悯。

今凡遇疫毒流行，大人可染，小儿岂独不可染耶？但所受之邪则一，因其气血筋骨柔脆，故所现之证为异耳，务宜求邪以治，故用药与大人仿佛。凡五六岁以上者，药当减半，二三岁往来者，四分之一可也。又肠胃柔脆，少有差误，为祸更速，临证尤宜加慎。

小儿太极丸④

天竺黄⑤五钱、胆星⑥五钱、大黄三钱、麝香三分、冰片⑦三分、僵蚕⑧三钱。

上为细末，端午日午时修合，糯米饭杵为丸，如芡实大。朱砂为衣，凡遇疫证，姜汤化下，一丸神效。

注释

①正合渠平日学习见闻之证：正符合他儿科医生平时所学习和见到的证候。渠，他。

②转治转剧：越治疗病情越严重。转，围绕、转变。

③艾火虽微，内攻甚急：艾灸的火焰虽然很微弱，向内进攻的热力却很急猛。

④太极丸：儿科用药，胃肠用药。有清热祛风，化痰通便的功效。用于乳食停滞，食火风热，痰盛抽搐，大便秘结等症。

⑤天竺黄：禾本科植物青皮竹等因被寄生的天竺黄蜂咬洞后，而于竹节间贮积的伤流液，经干涸凝结而成的块状物质。具有祛风除湿、

活血舒经、止咳的功效。用于风湿痹痛，四肢麻木，小儿百日咳，白带过多等症。

⑥胆星：又名胆南星。为制天南星的细粉与牛、羊或猪胆汁经加工而成，或为生天南星细粉与牛、羊或猪胆汁经发酵加工而成。可清热化痰、熄风定惊。用于痰热咳嗽、咯痰黄稠、中风痰迷、癫狂惊痫的治疗。

⑦冰片：又名龙脑、龙脑香、脑子等，是从龙脑香的树脂和挥发油中取得的结晶。性辛苦、凉，主治中风口噤，热病神昏，惊痫痰迷，气闭耳聋，喉痹，口疮，中耳炎，痈肿，痔疮，目亦翳膜，蛲虫等病。

⑧僵蚕：别名天虫、姜蚕、白僵蚕，是家蚕幼虫在吐丝前因感染白僵菌而发病致死的干涸硬化虫体，由于其体表密布白色菌丝和分生孢子，形似一层白膜，故名。主要用于惊风抽搐，咽喉肿痛，颌下淋巴结炎，面神经麻痹，皮肤瘙痒等病证。

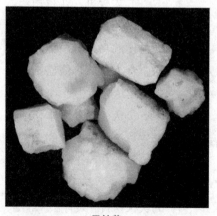

天竺黄

译文

小儿的精神气机娇嫩虚弱，筋肉骨骼也柔软松脆，一旦感染时行疫气，往往拖延时日失去治疗时机，就会出现两眼向上翻，不定时地惊厥抽风，四肢抽动，十个手指紧握屈曲，甚至头往后仰身体后张，像弯曲的牴角、张开的弓一样惊厥。见到这种症状必定会去请儿科的医生诊治，这些表现正与儿科医生平时所学习和见到的症状一样，所以多数被误认为属于慢惊风病，于是就给予患儿抱龙丸、安补丸等，用尽了所有治疗惊风的方剂，却越治疗病情越严重。但由于见到患儿不能哭啼，不能说话，医生又把神门穴、印堂穴乱灸一气，艾灸的火焰虽然很微弱，向内进攻的热力却很急猛，艾火与邪热两阳相斗争，就好像火上加油、红火炉之中添上木炭一样，因此而死的患儿数也数不过来，实在令人痛惜怜悯。

现今凡是遇到瘟疫毒邪流行的时候，大人都可以互相传染，岂能只有小儿不受传染吗？只是受到的邪气虽然一样，但由于病人的气血筋骨的柔韧与脆性不同，所表现的证候也会有很大的区别，只有寻求邪气的性质进行治疗，所用的药物与大人相似，凡是年龄在五六岁以上的儿童，药量减少到大人的一半，两三岁左右的儿童，用药相当于大人的四分之一就可以了。还有的患儿肠胃虚弱，即便有很小的误差，也可以很快造成祸患，临证治疗的时刻，尤其应当谨慎。

小儿太极丸的药物组成

天竺黄五钱（15克）、胆星五钱（15克）、大黄三钱（9克）、麝香三分（0.9克）、冰片三分（0.9克）、僵蚕三钱（9克）。

上述各味药物，共同研为细末，每年的五月初五的"端午日"，在11~13点的"午时"配伍修制好，用糯米饭杵烂与药物混合为药丸，像芡实那样大小，再用朱砂细粉滚成外皮。凡是遇到瘟疫病的证候，用生姜汤化开药丸，服下去，只要一丸药就可以见到神奇的效果。

主客交

原典

凡人向有他病尪羸[1]，或久疟，或内伤瘀血，或吐血、便血、咳血，男子遗精、白浊、精气枯涸[2]，女人崩漏、带下、血枯经闭之类[3]，以致肌肉消烁，邪火独存，故脉近于数也。此际稍感疫气，医家病家，见其谷食暴绝，更加胸膈痞闷、身痛发热，彻夜不寐，指为原病加重，误以绝谷为脾虚，以身痛为血虚，以不寐为神虚，遂投参、术、归、地、茯神、枣仁[4]之类，愈进愈危。知者稍以疫法治之，发热减半，不时得睡，谷食稍进，但数脉不去，肢体时疼，胸胁锥痛，过期不愈[5]。医以杂药频试，补之则邪火愈炽，泻之则损脾坏胃，滋之则胶邪愈固[6]，散之则经络愈虚，疏之则精气愈耗，守之则日消近死[7]。

注释

① 尪羸：《脉经》写作"魁羸"。指关节肿大，身体消瘦。

② 男子遗精：男子梦中射精为遗精；前阴流白色黏液为白浊。白浊，又称白淫。精气枯涸，肾气阴精都干枯、枯竭。

③ 血枯经闭之类：血液干枯，月经闭阻之类的病证。

④ 枣仁：即酸枣仁，落叶灌木或小乔木，核果小，长圆形或近圆形，暗红色，味酸，果核两端常为钝头。性味甘、平。有宁心安神、养肝、敛汗的功效。主治虚烦不眠、惊悸怔忡、体虚自汗、盗汗等症。

⑤ 过期不愈：超过了平常的期限还不痊愈。《素问·热论》用三阴三阳的六经，来概括热病的证候。

认为热病是按"一日太阳，二日阳明，三日少阳，四日太阴，五日少阴，六日厥阴"的次序，每日传变一经的速度，依次传遍六经；然后，热病再依次衰退，直至痊愈。

⑥滋之则胶邪愈固：用滋养阴液的药物，容易使病人黏滞在体内的邪气更加牢固。滋之，使动用法，使之滋润。胶邪，与人体胶着、黏滞在一起的邪气。

⑦守之则日消近死：保守现状，就会一天天地消耗，逐渐接近死亡。日消，名词作状语，一天一天地消耗。

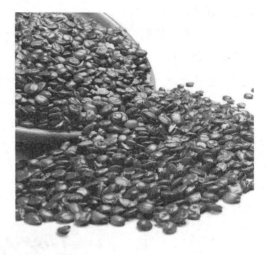

枣 仁

译文

凡是人体平素患有其他的疾病，比如形体消瘦而关节肿大，或者长期患疟疾，或者有内伤瘀血停滞，或者吐血、大便下血、咯血，男子遗精，小便浑浊，精液干枯稀少，女子子宫出血，带下过多，经少闭经之类，造成病人肌肉消瘦，邪气毒火单独存在于体内，因此病人的脉搏接近于数脉。在这时，只要稍微感受瘟疫邪气，医生和病家见到病人饮食不进，又增加了胸膈痞塞闷满，身体疼痛，发热，整夜不能入睡，认为原先的病情更加严重了，并错误地认为不能进食是脾虚，把身体疼痛作为血虚，把不能入睡当作精神虚衰，于是就使用人参、白术、当归、地黄、茯神、枣仁之类的补益药物，越使用补益的药物，病情就越危重。了解这种病情的医生，按照瘟疫病进行治疗，发热很快就消退一半，并且时常可以入睡，饮食也逐渐增加，只有脉搏快还没有消除，四肢疼痛还时有发作，胸部两胁的疼痛还很剧烈，甚至痛如锥刺，经过很长时间也不痊愈。医生用治疗杂病的药物，一次次地进行治疗也不见效，应用补益的方法治疗，瘟疫的邪火更加炽烈；用泻下的治疗方法，就伤害了脾胃；应用滋补的药物治疗，胶着的邪气更加顽固；用散郁的药物治疗，经络中就会更加空虚；用疏导的药物治疗，人体的精气也会被消耗；紧守病情不敢补泻，病邪就会天天消耗正气，甚至导致死亡。

原典

盖但知其伏邪已溃，表里分传，里证虽除，不知正气衰微，不能脱出表邪，留而不去，因与血脉合而为一，结为痼疾也。肢体时疼者，邪与荣气搏也；脉数身热不去，邪火并郁也；胁下锥痛者，火邪结于胸膈也；过期不愈者，凡疫邪交卸，近在一七，远在二七，甚至三七①，过此不愈者，因非其治，不为坏证即为痼疾也②。夫痼疾者，所谓客邪胶固于血脉，主客交浑③，最难得解，且愈久益固。治法当乘其大肉未消④、真元未败，急用三甲散，多有得生者。更附加减法，随其素而调之。

注释

① 凡疫邪交卸，近在一七，远在二七，甚至三七：《素问·热论》认为邪气以每日传变一经的速度，依次传遍六经，然后再依次撤退。传遍六经需要六天，第七天不愈，可以再一次传遍六经，第二次的传变叫再经。

② 不为坏证即为痼疾也：不成为"坏病"，也会成为日久不愈的痼疾。坏病，经过错误的治疗，使病人的病情发生了变化，成了难于治疗的复杂证候，被称为"坏病"。

③ 主客交浑：病人的正气与外来的邪气交叉混合在一起。主，病人。客，外来的邪气。浑，浑浊、糊涂、天然一体。

④ 大肉未消：大的肌肉还没有消瘦下去。大肉，指腿、臀、臂的主要肌肉。

译文

总的说来，只要了解到潜伏在膜原的瘟疫邪气已经溃散，向表向里分别传变，在里的证候虽然已经驱除，如果不知道病人的正气已经衰弱虚微，不能够使在表的邪气逃脱出去，留在病人体内，进入血脉与气血相合成为不可分割的一体，凝结成顽固难愈的顽疾。病人肢体有时疼痛的，是邪气与营气互相斗争凝集的结果；出现数脉发热也日久不退，这是邪气与火热郁结的原因；病人的胁下疼痛，像用锥子刺一样，这是火热邪气郁结在胸膈造成的；超过了一般瘟疫病的患病日期还不能痊愈的，都有复杂的原因，一般的瘟疫邪气消散，日期短的需要七天，日期长的需要十四天，甚至二十一天，超过这些天数还不能痊愈的，大多都是治疗不当，不是变成证候复杂的"坏病"，就是变成了难以治愈的"痼疾"。所谓的痼疾，说的就是外来的邪气，牢固地胶着在血脉之内，邪气与正气胶着混杂在一起，难解难分，这种邪气最难于解除，而且患病越久，邪气盘踞越牢固。治疗的方法应当乘着病人的大块肌肉还没有消瘦下去，身体的肾气元阳还没有受到破坏的时候，赶紧使用三甲散进行治疗，多数患者可以生还。三甲散的随证加减法也附录在后边，要随身体平素的状况，进行相应的调整。

原典

三甲散

鳖甲①龟甲②（并用酥炙黄，为末各一钱。如无酥，各以醋炙代之）川山甲（土炒黄为末，五分）蝉蜕③（洗净炙干，五分）僵蚕（白硬者切断生用，五分）牡蛎④（煅为末，五分，咽燥者斟酌用䗪虫（土鳖虫）三个，干者劈碎，鲜者捣烂和酒少许，取汁入汤药同服，其渣入诸药同煎）白芍药（酒炒，七分）当归（五分）甘草（三分）

水二钟煎八分，沥渣温服。

若素有老疟或瘅疟者，加牛膝一钱、何首乌⑤一钱；胃弱欲作泻者，宜九蒸九晒⑥；若素有郁痰者，加贝母一钱；有老痰者，加瓜蒌霜五分，善呕者勿用；若咽干作痒者，加花粉、知母各五分；若素燥嗽者，加杏仁捣烂一钱五分；若素有内伤瘀血者，倍䗪虫⑦，如无䗪虫，以干漆炒烟尽为度，研末五分，及桃仁捣烂一钱代之。服后病减半勿服，当尽调理法。

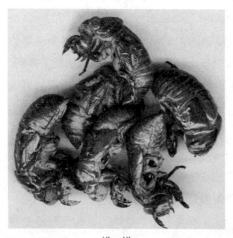

蝉 蜕

注释

① 鳖甲：为鳖科动物中华鳖的背甲。有滋阴潜阳，软坚散结，退热除蒸的功效。用于阴虚发热，劳热骨蒸，虚风内动，经闭，癥瘕，久疟疟母等症。

② 龟甲：中药名，为龟科动物乌龟的背甲及腹甲。具有滋阴潜阳，益肾强骨，养血补心，固经止崩之功效。常用于阴虚潮热，骨蒸盗汗，头晕目眩，虚风内动，筋骨痿软，心虚健忘，崩漏经多。

③ 蝉蜕：为蝉科昆虫黑蚱羽化后的蜕壳。有散风除热、利咽、透疹、退翳、解痉。用于风热感冒，咽痛，音哑，麻疹不透，风疹瘙痒，目赤翳障，惊风抽搐，破伤风等。

④ 牡蛎：为牡蛎科动物牡蛎及其近缘动物的全体，是海产贝壳。其肉、壳、油都可入药，是平肝熄风药及养阴药。其中煅牡蛎的收敛固涩除酸的作用强，治疗胃疼、胃酸等。生牡蛎能上收下敛，治疗头晕、便稀。

⑤ 牛膝：为苋科、牛膝属多年生草本植物，其根部含皂苷，并含脱皮甾酮和牛膝甾酮，入药有逐瘀通经、补肝肾、强筋骨、利尿通淋等效用。何首乌：是蓼科蓼族何首乌属多年生缠绕藤本植物，其块根入药，可安神、养血、活络、解毒（截疟）、消痈；制首乌可补益精血、乌须发、强筋骨、

补肝肾，是常见中药材。

⑥九蒸九晒：九次蒸熟，九次晒干。首乌生着使用，有致泻下的作用，多次蒸熟晒干，就不再泻下。

⑦䗪虫：即地鳖虫。味咸，性寒；小毒。破血逐瘀，续筋接骨。用于跌打损伤，筋伤骨折，血瘀经闭，产后瘀阻腹痛，癥瘕痞块。

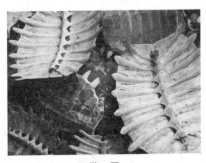

鳖 甲

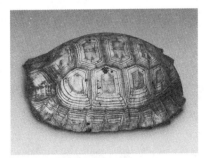

龟 甲

译文

三甲散的药物组成

鳖甲，龟甲（都用酥油炮炙，炙黄，研为细末，各用一钱（3克），如无酥油，则分别用醋炙代替），穿山甲［用土炒黄，研为细末，五分（1.5克）］，蝉蜕［洗净，炙干，五分（1.5克）］，僵蚕［用白而发硬的，切断，用生的，五分（1.5克）］，牡蛎［煅研为细末，五分（1.5克），咽喉干燥的人，加减使用䗪虫（地鳖虫）三个，干的捣碎，鲜的捣烂，加入少量的酒，绞取药汁，加入汤药之中，共同服用，䗪虫的渣放入其他的药物之中，共同煎煮），白芍药（用酒炒，七分（2.1克）］，当归五分（1.5克），甘草三分（0.9克）。

上述药物，用水二钟（约

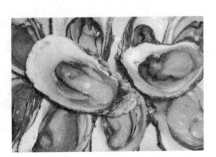

牡 蛎

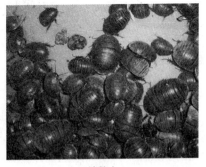

地鳖虫

1000 毫升），煎煮取八分（约 300 毫升），去渣，加温服用。

若平素兼有久疟不愈，或者患有瘅疟的病人，应当加牛膝一钱（3 克）、何首乌一钱（3 克）；胃气虚弱、常欲泄泻的病人，应当将何首乌炮制时蒸九次晒九次；假如病人平素有郁积痰气，应当加贝母一钱（3 克）；平素有陈旧老痰的患者，应当加瓜蒌霜五分（1.5 克）；平素经常呕吐的患者不用瓜蒌霜；假如病人咽喉干燥、发痒，应当加花粉、知母各五分（1.5 克）；假如病人平素咽喉干燥、咳嗽无痰，可以加入杏仁一钱五分 (4.5 克)，捣烂；假如病人平素有内伤瘀血的，䗪虫的用量要加倍，如果没有䗪虫，用干漆五分（1.5 克），炒制出烟，烟尽为止，研末用，同时加用桃仁一钱（3 克），捣烂，用桃仁、干漆代替䗪虫。服药之后，病情减轻一半左右，请不要再服三甲散，应当使用调理的治疗方法。

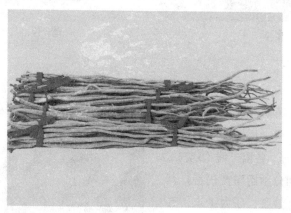

牛　膝

调理法

原典

　　凡人胃气强盛，可饥可饱，若久病之后，胃气薄弱，最难调理。盖胃体如灶，胃气如火，谷食如薪，合水谷之精微，升散为血脉者如焰，其糟粕下转为粪者如烬，是以灶大则薪多火盛，薪断而余焰犹存，虽薪从续而火亦燃；若些小铛锅[①]，正宜薪数茎，稍多则壅灭，稍断则火绝。死灰而求复燃，不亦难乎？

注释

　　① 若些小铛锅：就好像小一点的烙饼的小锅。铛，烙饼的小锅。

译文

如果人体的胃气强盛，吃东西可以多一些，也可以少一些。假如患病日久后，胃气受损的虚弱，最难于调摄打理。总的来说，胃这个器官像灶膛一样，胃气就像炉火，五谷食物就像柴草，胃调和水谷的精微物质，上升发散成为血脉中的气血，就像柴草燃烧变为火焰，是一种升华的过程。水谷的糟粕向下转输变成粪便，就好像柴草变为灰烬。所以说灶膛大的，装下的柴草就多，火焰也旺盛，即使暂时撤掉柴草，灶膛中剩余的火焰还会燃烧着，继续添加柴草，火焰还会继续燃烧；假如是一个小的烙饼的小锅，只适合一定数量的柴草，柴草的数量一多，就会压灭火焰，一旦柴草供应稍微断档，火焰也会很快熄灭。希望烧尽的死灰再燃烧起来，不是很难做到的吗？

如何保护胃气

中医学说的胃气，其实是广义的，并不单纯指"胃"这个器官，其中包含了脾胃的消化吸收能力、后天的免疫力、肌肉的功能等。因而要保护胃气，可在早餐时选择吃"热食"。

早晨，因夜间的阴气未除，大地温度尚未回升，体内的肌肉、神经及血管都还呈现收缩的状态，假如这时你再吃喝冰冷的食物，必定使体内各个系统更加挛缩、血流更加不顺。也许刚开始吃喝冰冷的食物时，你不觉得胃肠有什么不舒服，但日子一久或年龄渐长，你会发现怎么都吸收不到食物的精华，好像老是吃不饱，或大便老是稀稀的，或皮肤越来越差，或是喉咙老是隐隐有痰不清爽，时常感冒，小毛病不断等，这就是伤了胃气，伤了身体的抵抗力。

因此早上第一个食物，应该是享用热稀饭、热燕麦片、热羊乳、热豆花、热豆浆、芝麻糊、山药粥或米粥等，然后再搭配蔬菜、面包、三明治、水果、点心等。因为牛奶容易生痰、产生过敏，因此喝牛奶较不适合气管、肠胃、皮肤差的人及潮湿气候地区的人饮用。

原典

若夫大病之后，盖客邪新去，胃口方开，几微之气[1]，所以多与、早与、迟与，皆不可也。宜先与粥饮，次糊饮，次糜粥，次软饭，尤当循序渐进，毋先后其时[2]。当设炉火，昼夜勿令断绝，以务不时之用，思谷即与，稍缓则胃饥如刺[3]，再缓则胃气伤，反不思食矣。既不思食，若照前与之，虽食而弗化，弗化则伤之又伤。不为食复者[4]，当如初进法，若更多与及粘硬之物，胃气壅甚，必胀满难支。若气绝谷存[5]，乃至反覆颠倒，形神俱脱而死矣。

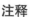
注释

① 几微之气：即将断绝的、非常微弱的气息。

② 毋先后其时：不要让病人进食的时机太早或者太晚。先后，用为使，动词，不要使其先，不要使其后。

③ 稍缓则胃饥如刿：进食稍微缓慢一些，胃部的饥饿感就如同用刀扎一样难受。刿，削尖、锐器。

④ 不为食复者：不成为由于过食而复发病情的患者。《素问·热论》云："病热少愈，食肉则复，多食则遗，此其禁也。"

⑤ 若气绝谷存：假如出现胃气已经断绝，而水谷食物还存在于病人的体内。

译文

假如患大的疾病后，外来的邪气刚被驱除走，病人的胃口刚开始复苏，很微弱的胃气，对于给予的食物，多进食、过早进食、过晚进食，都是不可取的。应先给病人喝稀粥，此后再给病人喝乱糊粥，再以后给病人喝较稠的粥，然后再吃比较软的米饭，尤其应当循序渐进，逐渐增加，不能过早或者过晚进食。就如同管理炉火一样，白天与夜晚都不能让其断绝柴草，以备不时之用。病人想吃东西就给他，稍微迟慢就会胃中饥饿难耐，甚至痛如刀割。再不给予食物，就会使胃气受伤害，反而不想进食了。既然已经不想进食了，假如还像以前一样的给予，病人即使是吃进去了，食物也不会被消化，食物不消化就会再一次造成胃气的损伤。食物损伤胃气后，如果不引起瘟疫病证候的反复，也就是不发生"食复"，则应当像前边所说的疾病初愈，循序渐进地增加饮食。假如进食太多，以及给予发黏、太硬的食物，胃气壅滞太严重，必然会造成胃脘胀满，难于支撑。假如胃气断绝，而食物还积滞在胃肠之中，造成病人反侧不安，精神形体都脱失、衰竭，最终导致死亡。

统论疫有九传治法

原典

夫疫之传有九，然亦不出乎表里之间而已矣①。所谓九传者，病人各得其一，非谓一病而有九传也。盖温疫之来，邪自口鼻而入②，感于膜原，伏而未发者不知不觉③。已发之后，渐加发热，脉洪而数，此众人相同，宜达原饮疏之④。

继而邪气一离膜原，察其传变，众人不同者，以其表里各异耳。有但表而不里者，有但里而不表者，有表而再表者，有里而再里者，有表里分传者，有表里分传而再分传者，有表胜于里者，有里胜于表者，有先表而后里者，有先里而后表者，凡此九传，其去病一也⑤。医者不知九传之法，不知邪之所在，如盲者之不任杖，聋者之听宫商，无音可求，无路可适，未免当汗不汗，当下不下，或颠倒误用，或寻枝摘叶，但治其证，不治其邪，同归于误一也⑥。

译文

虽然瘟疫邪气有九种传变情况，但是其变化并不出于表里之间。所说的九种传变情况，是说每一个病人都只属于一种传变，不是说一个病人的病情就有九种传变。总的说瘟疫邪气进入人体，邪气都是从口腔和鼻腔进入，感染膜原的部位，在邪气潜伏还没有发作时，病人自己不会知道，也不会察觉。瘟疫病发作起来后，发热的程度逐渐增加，脉搏洪大而且至数增快，属于"洪数"的脉象，这些特征是众人都相同的，应当使用达原饮进行治疗。

紧接着上述初发证候，邪气一旦离开膜原，观察其转变的情况，众人有各不相同的情况，主要是有在表在里的不同。有的病人，其邪气在体表，而不在内里；有的病人的邪气，只在内里而不在体表；有的病人的表现是从表证开始，过后还是向表发展；有的病人是从里证开始，进一步向内里变化；有的病人

注释

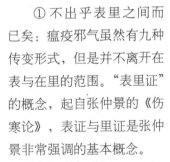

① 不出乎表里之间而已矣：瘟疫邪气虽然有九种传变形式，但是并不离开在表与在里的范围。"表里证"的概念，起自张仲景的《伤寒论》，表证与里证是张仲景非常强调的基本概念。

② 盖瘟疫之来，邪自口鼻而入：总的说来瘟疫邪气的侵入，是从口腔和鼻腔进入的。王好古《此事难知》据临证所见，提出外感热病之伤寒邪气可从鼻息而入，开"温邪上受"学说之先河。

③ 感于膜原，伏而未发者不知不觉：外感邪气深入到膜原，潜伏下来在没有发动的时候病人和医生都不知道。

④ 宜达原饮疏之：应当使用达原饮，疏散邪气。

⑤ 凡此九传，其去病一也：这九种传变形式虽然复杂，但是它们都属于邪气离开膜原的一种方法。去，离开。病，此处指病原邪气盘踞的膜原。

⑥ 但治其证，不治其邪，同归于误一也：只治疗病人的症状，不治疗引起病证的邪气，这些措施都属于一个类型的错误。

瘟疫邪气离开膜原之后，分别向表和向里两方传变；有的病人本已向表向里传变，此后在表的邪气，进一步向表传变，而在里的邪气进一步向里传变；有的病人虽然表里都有邪气，但是在表的邪气重于在里的邪气；有的病人也是在表在里都有邪气，只是在里的邪气超过了在表的邪气；有的病人先前为邪气在表的证候，后来却转为邪气在里；有的病人先前为邪气在里，后来转为邪气在表的证候。凡是这九种传变，都是邪气离开膜原后的一种变化。医生不了解这九种传变，不知道邪气存在的部位，就好像盲人不拄拐杖一样，也像聋子听五音辨宫商一样，没有什么音乐可以被聋子听到，也没有什么好的道路可以被盲人选择，这样的医生不可避免地在应当使用发汗的治疗方法的时候，却不知道使用汗法；在应当使用泻下的治疗方法的时候，却不知道使用泻下的方法。或者在应当泻下的时候，却使用了发汗的方法，或者相反地应汗却下，倒错误治；或者只是寻找枝叶，忽弃根本，只是治疗病人的症状，不治疗病人的邪气，这些错误都是一样的，不知治病求本。

原典

所言但表而不里者，其证头疼、身痛、发热，而复凛凛①，里无胸满、腹胀等证，谷食不绝，不烦不渴，此邪气外传，由肌表而出，或自斑消，或从汗解。斑者有斑疹、桃花斑、紫云斑②，汗者有自汗、盗汗、狂汗、战汗之异。此病气之使然，不必较论，但求得斑得汗为愈疾耳③。凡自外传者为顺，勿药亦能自愈，间有汗出不彻，而热不退者，宜白虎汤；斑出不透，而热不退者，宜举斑汤；有斑汗并行而愈者，若斑出不透，汗出不彻而热不除者，宜白虎合举斑汤。

注释

① 凛凛：寒冷的样子，此处为寒冷。

② 桃花斑：证名，斑出色红，状如桃花者。紫云斑：中医病证名，指发斑色紫如片状。

③ 不必较论，但求得斑得汗为愈疾耳：不用详细地比较它们的细微差别，只追求得到汗出或者发斑，能使病情痊愈就可以了。较，比较、显著。

译文

我所说的瘟疫病邪只在表而不在里的情况，其证候主要是头疼身体疼痛，发热，而且同时怕冷恶寒，内里没有胸满、腹胀等症状，进食不停，不心烦不口渴，这是膜原的邪气向外传变，从肌肤的表层排出人体。有的从发斑而解散，有的从汗出而消散。斑证有多种不同的表现：有的属于皮疹兼斑；有的斑出如桃花一样，一朵朵的；有的斑出像紫色的云朵，一片片的。汗出的情况种种不一：有的属于自己自然汗出，被称为"自汗"；有的只在睡眠中汗出，醒时无汗，属于"盗汗"；有的先心烦狂躁不安，然后汗出，属于"狂汗"；有的先寒战，然后才有汗出，属于"战汗"。这种发斑和汗出的复杂表现，都是瘟疫邪气让其产生的证候，没有必要细加辨别，只追求得到发斑和汗出，使疾病转向痊愈就可以了。凡是邪气向外传变的，都属于向好的方向转变，也就是属于"顺证"，一般即使不服用药物也可以自己痊愈。其中也有的汗出得不够彻底，而使发热不能消退的，应当使用白虎汤进行治疗；发斑患者斑出不透彻，也有发热不消退的，应当使用举斑汤进行治疗；有的患者发斑与汗出同时都见到，然后病痊愈的，假如斑出不够透彻，汗出不够畅快，造成热邪不去的，应当联合使用白虎汤与举斑汤进行治疗。

如何预防长斑

预防脸上长出斑点，要注意以下几个方面。

（1）长斑与疾病有关系。尤其是妇科病，如乳腺增生、痛经、月经不调等应及早医治。

（2）睡眠与饮食对皮肤很重要。特别是睡眠，哪怕闭目养神几分钟也好，只有在不缺氧、不缺水的情况下，皮肤才会光彩照人。同时要多喝水、多喝汤，多吃水果，鸡蛋和瘦肉中的优质蛋白质对皮肤的光滑细腻也有帮助。

（3）夏季应适当补充糖分。因为肝、肾、脾等器官都需要糖分，而这些器官健康的女人，头发黝黑、肤色红润。

（4）防晒。皱纹和斑点大部分都是因为光老化引起，所以从青少年开始就应该防晒，帽子、遮阳伞、防晒护肤品都是防晒的好帮手。值得提醒的是，不长时间暴露在阳光下不需要使用防晒系数很高的防晒品，若防晒系数在 30 以上的防晒品应 2~3 小时后清洗掉，因为太高指数的产品对皮肤也有刺激作用。

原典

间有表而再表者，所发未尽，膜原尚有隐伏之邪，或二三日后，四五日后，依前发热，脉洪而数，及其解也，斑者仍斑，汗者仍汗而愈。未愈者，仍如前法治之，然亦希有[①]。至于三表者，更希有也。

若但里而不表者，外无头疼身痛，而后亦无三斑四汗，惟胸膈痞闷，欲吐不吐，虽得少吐而不快，此邪传里之上者，宜瓜蒂散吐之，邪从吐减，邪尽病已。邪传里之中下者，心腹胀满，不呕不吐，或燥结便闭，或热结旁流，或协热下利，或大肠胶闭②，并宜承气辈导去其邪，邪减病减，邪尽病已。上中下皆病者，不可吐，吐之为逆，但宜承气导之，则在上之邪，顺流而下，呕吐立止，胀满渐除。

注释

① 然亦希有：这样的情况也是很少见的。然，代词，这样的。

② 大肠胶闭：邪热与大肠的糟粕胶黏闭阻在一起，闭塞不通。

译文

有的病人先前有表证，后来病情经过变化，还是表现为表证，属于"表而再表"证，这是由于使用发表药治疗表邪，还没有完全清除邪气，膜原还存在隐伏的邪气，有的经过两三天，有的经过四五天后，像以前一样又出现发热，脉搏洪大而数，等到病邪解散的时候，发斑的患者仍然还会发斑，出汗的患者还会出汗，并且因此获得痊愈。如果没有痊愈，仍然可以用以前的治疗方法使其治愈，但是这样的情况很稀少。至于三次出现表证发作的，更属少见的病情。

假如瘟疫病只有里证，而没有表证，那么，在症状上就没有头疼身体疼痛，后期也不会有三种发斑、四种出汗的情况，只有胸膈满闷痞塞，想呕吐而又不能呕吐，或者虽然有的有少许呕吐，吐后胸膈也不畅快，这是邪气传变到里边，病位在人体的上焦部位所发生的症状，应当用瓜蒂散进行催吐治疗。上部的邪气由于呕吐而衰减，邪气完全清除之后，病证也就完全治愈。瘟疫邪气传变到里边的中下焦部位，就会出现心胸腹部的胀满，不作呕也不发生涌吐的上焦证候，有的病人大便干燥、便秘；有的病人既有大便燥结，又同时见到泻下稀粪臭水，属于热结旁流；有的病人则为邪热下迫肠道造成的泻下，属于"协热下利"；有的病人泻下的东西黏滞不爽，状如胶质。这些病证都需要使用承气汤进行治疗，从肠道因势利导，驱除病邪，邪气减退疾病就减轻，邪气驱除疾病就消失。上中下三焦都有病变的病人，不能使用涌吐的治疗方法，假如使用了就属于错误的治疗方法。正确的治疗方法应是使用承气汤之类的方药，导邪外出，使在上部的邪气顺流下行，呕吐就会立即停止，胀满逐渐消除。

原典

有里而再里者，愈后二三日后或四五日后，依前之证复发，在上者仍吐之，在下者仍下之，再里者常事，甚有三里者，希有也①。虽有上中下之分，皆为里证。

若表里分传者，始则邪气伏于膜原，膜原者，即半表半里也②。此传法以邪气平分，半入于里则现里证，半出于表则现表证，此疫家之常事。然表里俱病，内外壅闭，既不得汗，而复不得下，此不可汗，强求其汗，必不可得，宜承气先通其里，里邪先去，邪去则里气通，中气方能达表，向者郁于肌肉之邪，乘势尽发于肌表矣，或斑或吐，盖随其性而升泄之也。诸证悉去，既无表里证而热不退者，膜原尚有已发之邪未尽也，宜三消饮③调之。

注释

①再里者常事，甚有三里者，希有也：第二次出现里证的现象是经常有的，甚至有的见到第三次里证，但是三次里证很少见。

②膜原者，即半表半里也：膜原就是半在表半在里。"半表半里"是人们研究张仲景《伤寒论》时得出的一种概念，有时指少阳病，或称小柴胡汤证。因为太阳属表，阳明属里，少阳介于它们之间，所以叫半表半里。有时又叫"半在表半在里"，这种提法又不相同。半表半里，好像是一个"夹层"，属于第三空间；而半在表半在里，则表里之间只有一个观念的分界，没有"厚度空间"的含义。吴又可的半表半里，是属于第三空间的概念。

③三消饮：主治瘟疫毒邪表里分传，膜原尚有余结，舌根渐黄至中央者。

译文

有的病人属于"里而再里"的传变形式，瘟疫病治愈后两三天，或者四五天之后，此前消失的证候又出现了，病在上焦的证候，仍然需要使用涌吐的治疗方法；病证在下焦的证候，还是需要使用泻下的治疗方法。第二次出现里证的"里而再里"，是经常可以见到的，甚至可以出现第三次里证，只是第三次里证比较少见。虽然"里而再里"的证候，有上中下的病理部位的分别，但都属于里证。

假如病人属于"表里分传"，开始的时候瘟疫邪气潜伏于膜原，所谓"膜原"，就是半在表半在里。"表里分传"的传变方法，就是将瘟疫邪气平均分开，一半进入里就出现里证的证候，一半进入表就出现表证的证候，这是瘟疫病经常见到的现象。只是在表在里都有邪气，体内体外都壅滞闭塞，既不能发汗，又不能泻下。在不能汗出的时候，强行发汗，也不会有汗出，应当先用承气汤疏通在里的气机，在里的邪气先被驱除。在里的邪气被除去之后，在里的气机就得以畅行，中焦的气机就可以到达体表，此前在肌肉间郁滞的邪气，乘着这种向外发散的趋势，就出于肌表。或者发斑，或者呕吐，这都是随着上升的属性而升散发泄的结果。在表在里的各个证候都已经消失，在没有表证里证的时候，仍然还有发热不消退，这是在膜原还有残存的邪气没有发散干净，应当用三消饮调节治疗。

原典

若表里分传而再分传者，照前表里俱病，宜三消饮，复下复汗如前而愈，此亦常事。至有三发者，亦希有也。

若表胜于里者，膜原伏邪发时，传表之邪多，传里之邪少，何以治之？表证多而里证少，当治其表，里证兼之；若里证多而表证少者，但治其里，表证自愈。

若先表而后里者，始则但有表证而无里证，宜达原饮[①]。有经证者，当用三阳加法[②]。经证不显，但发热者不用加法。继而脉洪大而数，自汗而渴，邪离膜原未能出表耳，宜白虎汤[③]辛凉解散，邪从汗解，脉静身凉而愈。愈后二三日或四五日，依前发热，宜达原饮。至后反加胸满腹胀，不思谷食，烦渴，舌上苔刺等证，加大黄[④]微利之。久而不去，在上者宜瓜蒂散[⑤]吐之，如在下者，宜承气汤导之。

注释

① 达原饮：用于瘟疫或疟疾邪伏膜原，憎寒壮热，每日一至三发者。

② 有经证者，当用三阳加法：出现了三阳经的证候，就应当使用三阳经病证的加药方法。

③ 白虎汤：为解热退烧的经典名方。

④ 大黄：别称将军，是多种蓼科大黄属的多年生草本植物的合称，一般从粗短的根茎种植。有泻下攻积、泻火解毒、活血祛瘀等功效。

⑤ 瓜蒂散：为涌吐剂，具有涌吐痰涎宿食之功效。

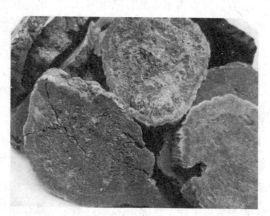

大　黄

译文

瘟疫病证候属于"表里分传而再分传"的，应当按照前边所说的表里同病的治疗方法，应当使用三消饮进行治疗。像前边的治疗方法一样，再一次泻下，再一次发汗，就会使再次分传的病情痊愈。这种"表里分传而再分传"的现象，在瘟病的过程中，是经常会见到的，甚至有的病人还要第三次分传，只是第三次分传的情况比较少见。

假如在表的邪气比在里的邪气重，属于"表胜于里者"，这是由于膜原的邪气发作的时候，传向体表的邪气多，传向内里的邪气少，才形成"表胜于里"的证候。这种"表胜于里"的证候应当如何治疗呢？在表的证候多而在里的证候少，应当主要治表，兼以治里；假如在里的证候多而在表的证候少，可只治疗在里的证候，表证不用治疗也会自行痊愈。

瘟疫病的"先表后里"证，先前只有表证的证候而无在里的证候，治疗应当使用达原饮。兼有三阳经证候的病人，治疗时应当使用邪气在三阳经的药物加味方法。如果三阳经的证候不出现，只有发热的表现，不用三阳经的加味方法。此后如果出现了脉搏洪大，至数很快的"洪大而数"的脉象，并且自汗、口渴，这是瘟疫邪气离开膜原后，没有能够自表而出造成的，应当使用白虎汤，其味辛能散，性凉能够清解邪热，使邪气从汗出而向外解散，脉搏由洪数转为安静，身体由发热转为凉爽，疾病得到痊愈。病情痊愈之后两三天，或者四五天，仍然有发热，与从前一样，应当使用达原饮进行治疗。治疗后反而增加了胸部满闷，腹部胀满，不想进食，心烦口渴，舌上的舌苔坚硬如刺等证候，用达原饮再加上大黄，使病人轻微泻下。日久而疾病不痊愈，如果病的部位在上焦，应当使用瓜蒂散，使病人产生涌吐；如果疾病位于下焦，应当使用承气汤，因势利导使邪从下出。

原典

若先里而后表者，始则发热，渐加里证，下之里证除，二三日内复发热，反加头疼身痛脉浮者，宜白虎汤。若下后热减不甚，三四日后，精神不慧，脉浮者宜白虎汤汗之。服汤后不得汗者，因精液枯竭也，加人参覆卧则汗解[1]。此近表里分传之证，不在此例。

若大下后，大汗后，表里之证悉去，继而一身尽痛，身如被杖，甚则不可反侧，周身骨寒而痛，非表证也。此不必治，二三日内阳气自回，身痛自愈。

凡疫邪再表再里，或再表里分传者，医家不解，反责病家不善调理，以致反复，病家不解，每责医家用药有误，致病复起，彼此归咎，胥失之矣[2]！殊不知病势之所当然，盖气性如此，一者不可为二，二者不可为一，绝非医家病家之过也，但得病者尚赖精神完固[3]，虽再三反复，随复随治，随治随愈。

注释

① 覆卧则汗解：卧床之后，加厚衣被，就会汗出病解。覆，覆盖、温覆。

② 彼此归咎，胥失之矣：病人与医生互相埋怨，都是一种过失性的说法。胥，齐、皆、全部。

③ 尚赖精神完固：还要靠着精气、精神的完整与坚固。

译文

如果瘟疫病的证候属于"先里而后表"，其开始就有发热，此后逐渐增加了里证的证候，通过泻下的治疗方法，里证的证候消除了。两三天后，又出现了发热，反而进一步增加了头疼身体疼痛，脉搏表现为浮象，应当使用白虎汤进行治疗。假如泻下后，发热的程度减退的不大，经过三四天后，病人精神萎靡，脉搏表现为浮象，应当使用白虎汤使病人汗出。如果服用白虎汤后，没有出现汗出，这是由于病人体内的津液、阴精都严重亏虚，不能作汗，可以在白虎汤中加入人参，益气生津，往往在病人服用后，一躺下就见到了汗出，瘟疫病也随之痊愈。这种现象接近于"表里分传"的证候，细辨仍有不同。

假如病人经过大的泻下之后，或者经过大的汗出之后，在表在里的证候都消失，紧接着却出现了全身疼痛，身体像被杖子打过一样，严重的时候不能翻身，全身的骨头发凉，而且疼痛，这不是表证。这一类的证候不用治疗，两三天之内阳气自然恢复，身体的疼痛也会自己消除。

凡是瘟疫邪气出现"再表再里"，或者"再表里分传"的证候，许多医生不了解，反而指责病人不善于调养护理，因此导致了病情反复发作；病人也不理解病情的这种复杂变化，经常指责医生用药有错误，造成了疾病的反复。医生与病家互相指责，其实都是不对的！岂知瘟疫病的发展趋势，就有这样复杂的情况，这是由瘟疫邪气的性质决定的，是一就不是二，是二就不是一，绝不是医生的过错。只要病人的平素体质精神都比较健全，即使是两三次的反复，也能够随时治疗，而且可以随时治疗，随时痊愈。

原典

间有延挨失治，或治之不得其法，日久不除，精神耗竭，嗣后①更医，投药固当，现在之邪拔去，因而得效，殊不知膜原尚有伏邪，在一二日内，前证复起，反加循衣摸床，神思昏愦，目中不了了等证，且脉气渐萎，大凶之兆也。譬如行人，日间赴行，未晚投宿，何等从容？今则日间绕道，日暮途长，急难及矣。病家不咎于前医耽误时日，反咎于后医既生之而又杀之，良可叹也！当此之际，攻之则元气几微，是求速死；补之则邪火益炽，精气枯燥；守之则正不胜邪，必无生理矣。

注释

① 嗣后：以后、后代的意思。

译文

其中有的病人延误了病情，失去了最好的治疗时机，或者治疗的措施不恰当，疾病多日不痊愈，精神消耗衰竭，然后更换医生，治疗药物虽然恰当，眼下的邪气被驱除，所以获得了疗效，但是不知道膜原还有潜伏的瘟疫邪气，在一两天内，前边消失的证候又一次出现，反而增加了神志不清地乱摸衣服和床褥，精神萎靡，视物不清楚等证候，而且脉搏的跳动逐渐微弱，这实在是很危险的征兆。就好像赶路的人，白天走路，夜间住宿，是多么的从容不迫。现在却是白天绕道走，傍晚还要赶远路，着急和艰难都赶在一起了。病人之家不去怪罪前边的医生耽误了治疗的时机，反而责怪后边的医生使病人一度好转，却最终使病人丧命，实在是令人感叹的事情！在病人生死存亡的紧要关头，使用攻邪的法则治疗，由于病人的元气已接近丧失，用攻法等于加速病人死亡；用补益的治疗方法，则邪毒火势更加旺盛，容易使阴精津液干枯，正气耗散；保守着不攻不补，就会出现正气不能战胜邪气，一定不会有生存下去的道理。

正　名

原典

《伤寒论》曰："发热而渴，不恶寒者为温病①"，后人省"氵"加"疒"为瘟，即瘟也。如病证之证，后人省文作证，嗣后省"言"加"疒"为症。又如滞下，古人为下利脓血，皆以泻为下利，后人加"疒"为痢。要之，古无瘟、痢、症三字，皆后人之自为变易耳，不可因易其文，以温、瘟为两病②，各指受病之原。乃指冬之伏寒，至春至夏发为温热，又以非节之暖为温疫。果尔，又当异证异脉，不然临治之际，何以知受病之原不同也③。设使脉病不同，病原各异，又当另立方论治法，然则脉证治法，又何立哉？所谓枝节愈繁，而意愈乱，学者未免有多歧之惑矣。

注释

① 发热而渴，不恶寒者为瘟病：张仲景在《伤寒论》中指出瘟病的证候为"太阳病，发热而渴，不恶寒者为瘟病"。此处"太阳病"三字不是太阳病的提纲证"脉浮、头项强痛而恶寒"的代称，而是发病第一天之意。"恶寒"是太阳表证必备的证候，此处的"太阳病"应为"不恶寒"，是"发病第一天"之意。

② 不可因易其文，以温、瘟为两病：不能因为字的写法有改变，就把温病与瘟病当成是两个病。

③ 何以知受病之原不同也：如果两个人的病证一样，根据什么说他们得病的病原不同呢？古人有的只强调患病季节不同，就取不同的病名，而不是辨证论治。

译文

张仲景《伤寒论》说："发热，而且口渴，不恶寒不怕冷的病人，就是温病。"后世的人们省略了温字的"氵"字旁，又加上"疒"字旁就把"温"字变成了"瘟"字，所以后世说的瘟病，就是张仲景说的温病。又比如病证的证字，后人省文简写写成证字，往后省去了证字的"言"字旁，又加上"疒"字旁，变成了"症"字。又比如"滞下"这个病名，古代的人说的是泻下脓血性大便的病证，都是把泻下当作"下利"，后人把"利"字加上"疒"字旁，就变成了"痢"字。总之，古代没有瘟、痢、症三个字，都是后世的人自作主张变易古文创作的字。不能因为文字改变了写法，就把瘟病与温病当成是两个病，然后分别去找各自的得病原因，就说冬天潜伏的寒邪，至春天发作的是瘟病，到夏天发作的是热病；而把当时季节中不是正常的温暖气候造成的病证，称为瘟疫。如果真是那样有所不同的话，又应当有不同的证候、不同的脉象；如果不是有不同的证候与脉象，临床治病的时候，怎么知道这是由不同病原引起的呢？假如真的是病人的脉象和证候不同，致病的原因也不相同，就应当另外再立一套方药和治疗方法，但是病人的脉象、证候、治疗方法，哪里有什么不同、怎么立法呢？正如人们所说的，树的枝节越是繁茂，人们的认识越容易混乱，初学的人不可避免地会有歧路亡羊，不知道该何去何从的感觉。

原典

夫温者热之始，热者温之终，温热首尾一体，故又为热病，即温病也。又名疫者，以其延门阖户，如徭役之役，众人均等之谓也。今省文作"殳"加"疒"为疫。又为之疫疠。终有得汗而解，故燕冀名为汗病。此外，又有风温、湿温，即温病挟外感之兼证，各各不同，究其病则一。然近世称疫者众，书以温疫者，弗遗其言也①。后以《伤寒例》及诸家所议，凡有关于温疫，其中多有误者，仍恐致惑于来学，悉采以正焉。

注释

①弗遗其言也：不要遗漏了他们的言论。

译文

所谓的"温"，就是"热"的开始，而"热"正是"温"的终点，温与热是开头与结尾连在一起的一个不可分割的整体。所以称为热病的病证，就是瘟病；又可以称其为疫病的原因，是因为瘟疫病往往挨门连户地发生，就好像服徭役一样谁也不能幸免，大家一律平等，所以叫瘟疫。现在是把"役"字，省去双人的偏旁，再加上"疒"字旁，就变成了疫字，又可以称之为疫疠。因为瘟疫最后往往得到汗出才病愈，所以河北燕赵一带称瘟疫为汗病。这之外，还有风瘟、湿瘟的名称，也就是瘟病夹杂着外感其他的邪气造成的兼夹证候。虽然表现各不相同，但深入研究他们的病证是完全一样的。尽管这样，近代以来称作瘟疫的人比较多，我的书名取作"瘟疫论"，主要是为了不被人们忽视。后边按照《伤寒例》以及各家的议论，凡是对于瘟疫的论述有错误的，都进行订正，怕的是造成后人学习时的困惑。

外感热病不同名称的由来

古人对外感热病病因的认识，汉代以前都主张瘟热病是伤于寒邪。《素问》热病、仲景伤寒、曹植疫气，其实是一物而三象，不是三类不同的病证，是古人在认识取向上的不同侧重点造成的。也就是说，《素问》重视外感热病的发热症状，仲景重视外感热病的得病原因，曹植看重外感热病的流行性危害，因此才有了三种不同的名称。

当然，每个古代医学家个人的医学经历有限，也不可能见到现代医学所说的各种传染病的全部，他们总结的规律也难适用于一切传染病；另外，同一种瘟热病在发病季节上的不同，病人体质各异，可以导致其在症状表现方面有很大区别，可以有风热、温热、湿热等不同表现形式。

《伤寒例》正误

原典

《阴阳大论》^①云：春气温和，夏气暑热，秋气清凉，冬气冷冽，此则四时正气之序也^②。冬时严寒，万类深藏，君子固密，则不伤于寒。触冒之者，乃名伤寒耳。其伤于四时之气，皆能为病，以伤寒为毒者^③，以其最成杀厉之气也^④。中而即病者^⑤，名曰伤寒，不即病者，寒毒藏于肌肤，至春变为温病，至夏变为暑病^⑥。暑者，热极重于温也。

成注^⑦：《内经》曰"先夏至为温病，后夏至为暑病"，温暑之病，本于伤寒而得之。

注释

①《阴阳大论》：古代的医学著作，很久以前就遗失了，张仲景的《伤寒论·伤寒例》曾引用过其中的文字。吴又可此下的引文都出于《伤寒例》。

② 此则四时正气之序也：这是四季正常的气候序列。

③ 以伤寒为毒者：把伤于寒作为最有害的病因邪气。

④ 以其最成杀厉之气也：这是因为寒邪，是最具有杀伤力的气体。古人认为春生夏长秋收冬藏，秋之气主杀，冬之气主藏。

⑤ 中而即病者：遭受了寒邪，立即发病的人。中，受到、遭受、正对上。

⑥ 至春变为温病，至夏变为暑病：到了春天病人的病证就变成了瘟病，到了夏天就变成了暑病。这是按季节命名外感热病的一种学说。

⑦ 成注：金代成无己对张仲景的《伤寒杂病论》作过注解，书名叫《注解伤寒论》，对后世影响很大。

译文

汉代之前的《阴阳大论》说：春天的气候是温和的，夏天的气候是暑热，秋天的气候则为清冷偏凉，冬天的气候则为寒冷凛冽，这是四季的正常气候的顺序。冬天的时候，气候寒凉，天地之间的万物都深藏其精气，有修养的君子也注意使他的精气坚固紧密，这样就不会被寒邪伤害。如果接触、暴露于寒冷的环境中，受到寒气的伤害，患的病证的名字就叫伤寒。人体被四季的不正常气候伤害，都能产生疾病，其中的寒气被称为毒邪，这是由于寒气具有最强大的杀戮属性。人体被寒邪击中后立即发病的，病名就叫伤寒；感受寒邪后没有立即发病，寒毒邪气潜藏在肌肉皮肤内，等到春天发病就变成了瘟病，到夏天发病的就叫暑病。所谓暑病，就是它的热势比瘟病重得多。

金代的成无己为《伤寒例》注解说：《黄帝内经》说"在夏至之前得病叫瘟病，在夏至之后得病叫暑病。"瘟病暑病，都是因为伤于寒邪得的病。

原典

正误①：按十二经络②，与夫奇经八脉③，无非营卫气血，周布一身而营养百骸④。是以天真元气，无往不在，不在则麻木不仁。造化之机⑤，无刻不运，不运则颠倒仆绝。然风寒暑湿之邪恶，与吾之营卫，势不两立，一有气干，疾苦作矣，苟或不除，不危即毙。上文所言冬时严寒所伤，中而即病者为伤寒，不即病者，至春变为温病，至夏变为暑病。

注释

① 正误：改正错误。这是一种研究古代著作的体例。

② 十二经络：手三阴三阳经、足三阴三阳经，合在一起被称为十二经，也叫十二条正经。

③ 奇经八脉：十二经之外的八条大的经脉的总称。计有阴跷脉、阳跷脉、阴维脉、阳维脉、冲脉、任脉、督脉、带脉。

然风寒所伤轻则感冒，重则伤寒，即感冒一证，风寒所伤之最轻者，尚尔头疼身痛、四肢拘急、鼻塞声重、痰嗽喘急、恶寒发热，当即为病，不能容隐[6]，今冬时严寒所伤，非细事也，反能藏伏过时而发者耶？更问何等中而即病[7]？何等中而不即病？

④ 百骸：全身的骨骼。骸，人的骨头、尸骨。

⑤ 造化之机：大自然的规律，此处指人体的生理代谢。

⑥ 不能容隐：不能容留隐藏。

⑦ 何等中而即病：怎样才是受到寒邪伤害就立即发病的？

下 卷

译文

吴又可正误：人体全部的十二条正经，以及被称为"奇经八脉"的其他八条主要经脉，其中流动的无非是营卫之气和气血，它们分布到全身，并且营养滋润全身的骨骼。因此说人体的天然的真气和元气充满全身，气血元气不存在的地方就会麻木没有知觉。大自然的规律和人体的生理机能，没有一刻是不运动变化的，人体的气血不运动变化，就会摔倒在地，气绝身亡。这样说来风寒暑湿的邪气，性质恶劣，和我们身体中的营卫之气，是相互对立势不共存的，一旦有外来的邪气干扰，人身体的疾病和痛苦也就产生了。假如邪气在人体内，不能被清除，那么病证的结局不是危重就是死亡。上面《伤寒例》的阴阳大论所说的"被冬天的严寒气候所伤害，人体在被寒邪击中后立即发病的，病名就叫伤寒；感受寒邪后没有立即发病，等到春天发病就变成了瘟病；于夏天发病的就叫暑病"。尽管这样，风寒邪气伤害人体，出现的比较轻的病证叫感冒，比较重的病证叫伤寒。即便是比较轻的感冒病，也属于被风寒邪气伤害的最轻的病证，且还会出现头部疼痛，身体疼痛，四肢拘紧挛急，鼻子堵塞，声音重浊不扬，吐痰咳嗽，喘促起急，憎寒怕冷，身体发热，受寒后立即发病，邪气不能容留隐藏。现在于冬天受了寒邪的严重伤害，不是一件小事，寒邪怎能够隐藏潜伏过冬季到春季发病呢？我们可以进一步发问，怎样才是受到寒邪伤害就立即发病的？怎样的情况才是受到寒邪的伤害而没有立即发病的呢？

伤寒病的预防护理

伤寒病的预防应采取切断传播途径为重点的综合性预防措施，因地制宜。

（1）控制传染源。及早隔离、治疗患者。隔离期应至临床症状消失，体温恢复正常后 15 天为止。亦可进行粪便培养检查，一般为 5 ~ 7 天 1 次，连续 2 次均为阴性者可解除隔离。患者的大小便、便器、食具、衣物、生活用品均须做适当的消毒处理。

（2）切断传播途径。这是预防本病的关键性措施。做好卫生宣教，搞好粪便、水源和饮食卫生管理，消灭苍蝇。养成良好的卫生习惯，饭前与便后洗手，不吃不洁食物，不饮用生水、生奶等。改善给水卫生，严格执行水的卫生监督，是控制伤寒流行的最重要环节。伤寒的水型流行在许多地区占最重要位置，给水卫生改善后，发病率可明显下降。

（3）保护易感者。伤寒预防接种对易感人群能够起一定的保护作用。伤寒，副伤寒甲、乙三联菌苗预防效果尚不够理想，反应也较大，故不作为常规免疫预防应用。在暴发流行区应急免疫问题上意见不一，对控制流行可能有一定作用。

原典

何等中而即病者，头痛如破、身痛如杖、恶寒项强、发热如炙，或喘、或呕，甚则发痉[①]、六脉疾数、烦躁不宁，至后传变，不可胜言，仓卒失治，乃致伤生？何等中而不即病者，感则一毫不觉，既而延至春夏，当其已中之后，未发之前，饮食起居如常，神色声气，纤毫不异，其已发之证，势不减于伤寒？

况风寒所伤，未有不由肌表而入，所伤皆同营卫，所感均系风寒，一者何其蒙懵[②]，中而不觉，藏而不知；一者何其灵异，感而即发，发而根属同源而异流，天壤之隔，岂无说耶[③]？既无其说，则知温热之原，非风寒所中矣。

注释

①痉：肌肉收缩，手脚抽搐的现象。俗称"抽筋"。

②一者何其蒙懵：一种情况是那么浑然不清楚。

③天壤之隔，岂无说耶：这两种表现的区别就像天与地之大，怎么能没有一个说法呢。

译文

为什么受到寒邪的伤害立即发病的人，头部剧烈疼痛像要破裂一样，身体疼痛像被棍子痛打了一样，身体怕冷，项背僵硬，发热像被火烤过一样，有的喘息，有的呕吐，甚至发生惊风，两手的寸关尺脉跳得都很快，心情烦躁不安，以至于后来的种种传变，更是数不胜数，仓促之间治疗失误，就会伤害病人的生命？为什么感受了寒邪不立即发病，感受寒邪时竟然一丝一毫都没有知觉，进一步寒邪能够在体内存留到春季？在病人已经感受寒邪后，没有发病前，病人竟然能够饮食正常、活动自如，其神情面色、声音气息，与无病时一点异常也没有，其发病后的证候，热势一点也不比伤寒差？

何况伤寒邪气伤人，没有不从人体的肌肉体表进入身体的，邪气伤害的部位都是营气与卫气，他们感受的都是风寒，为什么一种人是那样懵懂昏然不知，寒邪伤害了还完全不知道，邪气藏于体内也完全没有感觉？而另一类人却那么机灵，一有寒邪伤害就发病？发病的根源虽同属于感受寒邪，却有如此不同的转归，其差别如同天上与人间，难道没有解释的说法吗？既然没有合理的解释，就可以知道瘟病热病的病因，不是风寒伤害的。

原典

且言寒毒藏于肌肤之间，肌为肌表，肤为皮之浅者，其间一毫一窍，无非营卫经行所摄之地①，即感冒些小风寒，尚不能稽留，当即为病，何况受严寒杀厉之气，且感受于皮肤最浅之处，反能容隐者耶？以此推之，必无是事矣。

凡治客邪大法，要在表里分明，所谓未入于腑者，邪在经也，可汗而已；既入于腑者，邪在里也，可下而已。果系寒毒藏于肌肤，虽过时而发，邪气犹然在表，治法不无发散，邪从汗解。后世治温热病者，若执肌肤在表之邪，一投发散，是非徒无益，而又害之矣。

注释

①无非营卫经行所摄之地：全都是营气与卫气运行经过、管理的地方。

译文

况且《伤寒例》说寒邪毒气潜藏在"肌肤"的中间，"肌"就是肌肉的表层，"肤"就是皮肤的浅层，这种肌肤中的一根毫毛、一个汗孔，没有一个不是营气与卫气管理的地方，即便是受到一点的风寒袭击，寒邪还不能停留在肌肤之间，当下就发为伤寒病，更不用说是受到冬天十分寒冷的邪气的伤害，并且还是在皮肤最为肤浅的部位受的伤害，却反而能够被容留隐藏下来吗？用上述的道理来推断，必定不会发生寒邪潜藏在肌肤的事情。

治疗外来邪气的主要法则，最重要的是要把表证与里证辨别明确，所说的"还没有进入腑的部位"的病人，这是邪气还在经络的阶段，可以使用发汗的治疗方法使病人痊愈；在"已经进入到腑的部位"的患者，属于邪气已经入里，可以使用泻下的治疗方法使病人痊愈。如果确实是寒邪毒气隐藏在肌肤的部位，虽然是过了一个季节发病，邪气仍然在肌肤的体表，治疗的方法无非是发汗散邪，使邪气从汗出而解除。后世的治疗瘟病热病的人们，假如拘泥于"肌肤部位的在表的邪气"的学说，一概使用发散的药物，这对于病情不仅没有益处，还会造成对病人的损害。

原典

凡病先有病因，方有病证，因证相参，然后始有病名，稽之以脉①，而后可以言治。假令伤寒、中暑，各以病邪而立名②，今热病以病证而立名，上文所言暑病，反不若言热病者，尚可模糊，若以暑病为名，暑为病邪③，非感盛夏之暑，不可以言暑病。言暑病，乃是香薷饮之证④，彼此岂可相混？

凡客病感邪之重，则病甚，其热亦甚；感邪之轻，则病轻，其热亦微。热之微甚，存乎感邪之轻重也⑤。二三月及八九月，其时亦有病重、大热不止、失治而死者。五六月亦有病轻、热微、不药而愈者。凡温病四时皆有⑥，但仲夏感者多，春秋次之，冬时又次之，但可以时令分病之多寡，不可以时令分热之轻重也。

注释

① 稽之以脉：用脉搏的情况进行考察。

② 假令伤寒、中暑，各以病邪而立名：假如像伤寒与中暑，它们都是用病邪的名称命名的疾病。

③ 若以暑病为名，暑为病邪：假如把暑病作为病名，暑气就是致病的邪气。

④ 言暑病，乃是香薷饮之证：说到暑病，就是香薷饮所治疗的病证。香薷饮，香薷10克、厚朴5克、白扁豆5克组成，有解表清暑，健脾利湿的功效。适用于夏季感冒，夹暑湿证。主治恶寒发热，腹痛吐泻，头重身痛，无汗，胸闷，舌苔白腻，脉浮等症。

⑤ 热之微甚，存乎感邪之轻重也：发热的轻与重，是由感受邪气的多与少决定的。

⑥ 凡温病四时皆有：凡是瘟病的病证，一年的四季都可以见到，不局限于春季。此说也属于注释者所说的"广义瘟病学说"。

译文

凡是患病，都是先有致病的原因，然后才能有病证的出现，病因与病证互相参照，这样才能形成病的名称，在考察了病人的脉象之后，才能够谈论病人的治疗问题。假如伤寒、中暑，都是因为病邪的原因才取的病名，现在的"热病"是因为发热的证候而确定的病名，上面所说的暑病，反而不如说是热病，因为热病的名称还可以比较宽泛；如果用暑病命名，暑气作为致病的邪气，不是在盛夏时受病，就不能说是暑病。如果说是暑病，不过是香薷饮所治疗的病证，这与所说的伏气暑病两者岂能混称？

凡是外来邪气引起病证，邪气深重的，病证就严重，病人的热势也高；感受的邪气轻浅，所患的病证就比较轻浅，病人的热势也因此而轻微。病人热势的轻与重，完全取决于所感受的邪气的轻与重。每年的二、三月份，以及每年的八、九月份，这期间有的患外感病的病情深重，高热不退，可以因为失去治疗时机而死亡。每年的五月六月期间，患病的往往比较轻，热势也不很重，有些患者可以不用药而自己痊愈。大概说来瘟病的病证一年四季都可以发生，只是夏季发病率比较高，春天与秋天少一些，而冬天的瘟病更少一些。只能按照季节估计发病人数的多与少，不能按照季节来划分患病症状的轻与重。

中暑后的饮食保健

中暑后除及时采取治疗外，在饮食上也需要引起人们的重视。

（1）忌大量饮水。中暑的人应该采取少量、多次饮水的方法，每次以不超过300毫升为宜，切忌狂饮不止。因为，大量饮水不但会冲淡胃液，进而影响消化功能，还会引起反射排汗亢进。结果会造成体内的水分和盐分大量流失，严重者可以促使热痉挛的发生。

（2）忌大量食用生冷瓜果。中暑的人大多属于脾胃虚弱，如果大量吃进生冷瓜果、寒性食物，会损伤脾胃阳气，使脾胃运动无力，寒湿内滞，严重者则会出现腹泻、腹痛等症状。

（3）忌吃大量油腻食物。中暑后应该少吃油腻食物，以适应夏季胃肠的消化功能。如果吃了大量的油腻食物会加重胃肠的负担，使大量血液滞留于胃肠道，输送到大脑的血液相对减少，人体就会感到疲惫加重，更容易引起消化不良。

（4）忌单纯进补。人们中暑后，暑气未消，虽有虚证，却不能单纯进补。如果认为身体虚弱急需进补就大错特错了。因为进补过早的话，则会使暑热不易消退，或者是本来已经逐渐消退的暑热会再卷土重来，那时就更得不偿失了。

原典

是以辛苦之人[①]，春夏多温热病者，皆因冬时触寒所致，非时行之气也[②]。凡时行者，春应暖而反大寒，夏应大热而反大凉，秋时应凉而反大热，冬时应寒而反大温，此非其时有其气[③]，是以一岁之中，长幼之病多相似者，此则时行之气也。

然气候亦有应至而不至[④]，或有至而太过[⑤]，或未应至而至者[⑥]，此成病气也。

注释

① 是以辛苦之人：因此说劳累辛苦的人们。是以，介宾结构，即以是之意，因此。辛苦之人，此指体力劳动过度的人们。

② 非时行之气也：这不是当时流行的不正常的气候导致的疾病。时行，按时节流行的

外感热病，也可以叫作天行、瘟疫。

③此非其时有其气：这是不在那个季节却出现了那个季节的气候。

④有应至而不至：有的季节已经来了，其相应的气候本应当一起到来，但是实际上来得晚了，就是"应至而不至"。

⑤有至而太过者：有的季节变换之后，刚进入的这个季节的主要气候来得太猛烈，叫作"至而太过"。

⑥未应至而至者：在季节还没有变换的时候，下一个季节的主要气候已经来到了，就属于"未应至而至"的气候。

译文

因此说劳累辛苦的人们，在春季与夏季的时候经常患各种瘟病与热病，这都是因为在冬天时触犯了寒邪所造成的，不是当时流行的气候所引起的时行病。凡是说时行的气候，春天本来应当暖和，却出现了非常寒冷的天气；夏天应当气候炎热，却相反地见到了很凉的气候；秋天应当气候凉爽，却反而天气很热；冬天应当很寒冷，却天气很温热。这四种情况都是不在那个季节却出现了那个季节的气候。因此往往造成一年中，年长的与年少的都患基本相同的疾病，这就是不同时节流行的异常气候形成的疾病。

然而，气候异常的情况比较复杂，有的属于季节已经来了，其相应的气候本应当一起到来，但是实际上来得晚了，就是"应至而不至"；有的属于季节变换之后，刚进入的这个季节的主要气候来得太猛烈，叫作"至而太过"；在季节还没有变换的时候，下一个季节的主要气候已经来到了，就属于"未应至而至"的气候。这些异常的气候，都可以形成使人发病的邪气。

原典

正误：春温、夏热、秋凉、冬寒乃四时之常，因风雨阴晴稍为损益①。假令春应暖而反多寒，其时必多雨；秋应凉而热不去者，此际必多晴；夫阴晴旱潦之不测，寒暑损益安可以为拘？此天地四时

译文

吴又可正误：春天温暖，夏天炎热，秋天凉爽，冬天寒冷，这是一年中的四季应当有的正常气候，它们可以因为刮风下雨阴天晴天的变化而稍微影响其当时的气温。假如春天应当温暖，却出现了很多寒冷的天气，当时必定是阴雨天气太多造成的；秋天的气候应当凉爽，却出现了长期炎热不退的情况，这个时候一定是晴天过多造成的。阴天晴天干旱涝灾难于预

之常事，未必为疫。

夫疫者，感天地之戾气也。戾气者，非寒、非暑、非暖、非凉、亦非四时交错之气，乃天地别有一种戾气②，多见于兵荒之岁，间岁亦有之，但不甚耳。上文所言"长幼之病多相似者，此则为时行之气"，虽不言疫，疫之意寓是矣③。盖缘不知戾气为交错之气而为疫，殊不知四时之气，虽损益于其间，及其所感之病终不离其本源④。

注释

①稍为损益：刮风、下雨、阴天、晴天，只不过稍微影响当时的气候，使其得到加强或者减弱。

②乃天地别有一种戾气：是自然界另有一种不同于温凉寒暑的邪气。戾气，凶残、乖张的邪气，此指疫气。

③虽不言疫，疫之意寓是矣：《伤寒例》虽然没有说时行之气是疫气，但是疫气的含义已经寓于"时行"之中了。

④终不离其本源：四时之气造成的病证，最终也不会背离了它们性质的本来属性。

测，气候的寒冷与暑热程度的增加与减损怎能人为限制呢？再说这种增加与减损的变化，是自然界四季经常出现的事情，不一定会形成疫病的流行。

所谓疫病，是感受了自然界中的非常猛烈的邪气造成的。这种非常猛烈的、被称为"戾气"的邪气，不是寒气，不是暑气，不是热气，不是凉气，也不是四季交接的时候形成的复杂气体，而是自然界中的一种非常猛烈的"戾气"气体，多产生在战乱的年月，和平时期也会隔几年有所产生，只是不很猛烈罢了。上面《伤寒例》说过的"年长的与年少的都患基本相同的疾病，这就是不同时节流行的异常气候形成的疾病"，其中虽然没有说时行之气是疫气，但是疫气的含义已经寓于"时行"中了。这大概是不了解戾气就是季节交错时形成的瘟疫病。一点也不知道四季的气候，即使是增加或者减损其程度，它们伤害人体时仍然还不离其本来的属性。

原典

假令正二月，应暖，偶因风雨交集，天气不能温暖，而多春寒，所感之病，轻则为感冒，重则为伤寒，原从感冒伤寒法治之，但春寒之气，终不若冬时严寒杀厉之气为重，投剂不无有轻重之分，此即应至而不至、至而不去二理也。又如八、九月，适多风雨，偶有暴寒之气先至，所感之病，大约与春寒仿佛，深秋之寒，终不若冬时杀厉之气为重，此即未应至而至。即冬早严寒倍常，是为至而太过，所感亦不过即病之伤寒耳。假令夏时多风雨，炎威少息^①，为至而不及。时多亢旱，烁石流金^②，为至而太过。太过则病甚，不及则病微，时多伤暑一也，其病与四时正气之序何异耶？治法无出于香薷饮而已^③。

注释

① 炎威少息：夏季炎热的威势稍微减缓。息，停止。

② 烁石流金：天气极热。使石头熔化，使金属熔化后流动。烁同铄，熔化金属。

③ 治法无出于香薷饮而已：治疗的方法不外是使用香薷饮罢了。香薷，唇形科、香薷属植物，直立草本，密集的须根。能发汗解表，化湿和中，利水消肿。主治夏月感寒饮冷，头痛发热，恶寒无汗，胸痞腹痛，呕吐腹泻，水肿，脚气。

译文

假如正月、二月，天气应当温暖，偶尔由于刮风下雨，自然气候不能转暖，从而多为春寒的天气，由此受邪发病，病情轻的属于感冒，病情较重的就是伤寒，本应当按照治疗感冒和伤寒的方法进行治疗。但是春天的寒气，终究不比冬天"杀厉之气"的寒气重，因此春天治疗用药与冬天也有轻重之分。这也就是《伤寒例》所说的春天的温暖气候"应至而不至"、冬天的寒冷气候"至而不去"的两个道理。又比如八月份、九月份，正赶上刮风多、下雨多，偶尔突然来了本属于冬天的寒气，好像冬天提前到来了，有人感受了这个寒气发病，大概与春天受寒的病证相似，深秋的寒气也不如冬季"杀厉之气"的寒气重，这就是《伤寒例》所说的冬天的气候"未应至而至"形成的病证。即使是冬天的初期，寒冷的程度太重，超过平时的几倍，这就叫作冬天的寒气"至而太过"，病人感了它而发病，不过就是立即发病的"即病之伤寒"罢了。假如夏季时风雨太多，夏季炎热的威势稍微减缓，这就是夏季的暑热之气"至而不及"；假如夏季当时多干旱，天气极热，就像要使石头熔化、使金属熔化后流动的"烁石流金"的酷热天气，这就是《伤寒例》所说的"至而太过"。"至而太过"所引发的暑热病就重，"至而不及"所造成的暑热病就轻，当时都属于伤暑气为病，则是完全相同的。这样的病证和每一年四季的气候不正常所造成的病证，有什么差别呢？它们的治疗方法无非就是香薷饮罢了。

饮用香薷饮的注意事项

由于香薷饮所治为夏月乘凉饮冷，外感风寒，内伤暑湿所致的阴暑证。因而在服用香薷饮时要注意以下几点。

（1）有湿时一定要注意理气。胖人多湿，故本方对于夏季胖人的感冒多用。且有汗者禁用香薷散。

（2）方剂中含有香薷的一定要冷服，以防引起呕吐。

（3）厚朴、枳实常用作消除痞满之功效，其中厚朴除满，枳实消痞。二者时常兼见。

原典

其冬时有非节之暖[1]，名曰冬温。

正误：此即未应至而至也。按冬伤于寒，至春变为温病，今又以冬时非节之暖为冬温。一感于冬寒，一感于冬温，一病两名，寒温悬绝，然则脉证治法又何似耶？

夫四时乃二气之离合也[2]，二气即一气之升降也，升极则降，降极则升；升降之极，为阴阳离[3]，离则亢，亢气致病。亢气者，冬之大寒，夏之大暑也。和气者即春之温暖，秋之清凉也。

是以阴极而阳气来和，为温暖；阳极而阴气来和，为清凉，斯有既济[4]之道焉。《易》曰[5]："一阴一阳为之道"，偏阴偏阳为之疾，得其道，未有反致其疾者。若夫春寒秋热，为冬夏之偏气[6]，倘有触冒之者，固可以为疾，亦无出于感寒伤暑，未可以言疫。若夏凉冬暖，转得春秋之和气，岂有因其和而反致疾者？所以但见伤寒中暑，未尝见伤温和而中清凉也[7]。温暖清凉，未必为病，又乌可以言疫[8]？

注释

① 其冬时有非节之暖：在冬天有超出那个季节的不正常的温暖气候。

② 四时乃二气之离合也：四季是由阴气和阳气的分离与结合形成的。

③ 升降之极，为阴阳离：阴阳气的上升与下降到了顶点，就成为阴阳相离的极点，也就是阴极与阳极的顶点。

④ 既济：《易经》的六十四卦之中有既济、未济两个卦象。既济的意义是说，水能润下，火能炎上，水火互相制约，又互相弥补交融，不至于太过或者不及，是成功或者顺利的征兆。既，已经。济，过河、成功、接济、帮助。

⑤ 《易》曰："一阴一阳为之道"：神灵不会停留在一个地方，《周易》的六十四卦变动不居，没有一定的形体；一个阴气与一个阳气，构成了世间的万物，也决定着

万物的运动变化，这就是大自然的规律，也就是所谓的道。

⑥若夫春寒秋热，为冬夏之偏气：假如出现春天气候寒冷，秋天气候炎热，那是因为冬天与夏天的气候太过于偏盛所造成的，也就是"至而不去"。

⑦未尝见伤温和而中清凉也：从来没有见过被温和的气候所伤害，也没有见过被清凉的气候所中伤。

⑧又乌可以言疫：又怎么可以谈论瘟疫呢？乌，哪、怎么。

译文

《伤寒例》：在冬天有超出那个季节的不正常的温暖气候，名字就叫作冬瘟。

正误：在冬天有超出那个季节的不正常的温暖气候，这就是《伤寒例》所说的"未至而至"，也就是说春天的气候，在还不该来的时候就来了。按照《素问》等的理论，冬天被寒邪伤害，到春天就会变成瘟病，现在《伤寒例》又把冬天出现的不正常的温暖气候称为冬瘟。一个称感受了冬天的寒邪，一个称感受了冬天的温暖邪气，一种病证两种名称，而且是寒与温那样截然相反的差别，既然这样，它们的脉搏、证候、治疗方法，为什么又那样相似？

春夏秋冬四季的气候，是由于阴气与阳气的分离与调和所形成的，阴阳两气的升降，其实也可以说是一个阴气或者阳气的升降，决定了气温的变化。阴阳之气上升到了顶点后就开始下降，下降到了极点之后就开始上升。升和降的极点，好像是有阴无阳，或者有阳无阴，这就是阴与阳的离别；阴与阳相分离，就会表现出一方过分亢盛，亢盛的气机就可以使人患病。什么是亢盛的气候？冬天很寒冷的气候，夏天最炎热的气候，都是亢盛的气候。温和的气候就是春天的温暖气候、秋天的凉爽气候。

因此说阴寒的气候达到了极点，就会引起阳热气候前来调和，气候就会逐渐转为温暖；阳热的气候达到了极点，阴寒的气候也会来调和，使气候逐渐转为凉爽。这就表现出《易经》中"既济卦"的意象，也就是说，水能润下，火能炎上，水火互相制约，又互相弥补交融，不至于太过或者不及，是成功或者顺利的征兆。《周易·系辞》还说："神无方而《易》无体，一阴一阳之谓道。"意思是说，神灵不会停留在一个地方，《周易》的六十四卦变动不居，没有一定的形体；一个阴气与一个阳气，构成了世间的万物，也决定着万物的运动变化，这就是大自然的规律，也就是所谓的道。气候偏于阴冷，或者偏于阳热，都容易让人产生疾病，得到"既济"天象的气候，不会反过来让人产生疾病。假如出现春天气候寒冷，秋天气候炎热，那是因为冬天与夏天的气候太过于偏盛所造成的，也就是"至而不去"。假如有的人受到春寒秋热的伤害，虽然可以发为疾病，也不会超出冬天伤寒、夏天中暑的程度，不可以说是瘟疫病。假如属于夏天凉爽、冬天温暖的气候，就好像得到了春秋的温和气候，难道会因为这种温和气候导致人产生疾病吗？因此说我们只见到有人伤寒、有人中暑，却从未见到有人被温和的气候所伤害，也未见到被清凉的气候所中伤。温暖和清凉的气候，不一定让人发病，又怎能说可以引发瘟疫呢？

瘟热病因学说的两面性

瘟热病因学说，使以发热为主的外感瘟热病，从病因到病证都统一于瘟热性质之上，比较好地解决了外感热病初期的辛凉解表的问题，对阐发瘟热病易于伤津耗液的病理机制，解释治疗过程中的清热解毒、育阴潜阳学说，也有重要的贡献。

然而，"瘟热病因学说"容易引导人们过用寒凉，甚至在表证阶段就使用寒凉药，致使如孙思邈所说"汤药虽行，百无一效"，或者在外感热病的病程中，过用寒凉导致伤阳害胃。比如著名的金元四大家之一的刘河间，就曾经因为过用寒凉，而致病情缠绵难愈。外感热病的寒瘟病因学说，形成于不同历史时期，是由不同医家的不同认识形成的，它们各有自己的优缺点，"法无完法"，分则两失，合则两利。进入现代，中西医学互相结合，外感瘟热病的病因已完全有可能得以阐明。

原典

从春分以后至秋分节，天有暴寒者[1]，此皆时行寒疫也[2]。三月四月，或有暴寒，其时阳气尚弱，为寒所折[3]，病热犹轻。五六月，阳气已盛，为寒所折，病热为重。七八月，阳气已衰，为寒所折，病热亦微，其病与温暑相似，但有殊耳[4]。

正误：按四时皆有暴寒，但冬时感严寒杀厉之气，名伤寒，为病最重，其余三时寒微，为病亦微。又以三时较之，盛夏偶有些小风寒，所感之病更微矣。此则以感寒之重，病亦重而热亦重；感寒之轻，病亦轻而热亦轻[5]。是重于冬而

注释

[1] 天有暴寒者：自然界有突然来临的猛烈的寒冷气候。暴，又急又猛、凶恶残酷。

[2] 此皆时行寒疫也：这都是按季节流行的寒性疫气病。

[3] 为寒所折：被寒气闭塞折杀。

[4] 其病与温暑相似，但有殊耳：寒疫所出现的病证，和瘟病暑病的表现相似，只是治疗有所区别。

略于三时，至夏而又略之⑥，此必然之理也。上文所言"三四月阳气尚弱，为寒所折，病热犹轻；五六月，其时阳气已盛，为寒所折，病热为重；七八月其时阳气已衰，为寒所折，病热更微"，此则反见夏时感寒为重，冬时感寒为轻，前后矛盾，于理大违⑦。又春夏秋三时，偶有暴寒所着，与冬时感冒相同，治法无二，但可名感冒，不当另立寒疫之名⑧。若又以疫为名，殊类画蛇添足。

⑤感寒之轻，病亦轻而热亦轻：感受的寒邪较轻，所产生的病证也轻，热势表现也轻。

⑥至夏而又略之：到了夏天的时候，所发的病证就更轻一些。略，简单、扼要，此引申为轻便。

⑦前后矛盾，于理大违：《伤寒例》的论述，前边与后边互相矛盾，在道理上是讲不通的。

⑧但可名感冒，不当另立寒疫之名：只能将这类热病命名为感冒，不应当另起一个寒疫的名称。

译文

《伤寒例》：从春分节之后到秋分节，自然界有突然来临的凶猛的寒气，让人得病，这就是按季节流行的寒性疫气病。每年的三、四月份，有时候有突然来临的凶猛的寒气，当时的自然界中的阳气还比较弱，比较容易被寒气闭阻折杀，人们患的热病还比较轻。每年的五、六月份，自然界的阳气已经很强盛，这时被寒气所折服，所患的热病就比较严重。每年的七、八月份，自然界的阳气已经衰退，这时被突然来临的寒气所折服，所患的热病也比较轻。寒疫所出现的病证和瘟病暑病的表现相似，只是治疗有所区别。

正误：按说一年四季都会有突然来临的猛烈的寒气，但是冬季感受的寒气，名为"杀厉之气"，所患的病名叫伤寒，是病情最重的。其他的三个季节中的寒气轻微，所引起的病证也比较轻。进一步把春夏秋三季相比较，盛夏季节偶尔有一些小的风寒袭来，感受之后引起的病证应当更轻微才是。这就是根据感受寒邪的轻重来决定，感寒邪重的，发热就严重；感受寒邪轻的，发热的情况也轻。这就是说，冬天的病证重，而春夏秋三季的病证就应当比较轻。三季中夏季的病证就更轻一点，这是很自然的道理。前面《伤寒例》说："每年的三、四月份，有时候有突然来临的凶残的寒气，当时的自然界中的阳气还比较弱，比较容易被寒气闭阻折杀，人们患的热病还比较轻。每年的五、六月份，自然界的阳气已经很强盛，这时被寒气所折服，所患的热病就比较严重。每年的七、八月份，自然界的阳气已经衰退，这时被突然来临的寒气所折服，所患的热病也比较轻。"根据《伤寒例》的观点，反而是夏季感受的寒邪最为严重，冬天感受寒邪却较轻，其论述前后矛盾，在道理上是讲不通的。《伤寒例》又说，春夏秋三季，偶尔被寒邪所伤害，其病证和冬季的感冒一样，治疗方法完全相同，只能将这类病命名为感冒，不应另起一个寒疫的名称。假如用疫病命名，完全像是画蛇添足。

感冒与其他疾病的鉴别

（1）与流行性感冒的鉴别。流行病学流感为广泛性流行疾病，以冬、春季节为主，急性鼻咽炎为全年发生，以秋、冬、春季节多见。其临床表现为流感的全身中毒症状明显，常为高热39～40℃，持续3～5天，头痛、全身疼痛常见且严重，疲乏虚弱早期出现，可持续2～3周，伴有鼻塞、喷嚏、咽痛胸部不适及咳嗽，若程度较重，可并发支气管炎、肺炎，甚至可危及生命。

（2）与鼻腔疾病的鉴别。过敏性鼻炎：有过敏史，呈季节性（花粉症）或常年打喷嚏，鼻溢，鼻充血伴瘙痒感。症状特征和鼻分泌物内嗜酸性粒细胞增加有助于本病诊断。血管舒缩性鼻炎：无过敏史，以鼻黏膜间歇性血管充盈、打喷嚏和流清涕为特点，干燥空气能使症状加重。根据病史以及有无脓涕和痂皮等可与病毒性或细菌性感染相鉴别。萎缩性鼻炎：鼻腔异常通畅，黏膜固有层变薄且血管减少，嗅觉减退并有痂皮形成及臭味，容易鉴别。鼻中隔偏曲、鼻息肉：鼻镜检查即可明确诊断。

（3）与某些急性传染病（如麻疹、脑炎、流行性脑脊髓膜炎、脊髓灰质炎、伤寒、斑疹伤寒）和HIV感染前驱期的上呼吸道炎鉴别。可根据症状病史、动态观察和相关实验室检查，鉴别不难。

诸家温疫正误

原典

云岐子[①]：伤寒汗下不愈，过经[②]，其证尚在而不除者，亦为温疫病也。如太阳证，汗下过经不愈，诊得尺寸俱浮者，太阳温病也[③]。如身热、目痛、不眠，汗下过经不愈，诊得尺寸俱长者，阳明温病也；如胸

注释

①云岐子：元代医学家，张元素之子，名张璧，号云岐子，河北易水人。著有《云岐子脉法》《伤寒保命集》《医学新说等》。

②过经：古人认为伤寒热病，按照"一日太阳，二日阳明，三日少阳，四日太阴，五日少阴，六日厥阴"的次序，每日传变一经的速度，依次传遍六经；然后，热病

胁胀满，汗下过经不愈，诊得尺寸俱弦者，少阳温病也；如腹满、咽干，诊得尺寸俱沉细，过经不愈者，太阴温病也；如口燥、舌干而渴，诊得尺寸俱沉细，过经不愈者，少阴温病也；如烦满、囊缩④，诊得尺寸俱微缓，过经不愈者，厥阴温病也。是故随其经而取之，随其经而治之。如发斑，乃温毒⑤也。

正误：按伤寒叙一日太阳、二日阳明、三日少阳、四日太阴、五日少阴、六日厥阴，为传经尽，七日复传太阳，为过经。云岐子所言伤寒过经不愈者，便指为温病，竟不知伤寒、温病，自是两途，未有始伤寒而终变为温病者。若果温病自内达外，何有传经⑥？若能传经，即是伤寒⑦，而非温病明矣。

再依次衰退，直至痊愈。如果依次传遍六经，甚至又传遍一次，仍然不愈，就称之为过经。

③太阳温病：张仲景时代的瘟病，属于里热外发，没有太阳病的恶寒表证。《伤寒例》云："从立春节后，其中无暴大寒，又不冰雪，而有人壮热为病者，此属春时阳气发于（外），冬时伏寒，变为瘟病。"可见此时的瘟病属于里热外发型的热病，初期没有表证，因此治疗上也就不会使用麻黄汤、桂枝汤来发汗解表。

④烦满、囊缩：心烦胸满，阴囊紧缩。

⑤温毒：古病名，属于外感热病。《伤寒例》云：伤寒病"阳脉洪数，阴脉实大者，更遇温热，变为瘟毒。瘟毒为病最重也。"

⑥若果温病自内达外，何有传经：假如果然是瘟病从里向外表发散，怎么会有传经的现象发生呢？张仲景时代的瘟病，都是里热外发的伏气瘟病，没有表证。

⑦若能传经，即是伤寒：假如外感热病是按照六经传变的，那么它就是伤寒，而不是里热外发的瘟病。

译文

元代的云岐子张璧说：伤寒病经过发汗、泻下之后，仍然不能治愈，发病的十三天已经两次传遍了六经，属于伤寒病的"过经"，病人的症状还存在而不消除，这也许就是瘟疫病。比如有发热恶寒、头痛的太阳证候，经过发汗泻下十三天以上已属于"过经"，仍然不能痊愈，诊脉时见到尺部脉与寸部脉都属于浮脉的脉象，这就是太阳瘟病。如果病人身体发热，眼目疼痛，不能睡眠，经过发汗、泻下之后，已经属于过经，仍然不能治愈，诊脉时出现尺部与寸部的脉象都属于长脉的脉象，这就是阳明瘟病。如果病人胸部与胁肋部出现发满作胀，经过发汗、泻下之后，已经属于过经，仍然不能治愈，诊脉时出现尺部与寸部的脉象都属弦脉的脉象，这就是少阳瘟病。如果病人出现腹部胀满，咽喉干燥，诊脉时出现尺部与寸部的脉象都是沉而细的脉象，已经属于过经，仍然不能治愈，这就是太阴瘟病。如果病人出现口舌干燥，而且口渴，诊脉时出现尺部与寸部的脉象都是沉而细的脉象，已经属于过经，仍然不能治愈，这就是少阴瘟病。如果病人表现为心烦胸满，阴囊收缩，诊脉时出现尺部与寸部的脉象都是微而缓的脉象，已经属于过经，仍然不能治愈，这就是厥阴瘟病。因此说应当随着病人的经脉证候，进行相应的治疗。如果病人表现为皮肤出斑，这就是瘟毒病。

吴又可正误：按照《伤寒例》叙述说，伤寒病是按照"一日太阳，二日阳明，三日少阳，四日太阴，五日少阴，六日厥阴"的次序，按每日传变一经的速度，依次传遍六经，第七天再一次传入太阳经，就叫作"过经"。云岐子张璧所说的伤寒病过经之后还不能治愈，就指定病人属于瘟病，竟然不知道伤寒病与瘟病，本来是两个病，没有一开始属于伤寒，而后来却变成了瘟病的。假如果然是瘟病，则从里向外表发散，怎么会有传经的现象发生呢？假如外感热病是按照六经传变的，那么它就是伤寒，明摆着不是里热外发的瘟病。

· ·

原典

汪①云：愚谓温与热，有轻重之分，故仲景云：若遇温气，则为温病，此叔和之言，非仲景论。更遇温热气，即为温毒，热比温尤重故也。但冬伤于寒，至春而发，不感异气，名曰温病，此病之稍轻者也。温病未已，更遇温气，变为温病，此病之稍重者也。《伤寒例》以再遇温气名曰温疫，又有不因冬伤于寒，至春而病温者，此特感春温之气，可名春温，如冬之伤寒、秋之伤湿、夏之中暑相同也。（按：《阴阳大论》②四时正气之序：春温、夏暑、秋凉、冬寒。

译文

汪机说：我认为瘟疫与热病，存在着病情轻与重的差别，所以张仲景说，若遇到温气，就变为瘟病（原书小注：此是王叔和的话，不是张仲景的论述）；更进一步遇到温热的气候，就成为瘟毒的病证。这是因为热病比瘟病更严重。但是冬天受到寒邪的伤害，到了春天发病，没有再感受其他的邪气，这种病的名称就叫瘟病。这是瘟病中较为轻浅的一种。瘟病的病证还没有痊愈，又进一步遇到温气的伤害，此病也为瘟病，是比前一种重一些的瘟病。《伤寒例》说再一次遇到温气，病的名称就叫瘟疫。又有一种不是冬天感受寒邪，只是在春天里自己发生了瘟病，这是专门感受了春天的温气而发的疾病，可以叫作春瘟，这就和冬天的伤寒、秋天的伤于湿邪、夏天的中暑是一样的情况。（吴又可原按：《阴阳大论》说四季的正常气候的今特感春温之气，可名春温，若感秋凉之气，可名秋凉病矣。春温可以为温病，秋凉独不可为凉病乎？以凉病似觉难言，勉以湿证搪塞，既知秋凉病有碍，反而思之，则知春温病殊为谬妄矣。）以此观之，是春之温病，有三种不同：有冬伤于寒，至春变为温病者；有温病未已，再遇温气，而为温病者；有重感温气，相杂而为温病者；有不因冬伤于寒，不因更遇温气，只于春时，感春温之气而病者。若此三者，皆可名为温病，不必各立名色，只要知其病原之不同也。

注释

①汪：汪机（1463—1539），字省之，号石山，安徽祁门人，为当地名医。著有《石山医案》《医学原理》《外科理例》《伤寒选录》等医书。

②《阴阳大论》：古医经著作。

顺序是：春天温和，夏天暑热，秋天凉爽，冬天寒冷。现在特别地感受了春天的温气，可以称其为春瘟，假如感受了秋天的凉爽气候，就可以称其为秋凉病了？春瘟可以说是瘟病，秋凉怎么不可以说是凉病呢？认为凉病的名称不好说，就勉强说成是湿病来搪塞人们。既然知道凉病不恰当，反过来想一想，就应该知道瘟病的名称也是更加荒谬的称呼。）由此看来，这春天的瘟病，有三种不同的情况：有的属于冬天伤于寒邪，到了春天成为瘟病；有的病人属于患瘟病还没有痊愈，又一次遇到温气伤害，仍然成为瘟病；有的属于重复感受温气，互相夹杂成为瘟病。有的病人属于不是冬天感受寒邪，也不是在春天进一步遇到温气的伤害，只是在春天感受了当时的温气而发病，成为瘟病。像这样的三种情况，都可以称为瘟病，没有必要分别取一个病名，只要了解它们受病的原因不相同就行了。

瘟病的治疗方法分类

泄卫透表法——具有疏泄腠理，透表散邪，散热降温的作用。适用于瘟病初起，邪在卫表。

清气泄热法——具有清热除烦，生津止渴的作用。适用于瘟热病之邪已解，尚未入于营血分者。

和解祛热法——具有宣通气机，疏解气分半表半里之痰热浊湿，清泄少阳，分消走泄，开达膜原作用。

通下逐邪法——具有通腑泄热，排除邪毒，通瘀破结的作用，适用于有形实邪与热互结于肠腑。

祛湿解热法——具有调畅气机，健运脾胃，通利水道作用，适应于气分湿热证。

清营凉血法——具有清营养阴，凉血解毒，散血活络之功。适应于瘟病热入营血证候。

开窍醒神法——具有清心化痰，醒神通窍作用。适应于瘟病神昏窍闭的证候。

熄风止痉法——具有平肝熄风，解除挛急的作用。适用于瘟病动风证。

滋养阴津法——具有润燥生津，滋养真阴，壮水制火的作用。适应于瘟病邪热渐退、阴液耗伤之证。

固脱法——具有益气敛阴，回阳救逆的作用。适应于瘟病正气外脱、气阴外脱证及亡阳。

原典

正误：凡病各有病因，如伤寒自觉触冒风寒，如伤食自觉饮食过度，各有所责。至于温病，乃伏邪所发，多有安居静养，别无他故，倏①焉而病。询其所以然之故，无处寻思，况求感受之际且自不觉。

故立论者或言冬时非节之暖，或言春之温气，或言伤寒过经不解，或言冬时伏寒，至春夏乃发，（按②：冬伤于寒春必病温，出自《素问》，此汉人所撰，晋王叔和又以述"伤寒例"，盖顺文之误也。）或指冬不藏精，春必温病。（此亦汉人所撰，但言斫丧致病，不言因邪致病。即使寓意邪气乘虚，实不言何使然。夫邪气乘虚，最是切当，然又有童男室女，以无漏之体，富贵享逸，以幽间之志，在疫亦未能免，事有不可执滞。）

注释

①倏：忽然、极快的。

②按：这两段在"正误"之内的按语，似吴又可自己的夹叙夹议，也似后人所加，清初年希尧所注解的本子，也有这段按语，可见这一按语在很早的时候就有了。

译文

吴又可正误：凡是疾病都有患病的原因，比如伤寒病人，自己可以感觉到曾经受到风寒的侵害；伤于饮食的病人，自己也可以知道曾经饮食过多，超过平常的限度。这两种情况，都有可以追究的病因。至于说到瘟病，这是由于体内伏藏的邪气向外发动，大多数情况是在安静的居住条件下静养心神时起病，找不到其他的原因，忽然之间就发起病来。询问病人为什么会患病，病人也没有值得记述的诱因，况且直到发病时，病人一点预兆也没有出现。

所以说创立理论的人们，有的说是受到了在冬天出现的不正常的温暖气候的伤害；有的说是春天的温气伤害；有的说是由于伤寒病"过经"之后还不能痊愈，转为瘟病；有的说是由于冬天的寒气伏藏在人

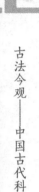

的体内，到了春天才发为瘟病；（原按语：冬天感受寒邪，春天必定患瘟病的说法，出于《素问》中，这是汉代人写的书，王叔和又把这个观点拿来写进《伤寒例》之中，这大概就是顺文演绎造成的错误吧。）有的认为，冬天不能储存精气，春天必定会发生瘟病。（原按语：这也是汉代人所写的东西，只提到房事劳累伤精过多，造成瘟病，而不提邪气造成疾病的事。即便是这种说法中有寓意，暗指邪气趁着人体精气空虚的机会，侵入人体，也不提是什么邪气侵入的。要说邪气乘虚进入人体，是最为适当的说法。当然有的是还没有结婚的童男子、还没有出嫁的室女，尽管他们的肾精还没有泄漏、亏损，他们的家庭又是有钱有势，本人也安享闲在舒适，用安闲的心态处世，在患瘟疫的时候也不能幸免，所以说不能限定于邪气乘虚进入人体的说法。）

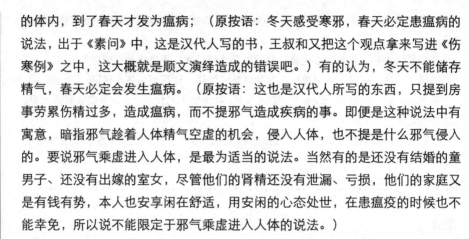

原典

又见冬时之温病，与春夏之温疫，脉疾相同，治法无异。据云[①]：冬时即病为伤寒，今发于冬时，应作正伤寒，且文实是温病；既是温病，当发于春夏，而又何发于冬时？

思之至此，不能无疑。乃觉前人所论难凭，务求所以然之故。既不可言伤寒，又不可言伏寒，即得以冬时非节之暖，牵合而为病。原不思严寒酷暑，因其锋利，人所易犯，故为病最重。至于温暖，乃天地中和之气，万物得之而发育，气血得之而融和，当其肃杀之令，权施仁政，未有因其仁政，而反蒙其害者。

注释

① 据云：据汪机所云。汪机引用《伤寒例》的观点，冬天伤于寒邪，即病者为伤寒。

译文

又见到冬天的瘟病，和春天、夏天的瘟疫病，在脉象与证候上相同，治疗方法也没有区别。根据汪机所说，冬天伤于寒邪，当即发病的就是伤寒，现在就是在冬季发病，本来属于真正的伤寒病，但是他的文字描写的却是瘟病，既然是瘟病，就应当在春夏季节发病，怎么会发于冬季呢？

我想到这些问题，不能没有疑问。于是觉得前人的论述难于完全相信，一定要寻求这些问题出现的原因。既然不能称其为伤寒病，又不能说是伏藏的寒邪引起的病证，只能说是冬天的温暖的气候作祟，这样勉强地解释为什么使人患病。却不想想，冬天的严寒、夏天的酷暑，由于它们的性质十分酷烈，人们也容易冒犯它们，严寒与酷暑造成的疾病，在病情上也应当是最为严重的。至于温暖的气候，这正是自然界中最温和的气候，万物

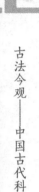
古法今观——中国古代科技名著新编

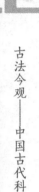
温疫论

得到它就发芽孕育，人的气血得到它就和谐顺畅，当在实行严寒肃杀的季节，暂时实行仁慈的政令，从未见过由于实行仁政，却造成了人们蒙受灾害的情况。

原典

　　窃尝较之①，冬时未尝温暖，亦有温病，或遇隆冬，暂因温暖，虽有温病感温之由，亦无确据，此不过猜疑之说，乌足以为定论。或言感三春当令之温气为温病，夫春时，自应温暖，责之尤其无谓；或言温病后感温气，而为温病，正如头上安头②；或言伤寒汗下，过经不愈者为温病，则又指鹿为马。《活人》③又以夏应暑而寒气折之，责邪在心，为夏温；秋应凉而大热折之，责邪在肺，为秋温，辗转支离。陶氏④又以秋感温气，而为秋温，明是杂证，叙温者络绎⑤，议论者各别，言愈繁杂，而本源愈失，使学者反增亡羊之感⑥，与医道何补？

译文

　　我私下里认为，冬天即使不曾气候温暖，也可以有患瘟病的人；有的时候在隆冬季节，暂时有一股温暖的气候，尽管有了感受温气的理由，也没有确凿的证据可以认定，伤于冬温之气的说法只不过是一种猜测而已，不能形成确定无疑的

注释

　　① 窃尝较之：私下里认真比较。窃，暗里、私自、私下，自谦语。

　　② 正如头上安头：就好像在人的头上再加一个头，实在不妥。

　　③《活人》：北宋朱肱著。朱肱，字翼中，乌程（今浙江吴兴）人，于1108年写成《伤寒言问》，阐发仲景《伤寒论》中的证治。又于公元1118年，将《伤寒百问》重加校正，并增加附方，改名为《南阳活人书》，又名《类证活人书》，全书共为20卷，内容丰富，影响深远。

　　④ 陶氏：陶华，字尚文，号节庵，浙江余杭人。治病有奇效，为一时名医，年七十余始著医学著作，号称《伤寒六书》，即《伤寒明理续论》《伤寒琐言》《伤寒家秘的本》《伤寒一提金》《伤寒刹车槌》《伤寒截江网》。除《伤寒明理续论》是对成无己《明理论》的补充和阐发之外，其余五种都是陶华研究仲景伤寒学说的心得之作，虽内容上互相有所重复，但皆能发前人之未发，流行颇广，影响深远。

　　⑤ 叙温者络绎：述说瘟病的人，前后相接，连续不断。络绎，前后相接、连续不断。

　　⑥ 使学者反增亡羊之感：使学习的人，反而增加了不知所措的感觉。亡羊，即"歧路亡羊，不知所之"的缩语，故事说，有人寻找丢失的羊只，在岔路口处，不知该顺哪一条道路去寻找。

论断。有的人说感受了三月的温气，可以称为瘟病，其实春天，本来就应当温暖，把患病的罪责推到它身上，实在难于服人；有的《伤寒例》说瘟病之后又感受温气，其病证属于瘟病，这就像人的头上又按上一个头一样，多此一举。有的说伤寒病用过汗法和下法，长期不愈属于"过经"，这也叫作瘟病，完全是指鹿为马的行为。朱肱的《南阳活人书》中，又提到夏天本来应当暑热，却受到寒邪的折杀，病邪侵犯心脏，病名叫夏瘟；秋天的气候应当清凉，却受到大热气候的折杀，病邪侵犯肺脏，病名叫秋瘟。这些说法，弯曲饶舌，支离破碎。陶华的《伤寒六书》又提出，秋天感受温气，就成为秋瘟病，这明摆着是杂病证候，却被当成了瘟病。叙述瘟病的人前后络绎不绝，他们所发表的议论各具特色，五花八门，言论越是头绪不清，瘟病本来的原因就越是混乱不堪，让后来的学者更加迷茫，不知何去何从，这对于阐明医学的道理有什么帮助呢？

原典

《活人书》云：夏月发热，恶寒，头痛，身体肢节痛重，其脉洪盛者，热也。冬伤于寒，因暑气而发为热病，治热病与伤寒同，有汗宜桂枝汤，无汗宜麻黄汤[①]。如烦燥，宜大青龙汤[②]。然夏月用药须带凉，不可大温，桂枝、麻黄、大青龙须识加减。夏至前，桂枝加黄芩。夏至后，桂枝[③]、麻黄、大青龙加知母、石膏，或加升麻[④]。盖桂枝、麻黄性热，地暖处非西北之比，夏月服之，必有发黄斑出之失。热病三日外，与前汤不瘥，脉势仍数，邪气犹在经络，未入脏腑者，桂枝石膏汤主之。此方夏至后，代桂枝证用。若加麻黄，可代麻黄青龙汤证也。若三月至夏为晚发伤寒，栀子升麻汤，亦暂用之。（王宇泰述万历癸卯[⑤]，李氏之婿，应举南下，时方盛暑，病伤寒，一大学生[⑥]，新读仲景书，自谓知治，

注释

①麻黄汤：为解表剂，具有发汗解表，宣肺平喘之功效。主治外感风寒表实证。恶寒发热，头身疼痛，无汗而喘，舌苔薄白，脉浮紧。临床常用于治疗感冒、流行性感冒、急性支气管炎、支气管哮喘等属风寒表实证者。

②大青龙汤：具有发汗解表，清热除烦的功效，主治外感风寒，兼有里热，恶寒发热，身疼痛，无汗烦躁。

③桂枝：又名玉桂、桂皮等，性温。有发汗解肌，温经通脉，助阳化气，散寒止痛的功效。

④升麻：又名龙眼根、周麻、窟窿牙根，为毛茛科、升麻属植物大三叶升麻、兴安升麻或升麻的根茎.性辛、微甘、微寒。主治发表透疹，清热解毒，升举阳气。用于风热头痛，

投以桂枝汤，入腹即毙。大抵麻黄桂枝二汤，隆冬正伤寒之药，施之于温病不可，况于热病乎？）

正误按：《活人》以温热病，用桂枝、麻黄，虽加凉药，终未免发散之误，不危幸也，岂止三日外，与前汤不瘳⑦，脉势仍数而已哉？至此尚然不悟为半里之证，且言邪气犹在经络，仍用桂枝石膏汤，至死无悔。王宇泰非之甚当，是以不用麻黄、桂枝，贤于《活人》远矣。究竟不识温热之源，是以不知用药耳。

齿痛，口疮，咽喉肿痛，麻疹不透，阳毒发斑；脱肛，子宫脱垂。

⑤ 王宇泰：王肯堂，字宇泰，号损庵，又自号念西居士，江苏金坛人。著有《证治准绳》《医论》《医辨》等著作。述万历癸卯：说是明代万历纪年癸卯年，也就是公元1603年。

⑥ 一大学生：一个太学生。大学，就是太学，我国古代在京城设立的最高学府。

⑦ 瘳：指病除、病愈。

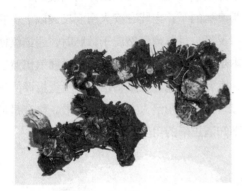

升 麻

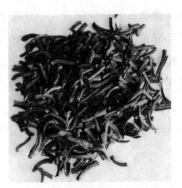

桂 枝

译文

北宋朱肱所著的《南阳活人书》说：夏天的时候病人发热，怕冷憎寒，头部疼痛，身体的四肢关节沉重疼痛，病人的脉象洪大而有力，这就是热病。冬天里感受了寒邪，在夏天由于暑气的蒸腾就发为热病。治疗热病，和治疗伤寒病一样，病人有汗出就使用桂枝汤，病人不出汗就使用麻黄汤。如果病人烦躁不安，应当使用大青龙汤进行治疗。但是在夏天使用这几类方药，应当使方药偏于凉性，不能过分温热，桂枝汤、麻黄汤、大青龙汤的使用，应当知道它们的加减法。在夏至之前，用桂枝汤，应当加黄芩；在夏至之后使用桂枝汤、麻黄汤、大青龙汤，应当加上石膏、知母，或者加上升麻。总括地说起来，桂枝汤、麻黄汤的药性偏热，地势比较温暖的南方，与西北比较寒冷的情况不同，夏天服用它们的原方剂，必定会发生病人身目发黄、斑出的情况。得热病在三天以上，给予上述三方不能获效，脉搏仍然属于数脉的脉象，邪气还在经络之中，还没有进入脏腑的，应当使用桂枝石膏汤进行治疗。桂枝石膏汤这个药方，在夏至之后，代替桂枝汤使用。桂枝石膏汤加上麻黄，可以用于麻黄汤证、青龙汤证的治疗。假如三月份至夏天的时候，属于晚期发病的伤寒病，栀子升麻汤也可以暂时使用。（明代的王肯堂说，万历纪年癸卯年，也就是公元1603年，一个李姓的女婿，到南方去参加科举考试，当时正是夏天最暑热的天气，患了伤寒病。一个在太学上学的太学生，刚读过张仲景的《伤寒论》，就自告奋勇地说知道如何治疗，给病人使用了桂枝汤，药物进到肚子里病人就死了。大概是麻黄汤、桂枝汤，是治疗严冬季节典型伤寒的药物，用于春季瘟病是不对的，更不用说是夏季的热病了。）

吴又可正误：朱肱《南阳活人书》，用桂枝汤、麻黄汤治疗春夏季节的瘟病、热病，虽然在其中加上凉药，总之属于发散的药物，未免有错误在其中，不造成病人的危重情况，已经是非常幸运的了，岂能在病人患病三天以上，服用了麻黄汤、桂枝汤却不见好转的情况下，且脉搏仍然属于数脉时，还继续使用呢？在这个时候还不醒悟过来，本是半在表半在里的证候，还说邪气仍然在经络中，仍然使用桂枝石膏汤治疗，直到病人死亡也不悔悟。王肯堂批评的很对，因此不使用麻黄汤、桂枝汤治疗，比《南阳活人书》强得远啦。终究是没有弄清瘟病热病的患病原因，因此不知道正确的用药方法。

服用大青龙汤的注意事项

（1）由于其发汗作用强烈，体质较好者，用之无妨；体质较弱者，应当慎用；若脉搏微弱，出汗容易受凉者，绝对不可使用。临床应用中，患者一出汗即停药，不可过量服用，否则，会因出汗过多而伤身。

（2）现代医家认为，麻黄的有效成分麻黄碱有兴奋中枢神经和心脏的作用。用药过量时易引起精神兴奋、失眠、不安、神经过敏、震颤等症状；有严重器质性心脏病或接受洋地黄治疗的患者，可引起心律失常。

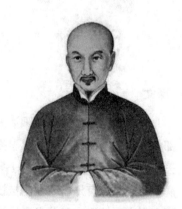

叶天士

应用中要注意大青龙汤解表清里，其发汗力量比麻黄汤更强，在现代临床上多用大青龙汤治疗毛孔闭塞、不出汗且身体内热患者。主治呼吸系统疾患，如感冒、支气管炎、哮喘等，亦用于治疗鼻出血、汗腺闭塞征、风湿性关节炎者。

原典

春温

《活人书》曰：春应温而清气折之，责邪在肝，或身热头疼，目眩呕吐，长幼率相似，升麻葛根汤、解肌汤^①、四时通用败毒散。

陶氏曰：交春后，至夏至前，不恶寒而渴者，为温病。用辛凉之药微解^②，不可误汗误下，须当识此。表证不与正伤寒同法，里证治法同^③。

夏温

《活人书》曰：夏应暑而寒气折之，责邪在心，或身热头疼，腹满自利，长幼率相似，理中汤、射干汤、半夏桂枝汤。

陶氏曰：交夏至，有头疼发热，不恶寒而渴，此名温病。愈加热者为热病。止用辛凉之药解肌，不宜大汗，里证见者，急攻下，表证不与正伤寒同法，里证治法同。

秋温

《活人书》曰：秋应凉，而大热折之，责邪在肺，湿热相搏，民病咳嗽，金沸草散^④、白虎加苍术汤。病疸发黄，茵陈五苓散。

陶氏曰：交秋至霜降前，有头疼发热，不恶寒，身体痛，小便短者，名湿病。亦用辛凉之药，加疏利以解肌，亦不宜汗，里证见者，宜攻下，表证不与正伤寒同。

冬温

《活人书》曰：冬应大寒，而反大温折之，责邪在肾，宜葳蕤汤。

丹溪曰^⑤：冬温为病，非其时，有其气者，冬时伤寒，君子当闭藏，而反发泄于外，专用补药带表药。

注释

① 升麻葛根汤：主治麻疹初起。除用治麻疹外，亦治带状疱疹、单纯性疱疹、水痘、腹泻、急性细菌性痢疾等属邪郁肌表，肺胃有热者。解肌汤：主治小儿元气无亏，湿气蒸肺，致患肿症。

② 用辛凉之药微解：使用辛凉解表的药物，轻清解表。

③ 表证不与正伤寒同法，里证治法同：瘟病的表证治疗方法以辛凉为主，与经典的伤寒解表以辛温为主不同；瘟病的里证与伤寒的里证，治疗方法完全相同。

④ 金沸草散：一种中药配方，以金沸草为主要原料，主要治疗伤寒感冒，发热恶寒，无汗恶风，肢体疼痛的药方。

⑤ 丹溪曰：朱丹溪说。朱丹溪，名震亨，字彦修，著《格致余论》等，倡导"阳常有余，阴常不足"的论点，从内伤立论阐发阴虚病机。

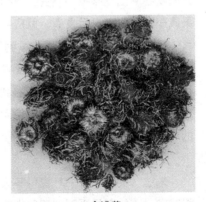

金沸草

译文

春瘟病

北宋朱肱《类证活人书》说：春天应当气候温暖，却出现清凉的气候来干涉它，人体容易受到邪气的侵犯，这与肝有关。或者出现身体发热，头部疼痛，视物旋转，头晕呕吐，年老的与年幼的人的病证都相同，应当用升麻葛根汤、解肌汤进行治疗，春夏秋冬四季都可以使用败毒散治疗。

明代陶华说：立春之后到夏至之前，病人不怕冷恶寒，反而口渴，这就是瘟病。使用辛凉解表的药物，轻清解表即可，不能错误地使用汗法、下法，必须牢记这一点。瘟病的表证治疗方法以辛凉为主，与经典的伤寒解表以辛温为主不同；瘟病的里证与伤寒的里证，治疗方法完全相同。

夏天的瘟病

朱肱《类证活人书》说：夏天应当出现暑热的气候，却出现了寒冷的气候，人体容易受到邪气的侵犯，这与心主夏气有关。有的出现身体发热，头部疼痛，腹部胀满，泻痢便溏，年老的与年少的人的病证都相同，应当使用理中汤、射干汤、半夏桂枝汤进行治疗。

明代陶华《伤寒六书》说：到夏至之后，有病人头痛，身体发热，不怕冷恶寒，而且口渴，这就是瘟病。热势更高的就叫热病。只能使用辛凉的药物，解肌散邪，不应当发汗太多，见到里证的情况，赶紧使用泻下攻里的药物。病人即使有表证，也不能和冬天的典型伤寒使用相同的治疗方法，而治疗里证可以与伤寒一样。

秋天的瘟病

朱肱《类证活人书》说：秋天的气候应当清凉，却出现了很热的气候来影响，人体容易受到邪气的伤害，这与肺气通于秋有关。湿邪与热邪互相搏结，人们就容易出现咳嗽的病变，应当使用金沸草散、白虎加苍术汤进行治疗。如果属于黄疸病而身目发黄，就应当使用茵陈五苓散治疗。

明代陶华《伤寒六书》说：到了秋天的霜降之前，有的病人出现头部疼痛，身体发热，不怕冷恶寒，身体疼痛，小便短赤，这样的病证叫湿病。也应当使用辛凉的药物治疗，再加上疏散利气的药物，用来解肌散邪，也是不应当过分发汗，如果有里证出现，应当使用泻下的治疗方法，而表证的治疗方法与冬季的典型伤寒不同。

冬天的瘟病

朱肱《类证活人书》说：冬天气候应当很寒冷，反而出现了很温暖的气候影响它，人体容易受到邪气的伤害，这与肾气通络有关。应当使用葳蕤汤进行治疗。

朱丹溪说：冬瘟这个病，是由于在冬天里出现了不应出现的温暖气候，造成疾病。冬天的时候伤于寒邪，有修养的人在冬天应当闭密、潜藏精气的时候，却使精气因温暖而发泄于外，治疗时专门使用补益的药物，兼用解表的药物。

黄疸的传染性

许多人认为出现黄疸就是肝炎，代表患者有传染性，事实并非如此。其实黄疸可由多种病因所致，其中溶血性黄疸和梗阻性黄疸，患者虽可表现有明显黄疸，但均无传染性。肝细胞性黄疸也仅限于部分有传染性的病毒性肝炎，药物及酒精因素引发的黄疸也不具有传染性。病毒性肝炎患者的传染性强弱取决于肝炎病毒血症及病毒复制水平，与临床症状、体征和肝功能异常无关。如甲肝、戊肝在黄疸出现前及黄疸初期传染性较强，但黄疸明显时传染性已减弱或消失。

乙型肝炎不管患者是急性或慢性，有黄疸或无黄疸，有症状或无症状，只要病毒复制指标呈阳性，就具有较强的传染性。如乙肝病毒携带者，检测结果为"大三阳"，虽无任何症状，也无黄疸和其他体征，同样具有传染性；相反，重型肝炎虽有明显的乏力、高度黄疸等表现，但如果病毒复制指标为阴性，患者基本无传染性。丙型肝炎只有 HCV-RNA 阳性时，才具有传染性，否则传染性弱或无传染性，与有无黄疸无关。故发生黄疸的患者或接触到黄疸的病人，不要盲目恐慌，只有在彻底查清病因和病毒指标结果后，才能做出正确的判断。

原典

正误按：西北高厚之地，风高气燥，湿证希有。南方卑劣湿之地，更遇久雨淋漓，时有感湿者。在天地或时久雨，或时亢旱，盖非时令所拘，故伤湿之证，随时有之，不待交秋而后有也。

推节庵之意[①]，以春为温病，至夏为热病，至秋似不可复言温热，然至秋冬，又未免温病，只得勉以湿证抵搪。且湿为杂证，更不得借此混淆。惟其不知温病，四时皆有，故说到冬时，遂付之不言。宇泰因见陶氏不言，乃引丹溪述非其时有其气，以补冬温之缺，然则冬时交错之气，又不可以为冬温也。

《活人》但言四时之温，盖不知温之源，故春责清气，夏责寒气，秋责热气，冬责温气，殊不知清、温、寒、热，总非温病之源。复以四气专令之藏而受伤，不但胶柱鼓瑟[②]，且又罪及无辜[③]矣。

注释

① 推节庵之意：推想、猜测陶华的意思。

② 胶柱鼓瑟：用胶粘住调瑟的柱子，便不能调整音色的高低。比喻固执拘泥，不知变通。

③ 罪及无辜：治罪牵涉到没有罪的人，或者给无罪的人罗织罪名。辜，罪。

译文

吴又可正误：西北方属于天高地厚的地区，风大、气候也干燥，患湿证的病人是很少的。南方属于低洼潮湿的地方，再加上长时间下雨淋漓不断，时常会有感受湿邪的人。在自然界中，有时经常下雨，有时长时间干旱，总之人不能被气候限定，所以说伤于湿邪的病证，经常会遇到，不必在立秋之后才出现。

按着陶华的意思推测，把春天发作的叫瘟病，到了夏天就称为热病，在到了秋天与冬天的时候，似乎不应当叫瘟病或者热病了，然而在秋天与冬天的季节里，却又少不了瘟病，只好勉强拿湿证搪塞、充数。何况湿症本来属于杂病的症状，更是不能借用过来蒙混的。只是他不知道瘟病的症状一年四季都会有，所以说到冬季的时候，就不作声了。王肯堂由于见到了陶华在冬季瘟病上的默不作声，就引用朱丹溪的有关论述，说冬天出现了非时之气的话，用来补陶华不说冬瘟的空缺。但是，冬天出现的错杂的气候，也不能说是冬瘟的原因。

朱肱《类证活人书》只说四季之中的瘟病，大约并不知道瘟病的原因，所以说春天应当责怪气候清冷，夏天应当责怪气候寒冷，秋天应当责怪气候太热，冬天应当埋怨气候太温暖，一点也不了解清凉、温暖、寒冷、暑热，它们并不是瘟病的病原；并进一步把四气主令的脏腑，说成是受伤害的对象。这不仅仅是不知变通的拘泥做法，而且进一步错怪了无辜的脏腑。